营养与疾病预防
——医学减重管理手册

主　编　王陇德　陈　伟
副主编　赵文华　薛长勇

人民卫生出版社
·北京·

图书在版编目（CIP）数据

营养与疾病预防：医学减重管理手册 / 王陇德，陈伟主编 . —北京：人民卫生出版社，2021.4（2025.1 重印）
ISBN 978-7-117-31444-2

Ⅰ.①营… Ⅱ.①王…②陈… Ⅲ.①减肥 —手册
Ⅳ.①R161-62

中国版本图书馆 CIP 数据核字（2021）第 062174 号

人卫智网	www.ipmph.com	医学教育、学术、考试、健康，购书智慧智能综合服务平台
人卫官网	www.pmph.com	人卫官方资讯发布平台

营养与疾病预防
—— 医学减重管理手册
Yingyang yu Jibing Yufang
——Yixue Jianzhong Guanli Shouce

主　　编： 王陇德　陈　伟
出版发行： 人民卫生出版社（中继线 010-59780011）
地　　址： 北京市朝阳区潘家园南里 19 号
邮　　编： 100021
E - mail： pmph @ pmph.com
购书热线： 010-59787592　010-59787584　010-65264830
印　　刷： 河北博文科技印务有限公司
经　　销： 新华书店
开　　本： 710×1000　1/16　　印张：17
字　　数： 324 千字
版　　次： 2021 年 4 月第 1 版
印　　次： 2025 年 1 月第 7 次印刷
标准书号： ISBN 978-7-117-31444-2
定　　价： 50.00 元

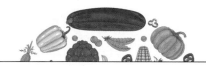

《营养与疾病预防——医学减重管理手册》
编写委员会

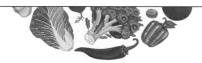

主　　任　王陇德(中华预防医学会)

副 主 任　梁晓峰(中华预防医学会)

　　　　　王　健(中华医学会)

　　　　　刘开泰(中国社区卫生协会)

　　　　　田传胜(中华预防医学会)

　　　　　石文惠(中国疾病预防控制中心)

主　　编　王陇德(中华预防医学会)

　　　　　陈　伟(北京协和医院)

副 主 编　赵文华(中国疾病预防控制中心营养与健康所)

　　　　　薛长勇(解放军总医院第一医学中心)

总 审 编　丁钢强(中国疾病预防控制中心营养与健康所)

　　　　　李可基(北京大学公共卫生学院)

　　　　　于　康(北京协和医院)

编　　委　(以姓氏笔画为序)

　　　　　马向华(江苏省人民医院)

　　　　　王　静(南京大学医学院附属鼓楼医院)

　　　　　王　璐(北京医院)

　　　　　刘英华(解放军总医院第一医学中心)

　　　　　刘燕萍(北京协和医院)

　　　　　孙桂丽(南宁市第二人民医院)

　　　　　李　响(中国医学科学院阜外医院)

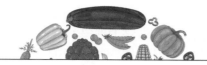

前　言

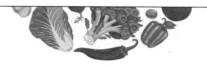

肥胖是全世界面临的重大健康挑战,我国的超重肥胖形势也十分严峻。

2016年4月,全球慢性非传染性疾病风险因素研究联盟在《柳叶刀》杂志发布的一项涵盖186个国家的研究显示,全球肥胖人口已从1975年的1.05亿增至2014年的6.41亿,增长了5倍,超过了瘦人总数(4.62亿)。与此同时,我国肥胖人口数也已达到世界首位。2020年12月23日国务院新闻办发布的《中国居民营养与慢性病状况报告(2020年)》指出,我国居民超重肥胖问题不断凸显,有超过一半的成年居民超重或肥胖,6~17岁、6岁以下儿童青少年超重肥胖率分别达到19%和10.4%。这些问题的显现,使得医务人员越来越关注聚集在身边的越来越多的肥胖患者。

肥胖不仅影响形体美,也是心脑血管疾病、糖尿病和癌症等慢性病的重要危险因素。而儿童超重和肥胖患病率的上升,会使整个生命周期内慢性病的发病率明显升高。肥胖不仅影响生活、生命质量,造成经济花费和医疗负担,还会缩短预期寿命。

医生群体既直接参与制定患者的减重方案,又需要深入实践生活提出可操作性强的指导意见,同时自己也常常成为肥胖或超重的"受害者",为此,我们希望首先从医务人员做起,身体力行,将医学减重的科学方法应用于实践。

2013年,中华预防医学会委托中国疾病预防控制中心组织有关专家开展"营养与疾病预防"全国医生营养继续教育项目,研究并编制《营养与疾病预防——医护人员读本》(简称《读本》)。《读本》于2015年12月正式出版,结合临床需求特点,为医护人员学习科学营养知识提供了系统指导。为了更加深入实际指导营养与减重,应对超重肥胖及其相关疾病带来的健康挑战,我们特别就营养与减重之关联进行了研究,并跟踪国内外相关的最新研究成果和指南,编写这本《营养与疾病预防——医学减重管理手册》。

　　本书特别将减重工作列入医学工作手段,强调在医学保护与监督下进行专业且安全地减重。全书定位于普及性专业书的撰写方法,将营养、运动、心理、管理四方面技能应用于临床及生活实践,发挥最新的学术参考作用,同时阐述减重中的各种误区以及"网传"不正确的减重方法。本书以制定生活管理方案为目标,侧重制定临床营养及运动处方,强调营养的价值,同时考虑临床实际场景,将药物与肥胖、手术与肥胖相关信息收集其中,不仅适用于医疗、卫生、保健等专业人员借此指导超重肥胖者,也对普通肥胖者、因胖生病或因胖遭受疾病威胁的人群,乃至关注健康的公众具有直接的指导作用。

　　包括肥胖在内的慢性病预防需要社会各界的共同参与和努力,需要大批健康教育专家向公众宣传科学的健康理念,传播正确的营养知识,尤其需要新闻媒体的积极宣传。我们很高兴看到像葆婴这样的公司活跃在健康教育和健康促进领域,支持"营养与疾病预防"全国医生营养继续教育项目,为提高全民的健康素养作贡献。也希望能有更多的企业参与其中,为全面推动我国慢性病防控共同努力!

　　希望本书能为健康中国的早日实现发挥应有的作用。

王陇德　陈　伟
2021 年 1 月

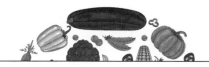

目　　录

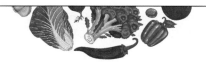

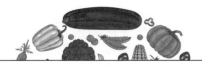

第一章
肥胖的流行病学与健康结局

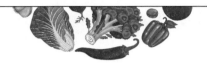

2020 年 12 月 23 日国务院新闻办发布的《中国居民营养与慢性病状况报告（2020 年）》指出，我国居民超重肥胖问题不断凸显，有超过一半的成年居民超重或肥胖，6~17 岁、6 岁以下儿童青少年超重肥胖率分别达到 19% 和 10.4%。卫生经济学研究显示，中国超重和肥胖所造成的高血压、糖尿病、冠心病、脑卒中的直接经济负担分别为 89.7 亿元、25.5 亿元、22.6 亿元和 73.3 亿元，4 种疾病合计归因于超重和肥胖的直接经济负担高达 211.17 亿元，占直接疾病负担的 25.5%。因此，应对肥胖的流行状况给予更多的医学关注。

第一节　肥胖的流行状况

一、成年人肥胖流行状况与变化趋势

从二十世纪七八十年代开始，全球成年人肥胖率（体重指数 BMI $\geqslant$ 30kg/m^2）在不同地区都明显增加，首先是西方高收入国家，随后在低收入和中等收入国家也明显增加。1975—2016 年，20 岁及以上成年人的全球年龄标准化平均 BMI，男性从 21.7kg/m^2 增加到 24.5kg/m^2，女性从 22.1kg/m^2 增加到 24.8kg/m^2。成年人体重超标的比例（BMI $\geqslant$ 25kg/m^2），从男性近 21% 和女性 24% 增加到男、女均约 40%。值得注意的是，男性肥胖率（BMI $\geqslant$ 30kg/m^2）增长了 3 倍，从 3% 到 12%；女性增长了 1 倍多，从 7% 到 16%。这一变化加上人口增长，导致肥胖成年人的绝对数量达到 6.71 亿。另有研究显示，1995—2016 年，西方高收入国家男性肥胖的绝对增长率最高（从 9% 到 30%）；中亚、中东和北非的妇女肥胖率从 12% 增长到 35%；绝对增长率最小的是南亚的男性（从 0.2% 增长到 3%）和亚太国家的高收入妇女（从 1% 增长到 4%）。最大的肥胖相对增长率发生在

历史上的低风险区域,如在东亚和东南亚地区,从 0.3% 增长到 6%,增长了近 20 倍;撒哈拉以南非洲男性中增长了大约 9 倍,从 0.5% 增长到 5%,妇女中增加了约 4 倍,从 3% 增加到 15%。

中心型肥胖的患病率在全世界范围内也呈现迅速增长的趋势。美国国家健康与营养调查(NHANES)分析结果表明,在美国,年龄调整后的中心型肥胖率由 1999—2000 年的 46.4%(95%*CI*:42.1%~50.8%)增长到了 2011—2012 年的 54.2%(95%*CI*:51.3%~57.0%)。中国居民健康与营养调查(CHNS)显示,1993—2009 年间男性年龄调整的腰围值由 76.5cm 增加到 83.5cm,女性由 74.5cm 增加到 79.2cm。依据世界卫生组织(WHO)标准,2011 年,我国成年人中心型肥胖率虽然比美国低 10.2%,但年龄调整后的中心型肥胖率为 44.0%,其中男性为 35.3%,女性为 51.7%。中国成年人中心型肥胖率在 1993—2011 年间呈显著增加趋势。

二、儿童青少年肥胖流行状况与变化趋势

与成年人相同的情况也发生在儿童青少年中。1975—2016 年 5~19 岁儿童青少年的年龄标准化平均 BMI,男孩从 16.8kg/m² 增长到 18.5kg/m²,女孩从 17.2kg/m² 增长到 18.6kg/m²。在西方高收入国家,男孩的肥胖绝对增长率最高,从 1975 年的 4% 增长到 2016 年的 17%。中亚、中东和北非女孩的肥胖绝对增长率最高,从 0.9% 到 11%。绝对增长率超过 10% 的其他地区是东亚和东南亚(男孩)、拉丁美洲和加勒比地区(男孩)、中亚、中东和北非(男孩和女孩)。然而,相对增幅最大的是南亚,男孩从 0.05% 增长到 3%,女孩从 0.01% 增长到 2%;还有东亚和东南亚,男孩从 0.2% 增长到 12%,女孩从 0.07% 增长到 6%。

2010—2012 年中国居民营养与健康状况监测显示,采用《中国学龄儿童青少年超重和肥胖预防与控制指南》中分年龄、性别的 BMI 超重肥胖判定标准进行判定,6~17 岁儿童青少年超重率和肥胖率分别为 9.6% 和 6.4%,其中城市儿童青少年超重率和肥胖率分别为 11.0%(男生 12.8%,女生 9.0%)和 7.7%(男生 9.7%,女生 5.5%),农村儿童青少年超重率和肥胖率分别为 8.4%(男生 9.3%,女生 7.4%)和 5.2%(男生 6.2%,女生 4.1%)。按家庭经济收入水平分,高、中和低收入家庭儿童青少年的超重率分别为 12.3%、10.7% 和 8.2%,肥胖率分别为 8.6%、7.2% 和 5.7%。我国 6~17 岁儿童青少年超重率和肥胖率表现为城市高于农村,男生高于女生;超重和肥胖率与家庭经济收入水平有关。

同时,我国 6~17 岁儿童青少年中心型肥胖率为 11.2%,其中男生和女生分别为 10.7% 和 11.8%。城市和农村男生的中心型肥胖率分别为 13.2% 和 8.5%,女生分别为 12.3% 和 11.2%。按家庭经济收入水平分,高、中和低收入家庭男生中心型肥胖率分别为 15.8%、11.5% 和 8.8%,女生分别为 13.5%、11.9% 和

11.6%。男生的腰围（waist circumstance，WC）较女生更易受城乡和家庭收入水平的影响。

第二节　肥胖与健康结局

一、肥胖与心血管系统健康

多项国外研究表明，肥胖与缺血性及出血性脑卒中的发病均呈显著正相关。一项针对 21 414 例美国男性医师，平均随访 12.5 年的前瞻性研究结果发现，与 BMI<23kg/m^2 者相比，BMI ≥ 30kg/m^2 者发生缺血性脑卒中的相对危险度（RR）为 1.95（95%CI：1.39~2.72），发生出血性脑卒中的 RR 为 2.25（95%CI：1.01~5.01）；BMI 每增加 1kg/m^2，发生出血性和缺血性脑卒中的 RR 分别增加 6%（95%CI 分别为 1%~12% 和 3%~8%），经高血压、糖尿病及高胆固醇血症等危险因素调整，缺血性脑卒中发生危险由增加 6% 变为增加 4%，而出血性脑卒中发生危险并未因上述因素的调整而改变。

中国 1/5 的脑卒中患者是由于超重／肥胖（BMI>23kg/m^2）引起的。赵连成等对我国不同地区 10 组共 24 900 名受试者，平均随访 15.2 年的研究发现，低体重组（BMI<18.5kg/m^2）、正常体重组（BMI 为 18.5~23.9kg/m^2）、超重组（BMI 为 24.0~27.9kg/m^2）和肥胖组（BMI ≥ 28kg/m^2）发生缺血性脑卒中的 RR 分别为 0.56、1.0、2.03 和 1.98，与非超重者相比，超重和肥胖者的缺血性脑卒中事件归因危险度为 53.3%，人群归因危险度为 16.1%，提示 BMI 与缺血性脑卒中的发病风险呈显著正相关。我国进行的一项前瞻性研究，共入选 212 000 例初始年龄在 40~79 岁男性，平均随访 10 年，结果显示在 BMI ≥ 25.0kg/m^2 的人群中，脑卒中（包括缺血性和出血性脑卒中）死亡率随 BMI 升高显著增加，P<0.001），而 BMI<25.0kg/m^2 的人群，BMI 与脑卒中的死亡率并无显著关联。我国肥胖问题工作组汇总分析了 4 组队列共计 76 227 例受试者，合计随访 745 346 人年，结果表明，BMI 是缺血性脑卒中的独立危险因素，BMI 每增加 2.0kg/m^2，脑卒中及缺血性脑卒中的发病风险分别升高 6.1% 和 18.8%；将 BMI 控制在 24kg/m^2 以下，缺血性脑卒中发病率男性和女性可分别降低 15% 和 22%。

对于肥胖与脑卒中之间的关系尚存在一些不同看法。如认为肥胖仅与缺血性脑卒中的发病呈正相关，与出血性脑卒中的发病无关。一项女性健康研究队列共纳入 39 053 名受试者，平均随访 10 年，结果显示，与 BMI ≤ 25.0kg/m^2 者相比，BMI ≥ 30.0kg/m^2 者卒中、缺血性脑卒中及出血性脑卒中的发生危险比分别为 1.50（95%CI：1.16~1.94）、1.72（95%CI：1.30~2.28）和 0.82（95%CI：0.43~1.58），提示 BMI 是缺血性脑卒中而非出血性脑卒中的危险因素。我国一项纳入全国 10 个地区（5 个城市和 5 个农村）、30~79 岁的 489 301 名社区居民，随访 9 年后共有 32 448 例脑卒中患者，研究发现超重／肥胖（BMI >23.0kg/m²）造成 14.7% 的脑卒中发病风险、16.5% 的缺血性脑卒中发病风险和 6.7% 的出血性脑卒中发病风险。BMI 与缺血性脑卒中和出血性脑卒中的发病均存在正向相关；BMI 每增加 5.0kg/m²，收缩压升高 8.3mmHg（1mmHg=0.133kPa）；校正收缩压的影响后，BMI 与缺血性脑卒中发病风险的相关强度减弱，与出血性脑卒中的发病风险呈负相关。研究者认为肥胖可能通过影响血压进而导致缺血性脑卒中；而偏瘦可能增加出血性脑卒中的发生风险，或抵消较低水平的血压带来的保护效应。

国内外大部分临床研究认为，中心型肥胖（腹型肥胖）和脑卒中的关系更为密切。瑞典哥德堡大学采用超声技术对肥胖者脂肪分布情况的研究表明，在肥胖程度相同的情况下，男性腹型肥胖者发生脑卒中的危险较外周型肥胖者增加 3~5 倍，女性腹型肥胖者中也可见这一关联。美国南加州大学的一项最新研究结果表明，35~54 岁女性脑卒中的发生与自身肥胖关系密切，中年女性的腰围（WC）与其脑卒中患病率成正比。1999—2004 年 35~54 岁女性脑卒中患病率为 1.79%，而 1988—1994 年同龄女性的脑卒中患病率仅为 0.63%。研究分析这两个时期患者的病史及其 WC、BMI、总胆固醇、低密度脂蛋白胆固醇和血压等临床评分项目，结果发现，1999—2004 年女性腹型肥胖患者比例较 1988—1994 年显著增加（58.9% 和 47.4%，P<0.000 1）。因而，研究者认为，腹型肥胖是中年女性发生脑卒中的危险因素。其他研究也分别发现，与 BMI 相比，高腰围身高比（WHtR）或腰围（WC）与脑卒中的发病风险更具相关性。

一项在我国进行的前瞻性队列研究，共纳入 74 942 例初始年龄为 40~70 岁、BMI ≤ 26.6kg/m² 的女性，平均随访 7.3 年的结果显示，腰臀围比（WHR）、腰围（WC）及腰围身高比（WHtR）等指标均与脑卒中以及缺血性和出血性脑卒中发生风险密切相关。2002 年中国居民营养与健康状况调查，覆盖全国 31 个省、自治区及直辖市，纳入受访者 47 414 例，结果发现，脑卒中患者共 388 例，其中 40% 存在代谢综合征。代谢综合征人群患脑卒中的风险较正常人群高 10 倍，但不同类型代谢综合征人群脑卒中发病危险不尽相同，其中以高血压和 WC 超标对脑卒中影响最大，这些特点在老年人中尤为突出。各危险因素的组合中，危险性由高到低排序是：高血压合并腹型肥胖 > 高血压合并高密度脂蛋白胆固醇降低 > 高血糖合并腹型肥胖 > 高血压合并高血糖，不同组合的危险性差别可达数倍。

二、肥胖与肿瘤

肥胖可能通过促炎细胞因子、脂肪因子、脂肪细胞代谢的改变和胰岛素的升高等多种因素导致癌症发病率上升，但具体机制仍在研究之中。尽管如此，研究表明超重肥胖导致的癌症病例几乎有一半发生在西方高收入国家（252 500 例或

46%),反映了肥胖与癌症的发生发展存在关联,显著增加多种癌症的患病风险。国际癌症研究机构(IARC)2016 年关于身体脂肪问题的一份报告认为,有足够的证据表明,体内脂肪含量过高与罹患乳腺癌(绝经后)、结肠和直肠癌、子宫体(子宫内膜)癌、食管癌(腺癌)、胆囊癌、肾癌、肝癌、脑膜瘤、多发性骨髓瘤、卵巢癌、胰腺癌、胃(贲门)癌和甲状腺癌这 13 种癌症风险之间存在因果关系。

胃癌、大肠癌、结肠癌等消化系统相关的癌症中,大肠癌与肥胖关系的研究文献最多。流行病学研究表明,肥胖者罹患胃肠癌症的危险性比正常体质量的人群高出 1.5~2.0 倍。在欧洲,大概 11% 的大肠癌病例与肥胖相关。男性中肥胖会使罹患大肠癌的风险增加 30%~70%,但女性中缺乏关联性。美国胃肠病学会指南的近期大肠癌筛查结果提示,肥胖个体是罹患大肠癌的高危人群。肥胖和超重人群更容易患上结肠息肉。Okabayashi 等对在美国、亚洲以及欧洲开展的 23 项研究数据进行了分析,结果显示肥胖人群中有 22% 患结肠息肉,而体质量正常的人群中只有 19% 患结肠息肉,因此得出结论:息肉发病风险随 BMI 的升高而升高。但也有研究者认为,一旦息肉形成,是否快速发展为癌症似乎与 BMI 并不相关。

结直肠癌(colorectal cancer,CRC)是世界范围内最常见的恶性肿瘤之一,在男性和女性癌症发病率中分别居第三位和第二位。美国 15%~20% 的癌症可归因于超重和肥胖,并且有研究显示肥胖使 CRC 的发生风险增加了 19%,据估计,2013 年美国有近 51 000 人死于 CRC。BMI 和 WC 的增长加大了男性结肠癌的患病风险,但在女性中的证据较弱或不明确。男性和女性患直肠癌的风险也不一致。从历史数据来看,与相应的西方国家人群相比较,亚洲国家人群中 CRC 的发病率较低,但目前很多亚洲国家人群 CRC 的发病率却呈上升趋势。

日本有一项研究发现,肥胖和超重与日本女性结肠癌死亡风险相关,而不是男性。这可能是由于日本男性和女性 BMI 比西方人低(日本平均 BMI 基线,男性为 22.7kg/m²,女性为 22.9kg/m²)。此外,除了已知的乳腺癌和子宫内膜癌等激素相关癌症外,更年期状态也是女性结肠癌风险与肥胖相关的关键性因素。Terry 等首次将他们的研究与更年期状态相联系,认为肥胖与绝经期前女性 CRC 风险增加 2 倍有关。一项大样本队列研究也显示,BMI 的增长对 CRC 风险的影响在女性绝经前、后的差异有统计学意义(P=0.03),绝经期前女性风险显著增加(RR=1.61,95%CI:1.05~2.45),而在绝经期后女性中(RR=0.99,95%CI:0.88~1.12)未观察到。一项包括多个不同国家约 900 万人的大样本前瞻性研究系统回顾结论显示:普通肥胖和中心型肥胖与 CRC 风险呈正相关。

肥胖与乳腺癌的关系也得到了极大的关注。日本一项对 397 644 名健康人群进行的 1 年随访研究,共发现 234 例乳腺癌病例,结果显示在绝经妇女中,乳腺癌高发风险与 BMI 呈显著相关:与 BMI 为 20.0~23.9kg/m² 的女性相比,

BMI ≥ 24kg/m² 的女性罹患乳腺癌的风险显著增加。20 岁之后 BMI 增长并达到肥胖这个因素成为罹患乳腺癌的主要风险,而且对 60 岁以上女性的影响更显著。一项纳入 282 000 例病例的 Meta 分析显示,患乳腺癌的危险性随 BMI 增加而增加,BMI>30kg/m² 者患乳腺癌的风险是正常人的 1.3~2.0 倍。大量研究证实,绝经后女性患乳腺癌的风险与体重、BMI 呈正相关。但对于绝经前女性的影响却不同。2011 年 Suzuki 等在 41 594 例健康女性参与的前瞻性队列调查研究中发现,绝经后肥胖女性患乳腺癌的风险增加 1.31 倍(95%CI:1.07~1.59),而绝经前肥胖女性患乳腺癌的风险未见增加。此外,越来越多的研究证据表明,肥胖会导致乳腺癌的预后变差。相对于体重正常的女性,肥胖女性乳腺癌的复发风险有所增加(HR=2.43,95%CI:1.34~4.41),并导致 10 年内因罹患乳腺癌而死亡的风险增加(HR=2.41,95%CI:1.00~5.81)。

肥胖与不同部位癌症的关系存在差异,许多尚无定论。有研究认为,肥胖与前列腺癌的发病率有直接联系,但也有相反结论的证据。有学者采用随机效应模型对剂量 - 反应进行荟萃分析,包括了有关局部前列腺癌患者(1 033 009 人中19 130 病例)的 12 项研究,高危前列腺癌患者(1 080 790 人中 7 067 病例)的 13 项研究。结果显示:肥胖对前列腺癌的影响具有两面性,局部前列腺癌与 BMI 呈负相关,高危前列腺癌与 BMI 呈正相关。

三、肥胖与内分泌系统代谢

肥胖会导致人体内分泌代谢发生一系列变化,如引起胰岛素与糖代谢的紊乱。肥胖者一般都有高胰岛素血症,肥胖越严重,血浆胰岛素水平就越高,两者之间的关系成正比。肥胖还会引起生长激素减少,因为体内过高的胰岛素水平会促进肝脏中生长抑制素的合成,当大量促生长抑制素作用于脑垂体时,就会抑制垂体分泌生长激素。同时肥胖者体内游离脂肪酸增高,而过多的游离脂肪酸也会使生长激素分泌受到抑制。此外,肥胖易导致性激素分泌失调,特别是女性,由于雌性激素水平持续增长,使卵泡刺激素和黄体生长素分泌受到抑制,失去了正常的周期性,从而影响卵泡的生成和排卵,造成月经不调、不孕、闭经。

糖尿病作为一种内分泌紊乱的代谢性疾病,影响人群广,社会关注度高。肥胖与糖尿病的发生密切相关。有研究发现,肥胖人群与体重正常人群相比,患糖尿病的相对风险为 7.19(95%CI:5.74~9.00),当调整年龄、糖尿病家族史、身体活动三方面混杂因素后,肥胖人群糖尿病患病风险仍为 7.28(95%CI:6.47~8.28)。肥胖女性 2 型糖尿病发病风险是正常体重女性的 9.18 倍,肥胖男性风险是正常体重者的 5.26 倍。有学者研究了 1999—2006 年美国一项成年人肥胖与糖尿病关系的项目,将 BMI 分为四组,超重组、Ⅰ级肥胖组、Ⅱ级肥胖组和Ⅲ级肥胖组糖尿病的患病率分别是 15%、23%、33%、43%,分别是正常 BMI 人群组糖尿病患病率的 2 倍、3 倍、4 倍和 5 倍多。一项对印第安人的随访研究结果肯定了 BMI 预测糖尿病发病风险的价值,认为其是一项单独预测糖尿病的指标,但也有不同的观点。在毛里求斯进行的一项随访 5 年多研究发现,BMI 与中心型肥胖指标预测糖尿病发生的效力相同。一项纳入 32 项研究的 Meta 分析显示,BMI、腰围(WC)、腰围身高比(WHR)与 2 型糖尿病发生的相对风险 RR 值分别为 1.87(95%CI:1.67~2.10)、1.87(95%CI:1.58~2.20)和 1.88(95%CI:1.61~2.19),WHR 对糖尿病发生风险的预测略优于 BMI 和 WC。我国一项纳入 35 项研究的荟萃分析也得到了相同的结果。

近年来儿童肥胖所致内分泌代谢紊乱问题也日益受到关注。以肥胖为始发因素,因内分泌脂代谢紊乱和内分泌器官病理性改变及激素分泌异常所致的儿童常见内分泌代谢性疾病有代谢综合征、2 型糖尿病、高血压等;少见的有下丘脑综合征、垂体瘤(促肾上腺皮质激素腺瘤、生长激素瘤)、皮质醇增多症、多囊卵巢综合征等。肥胖给儿童的生长发育和身心健康带来极大伤害,并影响到其成年后的健康状况。

四、肥胖与心理健康

肥胖不仅会导致各种疾病以及给患者造成很多生活的不便,而且也会对人的心理产生潜在的危害。肥胖者容易受到排斥与嘲笑,同时对一些心脑血管疾病感到忧心忡忡。肥胖者长时间笼罩在心理阴影之下,会对其健康带来更多的危害。流行病学调查表明:精神症状与女性肥胖及腹部脂肪分布有关。中年男性腰臀比(WHR)与抑郁、焦虑、睡眠障碍等有关。在研究应激、抑郁等社会心理因素与 WHR 变化关系时发现,无论抑郁和 WHR 的基础值如何,抑郁症状越严重,个体的 WHR 值增加越明显。抑郁等负性情绪障碍者贪食行为也较多见,且贪食发作时难以自控。负性情绪症状不论对正常还是肥胖个体的体重波动均有影响。肥胖者在减肥后情绪均有明显改善。对进食行为的影响方面,和消瘦者相比,肥胖者进食行为相对受外在因素影响大,如进食时间长短,食物的视觉、嗅觉等,而受内在因素如饥饿、饱感等影响小。肥胖者限制饮食后更易出现贪食,在一些特殊环境下出现进食行为的脱抑制。

超重、肥胖儿童普遍存在心理健康问题。与正常体重青少年相比,肥胖青少年显得体态臃肿、动作笨拙,运动中更易出汗疲劳、气喘吁吁,安静时则易瞌睡。肥胖青少年的活动不灵活,在集体活动中经常受同学的排斥、嘲笑,为保护自尊心而极少参加各项活动或拒绝参加,久而久之形成自卑、退缩、依赖的心理和行为上的障碍。美国杜克大学的一项研究发现,4~9 岁肥胖症男童发生抑郁的比率是正常儿童的 4 倍。有研究显示,肥胖和抑郁之间可以相互影响,个体肥胖可以预测其抑郁症状的发生,反过来,个体抑郁也可以预测其肥胖的发生。肥胖男孩和女孩都更容易感觉孤单、生气、神经质。在自尊心受损的肥胖儿童中吸烟、饮酒和抑郁现象较多,未经治疗的抑郁又可以导致肥胖,抑郁与肥胖互为因果,形成恶性循环。流行病学研究结果显示,BMI与青少年抑郁之间的关系存在显著的性别差异。相比男孩,女孩更易因超重和肥胖而引发心理健康问题,这与女孩更看重自身体形的想法一致。超重的女孩可能比男孩更易受到外界对其超重的取笑和负面评价的影响,由此导致她们出现更多的负面情绪、人际冲突和低自尊等。中老年人不会对形体过分在意,却会因为肥胖可能引起心脑血管疾病等而忧心忡忡,造成心理负担。由此可见,肥胖对人的心理能产生极大危害,应受到高度关注。

第三节　科学判断肥胖及肥胖程度

一、肥胖的评价及诊断标准

1. **体质指数法**　目前最常用的判断健康体重的指标是体质指数,又叫体重指数(body mass index,BMI),其计算方法是:

$$BMI= 体重(kg)/ 身高(m)的平方$$

我国健康成年人(18~64 岁)的 BMI 应在 18.5~23.9kg/m^2 之间(表 1-1)。

表 1-1　成人体重分类

分类	BMI/(kg·m^{-2})
肥胖	BMI ≥ 28.0
超重	24.0 ≤ BMI<28.0
体重正常	18.5 ≤ BMI<24.0
体重过低	BMI<18.5

注:源自《成人体重判定》(WS/T 428—2013)。

研究表明,大多数个体的 BMI 与身体脂肪的含量存在明显的相关性,能较好地反映机体的肥胖程度,但在具体应用时还应考虑到其局限性,如对肌肉很发达的运动员或水肿患者,BMI 值可能过高估计其肥胖程度,老年人的肌肉组织与其脂肪组织相比,肌肉组织的减少较多,计算的 BMI 值可能过低估计其肥胖程度,相等 BMI 值的女性体脂百分含量一般大于男性。

2. **腰围及腰臀比**　俗话说"裤带越长、寿命越短",说的就是腰围是衡量腹部肥胖的重要指标。腰围是指腰部周径的长度,目前,公认腰围是衡量脂肪在腹部蓄积(即中心型肥胖)程度的最简单实用的指标,脂肪在身体内的分布尤其是腹部脂肪堆积的程度与肥胖相关性疾病有更强的关联。在 BMI 并不太高者中,腹部脂肪增加(WC 大于界值)似乎是独立的危险性预测因素,同时使用 WC 和 BMI 可以更好地估计肥胖与多种相关慢性病的关系。WHO 规定,亚太地区男性腰围 ≥ 90cm(2 尺 7 寸),女性腰围 ≥ 80cm(2 尺 4 寸)即为肥胖。臀围是指臀部最大周径,腰臀比(waist/hip ratio,WHR)男性 >0.9,女性 >0.85 即为中心型肥胖又名内脏型肥胖。另外,平卧时腹部的高度超过胸骨的高度也可诊断为肥胖。

《中国成人超重和肥胖症预防与控制指南》中腰围的测量方法规定为:让受试者直立,两脚分开 30~40cm,用一根没有弹性、最小刻度为 1mm 的软尺,放在右腋中线胯骨上缘与第 12 肋下缘连线的中点(通常是腰部的天然最窄部位),沿水平方向环绕腹部一周,紧贴而不压迫皮肤,在正常呼吸末测量腰围的长度,读数准确至 1mm。

3. **理想体重估算法** 理想体重估算法是更为简便的一种体重估量方法。虽然较 BMI 粗糙一些,证据支持可靠性和判断分级的精度等较差,但由于计算简单,而且对于肥胖进行了进一步分级(表 1-2),可以直观了解肥胖严重程度,在实际操作中应用也十分广泛。

超重百分比 =(实际体重 – 标准体重)/ 标准体重 ×100%

简易计算法:标准体重(kg)= 身高(cm)–105。

Broca 法:标准体重(kg)= [身高(cm)–100,男性 ×0.9,女性 ×0.85]

表 1-2 理想体重估算法对成人体重分类

分类	超重百分比
肥胖	20%~30% 轻度;30%~50% 中度;>50% 重度
超重	10%~20%
体重正常	–10%~10%
体重过低	<–10%

4. **体脂肪率判断法** 在 BMI 正常的人群中,约有 1/4 的人代谢异常。这部分人体重正常,甚至腰围也正常,但身体脂肪含量超过正常水平(表 1-3),这就需要更加科学地客观评估身体脂肪组织的堆积水平。而体脂肪率就是这方面的指标,体脂肪率 = 体脂肪重 / 体重。体脂肪率测定可通过人体成分仪或 CT 扫描。

亚太地区判定体脂异常标准:男性 >25%,女性 >33%。

表 1-3 成人体脂含量健康标准

性别	必需体脂	健康体脂
男性	3%~8%	15%~20%
女性	12%~14%	25%~30%

5. 儿童及青少年肥胖标准　儿童肥胖症是 21 世纪最严重的公共卫生挑战之一。这是一个全球性问题，逐步影响着许多低收入和中等收入国家，尤其是在城市中，肥胖症流行率以惊人的速度增长。2016 年，全球 5 岁以下儿童超重人数估计超过 4 100 万人。其中，近半数 5 岁以下超重儿童生活在亚洲，另有 1/4 生活在非洲。体重过重和肥胖的儿童到成人期很容易仍然肥胖，并更有可能在较年轻时即患上糖尿病和心血管疾病等慢性非传染病。体重过重和肥胖症及其相关疾病在很大程度上是可以预防的。因此，需要对预防儿童期肥胖症给予高度重视。

（1）儿童肥胖的国内外判断标准：目前国外有多种用于未成年人的肥胖评价筛查标准。使用较广泛的国际标准是 NCHS 标准和 IOTF 标准。两者均采用 BMI 作为筛查标准，但在评价应用方面略不同。其中，美国使用的 NCHS 标准是目前较公认的儿童肥胖筛查标准，BMI 位于同年龄同性别儿童第 85~94 百分位数为超重，BMI 位于同年龄同性别儿童第 95 百分位数及以上为肥胖。目前我国对于 5 岁以下儿童超重肥胖的筛查，及卫生行业标准《5 岁以下儿童生长状况判定》（WS/T 423—2013）与儿童保健技术规范均推荐使用 WHO 2006 年儿童生长标准来进行评价。2006 年发表的 WHO 儿童生长标准包括 5 岁以下婴幼儿体重过重和肥胖症的衡量尺度（图 1-1，图 1-2）。0~5 岁儿童 BMI 大于平均值 2 个标准差为超重，3 个标准差为肥胖。

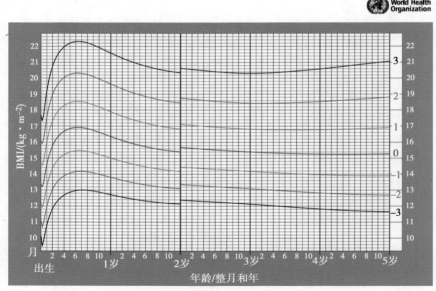

图 1-1　0~5 岁女童 BMI 生长标准曲线

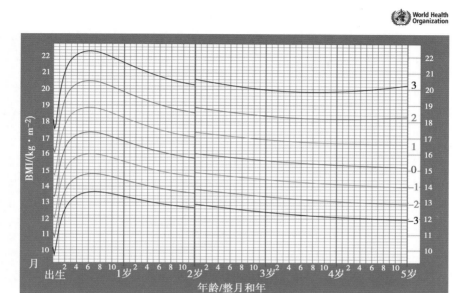

图 1-2　0~5 岁男童 BMI 生长标准曲线

（2）青少年肥胖的国内外判断标准：WHO 5~19 岁青少年肥胖标准为 BMI 大于平均值 1 个标准差为超重，2 个标准差为肥胖（图 1-3，图 1-4）。

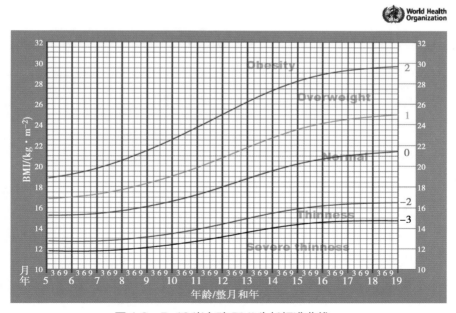

图 1-3　5~19 岁女孩 BMI 生长标准曲线

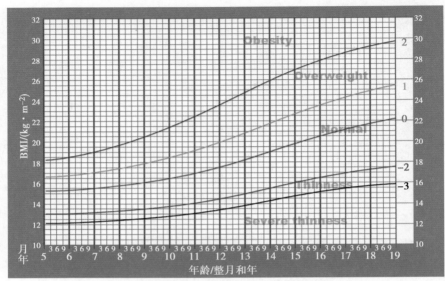

图 1-4　5~19 岁男孩 BMI 生长标准曲线

我国 6~18 岁青少年肥胖标准见表 1-4。在使用时年龄以半岁为单位,一律使用实足年龄。实足年龄计算为调查日期减去出生日期,指从出生到计算时为止共经历的周年数。

表 1-4　我国 6~18 岁学龄儿童青少年性别年龄别 BMI 筛查超重与肥胖界值

单位:kg/m^2

年龄 / 岁	男生		女生	
	超重	肥胖	超重	肥胖
6.0~	16.4	17.7	16.2	17.5
6.5~	16.7	18.1	16.5	18.0
7.0~	17.0	18.7	16.8	18.5
7.5~	17.4	19.2	17.2	19.0
8.0~	17.8	19.7	17.6	19.4
8.5~	18.1	20.3	18.1	19.9
9.0~	18.5	20.8	18.5	20.4
9.5~	18.9	21.4	19.0	21.0

续表

年龄/岁	男生		女生	
	超重	肥胖	超重	肥胖
10.0~	19.2	21.9	19.5	21.5
10.5~	19.6	22.5	20.0	22.1
11.0~	19.9	23.0	20.5	22.7
11.5~	20.3	23.6	21.1	23.3
12.0~	20.7	24.1	21.5	23.9
12.5~	21.0	24.7	21.9	24.5
13.0~	21.4	25.2	22.2	25.0
13.5~	21.9	25.7	22.6	25.6
14.0~	22.3	26.1	22.8	25.9
14.5~	22.6	26.4	23.0	26.3
15.0~	22.9	26.6	23.2	26.6
15.5~	23.1	26.9	23.4	26.9
16.0~	23.3	27.1	23.6	27.1
16.5~	23.5	27.4	23.7	27.4
17.0~	23.7	27.6	23.8	27.6
17.5~	23.8	27.8	23.9	27.8
18.0~	24.0	28.0	24.0	28.0

二、肥胖的医学评价方法

1. 人体成分分析在减重中的应用 由水分、蛋白质、脂肪、碳水化合物和矿物质组成人体各个器官和组织。在不同疾病和营养状态下,组织器官的水分、蛋白质、脂肪和矿物质都会有相应改变。因此,需要用检测人体成分的方法来准确反映人体各种体成分的变化,评价个体和人群的营养状况。

(1)人体成分分析的发生发展:一般认为人体成分测量始于德国化学家Jusstusvon Liebig 的研究。1850 年以化学分析为手段,发现人体组织含有高浓度的 K^+ 和低浓度 Na^+;而在体液中则含有低浓度 K^+ 和高浓度的 Na^+。1942 年将物理学中著名的阿基米德原理应用于人体成分研究,测定了人体的脂肪(fat mass,FM)和去脂体重(fat free mass,FFM),建立了人体二组分模型。目前测量人体成分的方法有很多,包括同位素标记的双标水法、MRI/CT、双能X线吸收法(DEXA)和生物电阻抗法。同位素标记的双标水法是目前测定能量消耗的金标准,也可以用于人体成分测定,但是由于测定繁琐又涉及同位素应用,临床开展范围有限。MRI/CT扫描是利用影像学的技术获得人体各个断面的图像,能够显示骨骼、皮下脂肪、内脏脂肪等结构,运用软件计算出脂肪和肌肉的含量和分布,对于内脏脂肪的测算比较准确。双能X线吸收法(DEXA)常用于骨密度的测定,近年来,由于测定技术和软件的进展,目前是测定肌肉含量的金标准。生物电阻抗法(bioelectric impedance analysis,BIA)是根据欧姆定律,假定被测部位为均匀的圆柱形导体,利用电流的不良导体脂肪组织和主要组成成分是水(导电体)的非脂肪组织电阻率不同的原理来估测人体脂肪含量。由于BIA所需仪器价格便宜、操作简单、检测时间短、非侵入性等特点而成为较广泛使用的体脂成分测量方法。

(2)人体成分分析的主要参数:以较为普遍的BIA为例,运用于体重管理的主要参数有:细胞内液、细胞外液、蛋白质、无机盐和人体脂肪、肌肉重等。

主要指标之间的关系为:

$$身体水分含量 = 细胞内液 + 细胞外液$$

$$去脂体重 = 细胞内液 + 细胞外液 + 蛋白质 + 无机盐$$

$$肌肉量 = 去脂体重 - 骨含量$$

$$体重 = 去脂体重 + 体脂肪$$

(3)人体成分分析在减重人群中的应用

1)肌肉脂肪分析:将体重、骨骼肌和体脂肪的情况进行综合分析,可以判断体型及肌肉和脂肪储备情况。一般的体成分仪体重正常范围按照设定BMI的标准值(>18岁的成年男性22kg/m²,成年女性21kg/m²)计算得出:标准体重 = BMI × 身高²,体重的标准范围是标准体重的85%~115%,相对应BMI为18.5~23kg/m²。骨骼肌质量由四肢肌肉量计算得出,其标准值是标准体重的47%(男)和42%(女),标准范围为标准值的90%~110%。

2)肥胖分析:通过肌肉脂肪的数据可以获得BMI(kg/m²)、体脂百分数(%)和腰臀比三个参数。如果BMI相同的两个人,体脂含量越高,表明其肥胖程度越大。腰臀比越高,则表明其腹部脂肪含量越高,因而内脏脂肪越多,发生慢性病的风险越高。

3)四肢肌肉均衡性:按照左、右上肢,躯干,左、右下肢的肌肉含量,与理想体重下理想肌肉含量进行比较,借以判断身体肌肉分布的均匀性。这个指标对监测减重方案的效果非常必要,一般在减重方案执行过程中,强调减少的是脂肪重,尽量维持肌肉重,以便不降低基础代谢率,有助于减重方案的效果。

4)内脏脂肪面积:在体成分测试结果报告中还可以得到内脏脂肪面积

(visceral fat area，VFA)，如果 VFA>100cm^2，表明内脏脂肪增加；VFA>150cm^2，表明内脏脂肪显著增加。内脏脂肪增加得越多，发生慢性病如脂肪肝、2 型糖尿病、高血压等心血管系统疾病的风险越高，为此，可通过此指标提示患者减重的紧迫性和必要性。

2. 人体测量与肥胖

(1) 人体测量的广义概念：人体测量是通过测量数据、运用统计分析方法，对人体特征进行数据分析，了解人类在系统发育和个体发育过程中各种变化的基本方法之一。它能帮助人们了解古代及当代不同种族、种族体质构造的异同和不同生活条件下人体的变化规律。目前，人体测量还广泛应用于医学中评价与临床有关的营养状态，进行营养普查和追踪监测疾病等。因此，人体测量的方法不仅对于人类进化等人类学和人体理论研究有着重要的意义，而且对工业、国防、医疗卫生、法医、教育、体育、美术、雕塑等领域也都有着实际的应用价值。

另外，人体测量的内容是随时代的变化而不断变化的，起初通过对不同进化阶段的古人类化石进行测量与观察，从而找出人类进化的规律，后来对不同种族、不同人群进行人体测量和分析比较，找出人类的差异及变异规律。在儿少卫生学领域引入了人类学的方法，开展生长发育方面的研究，揭示人体生长发育的规律。在体育科学中，应用人体测量方法挑选运动员、指导训练；在艺术领域，运用人体测量技术指导雕塑与绘画；在颌面外科应用面部活体测量进行矫形与美容手术；在法医学中通过人体测量进行个体识别，应用颅骨测量进行容貌复原；在人类工效学方面应用更加广泛，如机器制造、家具设计、武器装备、座舱、房屋、宇航服等都应用人体测量技术提供的基本数据；在医学领域，借助人体测量学方法研究某些疾病的危险倾向，测定人体组成成分和评价健康等。

(2) 人体测量与肥胖：人体测量在判断肥胖方面包括身高、体重、皮褶厚度测量、肌力测量、体成分测量、体力测定与生理功能及代谢测量等有一定作用。

以皮褶厚度测量为例，皮褶厚度是用于测量人体脂肪含量的简便测量指标。通过测量不同部位的皮褶厚度可大致了解机体的脂肪含量，评价营养状况。研究显示，皮褶厚度与全身的脂肪数量呈正相关，临床上通过测量皮褶厚度可粗略估计脂肪消耗。常用的皮褶厚度测量部位是三头肌、肱二头肌、肩胛下角、髂嵴上，其中三头肌的皮褶厚度是最常用的测量部位。由于皮褶厚度受年龄、肌肉量和测试人员手法影响，测量误差比较大。除了需要掌握测试技巧以外，每个部位需要测试 3 次，取平均值。

以三头肌的皮褶厚度测试为示例：①找到测试的部位——右侧肩峰到尺骨鹰嘴连线的中点；②左手将被测部位皮肤和皮下组织夹提起来；③右手在该皮褶提起点的下方用皮褶计测量其厚度。注意，在提起皮肤时不能连同肌肉一起夹住,数值精确到小数点后 1 位。我国目前没有群体调查的参考值,可以在治疗前后以患者自身对照比较。

肱二头肌测量的标志是肩峰与鹰嘴连线中点上 1cm,基本与乳头齐平。肩胛下测量的位置是右肩胛下角下方 1cm 处。髂嵴上部的测量位置是腋前线向下延伸与髂嵴上相交处。

通过皮褶厚度判断肥胖,首先测定肩胛下和三头肌这两个部位的皮下脂肪厚度,然后将其相加。按表 1-5 判断标准确定肥胖的程度。

表 1-5 按皮褶厚度判断肥胖程度的标准　　　　单位:mm

	正常	轻度肥胖	中度肥胖	重度肥胖
男性	<35	35~44	45~54	≥ 55
女性	<45	45~54	55~59	≥ 60

对均匀性肥胖者来说,以皮下脂肪厚度判断的肥胖程度与用 BMI 判断的肥胖程度大致相同。测量皮下脂肪厚度可在一定程度上反映身体内的脂肪含量。但该测量方法本身存在一定局限性。

三、肥胖的行为评估及建议

减肥行为需要医生和患者双方面的共同努力,不能由医务人员单方面决定,患者的心理变化和态度非常重要,如果患者自身不积极,不配合,治疗往往失败。因此,医务人员应协助肥胖患者制订规划并支持和指导减肥措施的执行。医务人员需要了解肥胖者的肥胖史,曾做过哪些治疗,减肥过程中受到过哪些挫折,存在的问题,以及肥胖对其生活的影响等;应向肥胖患者说明肥胖对健康带来的可能危险,建立共同战胜肥胖的伙伴关系,在心理上取得患者的信任,使其能采取主动、积极的态度参与制订改变行为的计划和目标。

行为疗法既包括适当的饮食和生活习惯的建议,同时也包括心理教育以及教会患者自我监测和自我调整减肥方案。

饮食行为的建议包括:建立节食意识,每餐不过饱;尽量减少暴饮暴食的频度和程度;注意挑选脂肪含量低的食物;细嚼慢咽以延长进食时间,使在进餐尚未完毕前即对大脑发出饱腹的信号,有助于减少进食量;进食时使用较小尺寸的餐具,使得中等量的食物看起来也不显得单薄;也可按计划用餐,即在进餐前将一餐的食物按计划分装,自我限制进食量,使每餐达到七分饱,也可使漏餐者不至于在下一餐过量进食;餐后加点水果可以满足进食欲望等。

制订活动行为计划时,减重目标要具体,并且是可以达到的。例如在制订体力活动目标时,以"每天走路 30 分钟或每天步行 5 000 步"代替"每天多活动"

的模糊建议。建立一系列短期目标,例如开始时每天走路增加 30 分钟,逐步增加到 45 分钟,然后到 60 分钟。

对肥胖患者的心理教育需要医生以公正平等的态度对待患者,并讲述诸多减肥成功的例子,使患者建立信心;同时要讲述肥胖的危害以及减肥后带来的好处,身体健康对生活、家庭以及社会的益处等,为患者规划减肥成功后的美好前景和幸福生活,使患者容易接受治疗方案。治疗实施期间,对患者的监测有助于评价其进步,在前一阶段结果的基础上,为患者提供如何实施进一步目标的信息。与患者保持经常联系,关心和帮助患者,是非常必要的。

另外,教会肥胖患者进行自我监测也同样重要。首先要告诉患者每天要观察并记录某些行为,如每天记录摄入食物的种类、量和摄入时间,进行了哪些运动,使用哪些药物,改变行为后所得到的结果等。其次,就是要提醒患者经常测体重,且每次测量需保持在一天中相似的时间进行,而且与上一次衣着相同。行为的自我监测通常可以使患者向所希望的目标方向改变,对自我监测记录,某些患者可能会感到繁琐,但非常有用。

(刘英华　张　碰)

参考文献

［1］顾景范,杜寿玢,郭长江.现代临床营养学 [M].北京:科学出版社,2017.
［2］刘英华,孙建琴.社区营养与健康 [M].北京:人民卫生出版社,2018.
［3］[英] 威廉姆斯,[西] 富鲁贝.肥胖症:从基础到临床 [M].文秀英,卢学勉,卢坤,译.北京:北京大学医学出版社,2012.
［4］席焕久,陈昭.人体测量方法 [M].北京:科技出版社,2010.

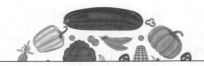

第二章
肥胖的病理生理机制及营养代谢

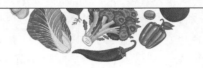

1948 年 WHO 将肥胖症列入疾病分类名单,1997 年首次将肥胖定义为疾病。肥胖症(obesity)是一种由多种因素引起的慢性代谢性疾病,以体内脂肪过度蓄积和体重超常为特征,由遗传因素、环境因素等多种因素相互作用引起。近30 年间我国居民超重和肥胖均有明显上升趋势,呈现出城市高于农村,东、中、西部地区依次降低的特征。肥胖是引起高血压、糖尿病、心脑血管疾病、肿瘤等慢性病的危险因素和病理基础。WHO 已明确认定,肥胖症已成为全球人群患病率最高的慢性病。

第一节　肥胖的病理生理机制

一、肥胖的生理机制

肥胖发生的机制是能量摄入超过能量消耗。肥胖是遗传因素、环境因素、内分泌调节异常、肠道菌群等多种因素相互作用的结果。

1. 体质与遗传因素　体质是人体在遗传性和获得性的基础上所表现出来的形态结构、生理功能、心理因素、身体素质、运动能力等方面综合的、相对稳定的特征。人类健康的发展依赖于良好的生活环境,只有健康的生态系统,才会有健康的人类生存。据统计,骨骼细长者中,只有 3% 的男性和 5% 的女性体重过重;而骨骼宽大者中,有 37% 的男性和 67% 的女性体重过重。

肥胖具有家族聚集倾向,个体间 40%~70% 体重指数(BMI)差异归因于遗传因素。据统计,父母均肥胖者,子女肥胖的概率大约是 70%;父母一方肥胖者,子女肥胖的概率大约是 40%;父母均瘦者,子女仅 10% 肥胖。目前在欧裔人群中已定位了 50 余个与肥胖有关的遗传位点,部分位点在亚裔人群中得到验证,如体脂量和肥胖症相关基因(*FTO*)、黑皮质素 -4- 受体基因(*MC4R*)等。

目前认为"节俭基因学说"是肥胖发生的重要机制。节俭基因在食物短缺的情况下能有效利用能源生存下来,在食物丰富时可引起(腹型)肥胖和胰岛素抵抗。节俭基因(又称为"腹型肥胖易感基因")包括 β₃ 肾上腺素能受体、激素敏感性脂酶、过氧化物酶体增殖激活受体 -γ(*PPAR-γ*)、激素原转换酶 -1(*PC-1*)、胰岛素受体底物 -1(*IRS-1*)、糖原合成酶等基因。大部分原发性肥胖症为多基因遗传,是多种微效基因作用叠加的结果。部分肥胖症由单基因突变引起,如 Laurence-Moon-Biedl 综合征和 Prader-Wili 综合征等经典的遗传综合征。新近发现了数种单基因突变引起的肥胖,如瘦素(*OB*)、瘦素受体(*LEPR*)、阿片 - 促黑素细胞皮质素原(*POMC*)、黑素细胞皮质激素受体 4(*MC4R*)、*PC1* 以及 PPAR 激素等基因。

OB 基因的表达产物 Liptin 是一种脂肪组织源激素(蛋白质),具有多种生物学效应。Liptin 与体内的脂肪含量呈正相关,由脂肪细胞产生后进入血液,经血液循环进入下丘脑的摄食中枢,引起食欲降低、摄食量减少。Liptin 作为一种连接中枢和外周的信息物质,可提高机体的代谢率,增加能量的消耗,降低体重,减少体脂的积累,同时也可抑制脂肪的合成。因此,肥胖基因 *OB* 的表达方式及其表达产物 Liptin 的量直接影响机体脂肪的代谢乃至肥胖发生。

2. **环境因素**　环境因素是肥胖患病率增加的主要原因,主要是热量摄入增多和体力活动减少。除热量摄入增加以外,饮食结构也有一定影响,脂肪比糖类更易引起脂肪积聚,大量摄入非淀粉多糖 / 纤维被认为是预防肥胖的一个因素,而大量食用快餐、含糖饮料和果汁则被认为是肥胖的一个风险因素。胎儿期母体营养不良、蛋白质缺乏或低出生体重儿在成年期容易患肥胖症。此外,多种环境内分泌干扰物对肥胖有促进作用,包括双酚 A(BPA)、邻苯二甲酸、二噁英类似物及多氯联苯等,其机制与类雌激素样作用有关。

(1)饮食习惯:随着社会发展,人们生活水平提高,生活节奏加快,饮食习惯日益改变。高能饮食及不良饮食习惯是引起肥胖的一个主要因素。持续高碳水化合物食物的摄入,为机体提供了超额的能量,多余的能量转化为脂肪且又减少了体内已蓄积脂肪的分解,导致体内脂肪更加蓄积。高升糖指数食物如马铃薯、粉条等的摄入可使体内血糖升高较快,不易于消耗,从而增加了在体内转换为脂肪的概率。据报道,进食大量低升糖指数的食物有显著的减肥效果。不良的饮食习惯如早餐营养不足,午餐吃不好,将导致晚餐大吃大喝。晚上活动量小,且人体支配胃肠活动的副交感神经功能较白天增强,胃肠蠕动增加,分泌吸收功能增加,合成代谢旺盛,胰岛素分泌增加,即使较白天等量或少量进食,由于消化吸收功能好,也可引起肥胖。蔬菜水果能为人体提供全面的营养素,如膳食纤维及多种矿物质等,有利于调节机体的代谢,同时也可减少高能量食物的摄入,从而降低多余能量转化为脂肪,也可调节体内微量元素的平衡,促进机体的有效运转,保证机体处于积极状态。研究表明,家庭饮食中增加蔬菜水果的摄入可降低家庭成员肥胖的发生风险。

肥胖问题的关键是脂肪的问题,脂肪是体内能源物质贮存的主要形式。贮存的脂肪在身体需要时又迅速分解,一旦体内脂肪贮存与分解失衡,贮存大于分解便造成脂肪堆积引起肥胖。脂肪贮存过剩多发生在青春期以前的各个时期,而分解不足是成年后肥胖的主要原因,没有把握好引起肥胖的关键时期可能诱发肥胖。①婴幼儿期机体各组织细胞处于活跃的分裂增殖阶段。如果饮食不当造成能量过剩,就会促使包括脂肪细胞在内的全身各组织增大,为以后肥胖埋下祸根。②青春期是人的各个器官组织逐步发育完善的关键时期,基础代谢率升高,食量大,食欲旺盛。大量的高脂高糖饮食及很少的体育锻炼,常常造成能量过剩,最终导致肥胖。③中年以后各种生理功能减退,体力活动减少,加上内分泌因素,容易造成体内脂肪堆积。④孕产期是女性一生中的特殊生理期。孕妇生产后,受传统观念影响,营养的补充远远超过身体所需,加上活动很少,造成能量过剩。从产妇的体质来看,怀孕期膨胀的腹部此时格外松弛,孕时增生、肥大的细胞恢复到正常生理状态,松弛的腹壁很容易被脂肪细胞填充。⑤寒冷的冬季是一年里最容易发胖的时期。冬天气候寒冷,活动减少,基础代谢率下降,能量的消耗很少,而冬天人们的饮食比平时要好很多,食物丰盛,因此在寒冷的冬天更容易肥胖。

维生素 B_6、维生素 B_{12} 和烟酸等在脂肪的分解代谢中起重要作用,锌的含量与脂肪中的甘油三酯呈负相关,机体内能量物质的转化离不开钙、铁、维生素 A 等。所以,当体内缺乏这些元素时,机体的能量代谢受到影响,使过剩的能量转化为脂肪在体内聚集,引起肥胖。

(2)生活习惯:坐位生活方式被认为是肥胖发生的一种危险因素。久坐会使个体活动量减少,从而降低体内能量的消耗,间接地增加了体内能量的摄取,过多的能量则转化成脂肪蓄积于体内,导致肥胖的发生。

运动可以增加脂肪分解,长期坚持适量运动,具有良好的预防肥胖的作用。运动分为有氧运动和无氧运动,有氧运动以高频率、低强度和长时间为特点,如散步、慢跑等。无氧运动以时间短、强度高为特点,如举重、快速跑步等。骨骼肌的代谢在调节脂肪代谢上起着重要的作用。骨骼肌可消耗大量的脂肪,而高脂肪消耗率是体重增加和再次增加的保护性因素;相反,高碳水化合物消耗率是体重增加和再次增加的危险因素。骨骼肌运动是能量消耗和脂肪分解的决定因素,合适的体育活动能够增加能量的消耗和脂肪的氧化分解,从而在根本上降低了脂肪在体内的蓄积。

(3)社会环境:社会环境对肥胖发生影响也颇大。首先是社会及家庭经济水平,贫穷落后的国家,人民食不果腹,只有少数人大腹便便。随着社会经济水平的提高,胖子也就逐渐多起来了。在我们国家也如此,国家兴旺昌盛时,胖子也是一种"富气"的象征,唐朝就是典型例子。从某种意义上说,肥胖是社会繁荣的伴生物。

(4)地理环境:地理环境对肥胖的发生率也有影响。处于亚热带地区的人们,四季都要做工,还要受炎热气候的煎熬,消耗较大并且食欲受影响,所以肥胖者很少。处于或接近寒带地区的人群,冬季不劳动,气候寒冷而增加饥饿感,常饮酒聚餐,肥胖就很常见。山区的人活动量大,与平原人群比较,肥胖者少。资源贫乏的地区比资源丰厚的地区肥胖发生率低。

人们的风俗习惯及传统意识也影响着肥胖的发生。南方人定居在北方后,逐渐入乡随俗,肥胖者也多起来了。迁居到美国的亚洲人,肥胖和糖尿病的发病率均高于本土生活的同乡。

(5)环境内分泌干扰物:多种环境内分泌干扰物(environmental endocrine-disrupting chemical,EEC)对肥胖有促进作用,包括双酚A(BPA)、邻苯二甲酸、二噁英类似物及多氯联苯等,其机制与类雌激素样作用有关。EDC大多属于环境雌激素类物质,其在机体内通过雌激素受体(estrogen receptor,ER)的激活而发挥作用。其中,ERα和ERβ是调控雌激素生物效应的两类主要受体。发育早期BPA的暴露可特异性地改变ERα和ERβ的mRNA水平,加速脂肪细胞分化和脂肪合成,导致长期的肥胖效应。另一大类是核受体,过氧化物酶体增殖激活受体(PPAR)已经被证实为调控脂肪形成的主要受体,其中PPAR被认为是脂肪形成的关键调控者。PPAR和视黄醛X受体(retinoid X receptor,RXR)形成异源二聚体后结合PPAR反应元件在转录水平调控目标基因的表达。EDC是一类很好的过氧化物酶体增殖物,可以作为PPAR酶激动剂通过激活PPAR和RXR在脂肪细胞分化的多个阶段直接调控基因活性,导致脂肪形成和聚集。

3. **摄食中枢与内分泌因素** 体重受神经系统和内分泌系统双重调节,最终影响能量摄取和消耗的效应器官而发挥作用。摄食行为受控于一个完整的神经结构——摄食中枢。摄食中枢位于下丘脑,下丘脑外侧区(LHA)与动物饥饿摄食有关,称为"饥饿中枢";下丘脑腹内侧核(VMH)与动物饱食而停止摄食有关,称为"饱食中枢"。正常情况下,饱食中枢对饥饿中枢有抑制作用。一旦此作用出现异常,饥饿中枢的作用将明显增强,机体有强烈的饥饿感,食欲增强,进食过多,从而导致肥胖。VMH和LHA在功能上相互作用控制饥饿感和食欲、影响能量消耗速率、调节与能量贮存有关激素的分泌,在能量内环境稳定及体重调节中发挥重要作用。

体内参与调节摄食行为的活性物质包括:①减少摄食的因子:β肾上腺素能受体、多巴胺、血清素、胰升糖样多肽-1(GLP-1)和瘦素等。②增加摄食的因子:α- 去甲肾上腺素能受体、神经肽 Y、胃生长激素释放激素(ghrelin)、增食因子(orexin)、甘丙肽(galanin)等。③代谢产物如血糖、脂肪酸等。

下丘脑是机体能量平衡调节的关键部位,下丘脑弓状核(ARC)分泌的神经肽 Y(NPY)和刺鼠相关蛋白(AgRP)可增加食欲,阿黑皮素原(POMC)和可卡因 - 苯丙胺调节转录肽(CART)可抑制食欲。影响下丘脑食欲中枢的信号包括传入神经信号(以迷走神经为主,传入来自内脏的信息)、激素信号(如瘦素、胰岛素、各种肠肽等)以及代谢产物(如葡萄糖)等。上述信号整合后通过神经 - 体液途径传出信号到靶器官,调控胃酸分泌量、胃肠排空速率、产热等。神经 - 内分泌调节中任何环节的异常,均可导致肥胖。

4. 肠道菌群　肥胖发生的一个重要环节是身体长期处于低度炎症状态,肠道菌群紊乱导致肠道通透性增加、体内游离脂肪酸增加,氧化应激反应及细菌脂多糖(lipopolysaccharide,LPS)升高导致的内毒素血症等均可促进炎症反应。肠道菌群还可以通过影响脑 - 肠轴信号的传导,从而影响肠道上皮细胞的吸收分泌能力及对中枢神经系统信号产生改变,以调节身体对食物的摄取和能量代谢。生理条件下肠道菌群调节肠道多种抑制食欲的内分泌肠肽,如胆囊收缩素(cholecystokinin,CCK)、胰高血糖素样肽(glucagon-like peptide-1,GLP-1)和酪酪肽(peptide YY,PYY)等,这些激素均可作用于下丘脑弓状核,产生饱腹感从而抑制摄食,如果这些激素分泌不足则无法起到刺激下丘脑的作用,无法产生饱腹感并及时抑制摄食。

二、脑 - 肠轴代谢机制

大量研究证实,肠道菌群通过代谢产物产生或改变神经递质、激活免疫信号通路和作用于迷走神经(vagal nerve)、免疫系统等途径影响大脑的结构和功能,因此肠道菌群与肠神经系统(enteric nervous system,ENS))、中枢神经系统(central nervous system,CNS)形成了双向互动交流的新通路:肠道菌群 - 肠 - 脑轴(图 2-1)。

1. 什么是脑 - 肠轴　胃肠道由中枢神经系统、肠神经系统、自主神经系统(autonomic nervous system,ANS)和下丘脑 - 垂体 - 肾上腺(hypothalamic-pituitary-adrenal,HPA)轴等共同支配,大脑将接收到的传入信息整合后经自主神经和神经内分泌系统传递调控信息至胃肠道内的神经丛,或直接作用于胃肠道平滑肌细胞,这种将大脑、CNS、ENS 和 ANS 连接的神经双向通路称为脑 - 肠轴。

美国哥伦比亚大学神经学家迈克·格尔松教授最早提出"肠 - 脑轴"的概念,也就是由肠管和肠道神经系统、肠道微生物形成的人体"第二大脑"。"肠 - 脑轴"是一种通过中枢神经系统和胃肠道的多种肠神经系统将大脑和肠道功能联系起来的双向应答系统,肠道微生物群及其代谢物可通过上述通路参与神经系统功能调节,从而影响神经系统相关疾病的发病进程。同样,神经系统也可通过上述通路影响肠道微生物的组成及数量,对宿主代谢稳态至关重要。

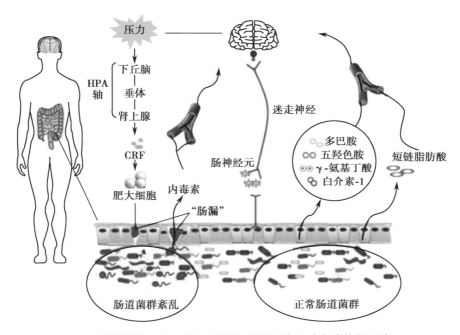

图 2-1　肠道菌群 - 肠 - 脑轴:菌群与机体双向互动交流的新通路

尽管现有的大多数研究都描述了肠道微生物在肠 - 脑轴中的作用,但最近的证据表明,激素和神经系统是肠 - 脑轴的关键调控成分,内分泌系统是营养模式的重要调节者,ANS 和 HPA 轴对摄食量的影响可能影响肠道微生物组成,肠道微生物群可调节外周神经系统和 ENS 的神经元功能,控制饮食习惯的激素是调节 CNS 炎症的强免疫调节因子,同时还与 ANS 和 HPA 轴有关。此外,动物研究表明,肠道微生物通过肠道激素以及迷走神经连接(影响能量消耗和 CNS 中与饮食行为相关的区域)来影响肠 - 脑轴。

2. **肠神经系统**　肠神经系统由胃肠道壁内神经成分组成,是具有调节控制胃肠道功能的独立整合系统。

(1)迷走神经:胃肠道和大脑之间的相互作用主要通过迷走神经和脊神经,以及它们的神经节和脊髓等解剖结构来实现。迷走神经又可分为机械型迷走神经和化学型迷走神经,分别感受胃肠道炎症状态下的扩张、收缩等机械性刺激和肠内分泌细胞分泌的神经肽化学信号。临床前研究显示,迷走神经是肠腔到延髓孤束核的主要通路,也是肠道微生物与中枢所调节的行为之间神经交流的重要途径,可通过选择性迷走神经切断术预防微生物引起的相应机体应激效应。

外在神经和内在神经间形成多条反射,维持肠道的正常生理活动和调节肠道对各种刺激的反应,而且外在神经还通过和脊髓背角第一层的神经元以及迷走神经的孤束核胞体形成神经通路,将肠道感受到的多种信息传递到大脑。

胃肠道是由中枢神经系统、自主神经系统和肠神经系统共同控制的器官。CNS 与胃肠道可通过上述神经系统相互影响,其中任何层次的神经控制失调都会影响大脑和肠道的功能。肠道菌群可以通过神经通路影响大脑功能。动物研究证据表明,肠道微生物可以激活迷走神经,而这种激活在介导对大脑功能代谢的影响以及动物随后的行为改变中起着关键的作用。

(2)神经内分泌:微生物能在体内合成具有生物活性的内分泌激素,与无特定病原体(specific pathogen free,SPF)级小鼠相比,无菌小鼠体内分泌的去甲肾上腺素(norepinephrine,NE)和多巴胺显著降低,SPF 级小鼠肠道菌群生成的儿茶酚胺具备正常的生物活性,而无菌小鼠肠腔内的儿茶酚胺则表现出无生物学活性的共轭形式,将 SPF 级小鼠的肠道菌群移植到无菌小鼠体内后可逆转生成具有生物学活性的儿茶酚胺,证实肠道菌群对肠腔内游离儿茶酚胺的生成和活性至关重要。

肠道菌群代谢过程中可以产生多种神经递质、细胞因子及代谢产物,如五羟色胺(5-hydroxytryptamine,5-HT)、多巴胺(dopamine,DA)、γ- 氨基丁酸(GABA)、短链脂肪酸(short-chain fattyacids,SCFA)和白介素 -1(IL-1)等,这些产物不仅可以直接作用于肠神经系统和迷走神经系统,还可以通过调节肠内分泌细胞以内分泌和旁分泌的方式影响中枢神经系统的活动。

1)神经递质 5-HT 促进成年神经发生,肠道细菌在肠道和多个脑部区域的5-HT 能神经通路中起作用。肠道微生物群还可以通过改变神经递质前体物质的水平来调节关键的中枢神经递质的含量。5-HT 主要参与肠道内分泌和肠蠕动的调节以及疼痛的感知,对情绪与认知的调控也起到很重要的作用。

2)下丘脑 - 垂体 - 肾上腺轴(hypothalamic-pituitary-adrenal,HPA):动物模型和人体的研究都表明,应激与肠道屏障通透性增加有关,这可能是由下丘脑分泌的激素介导的。大脑中的生化改变会导致肠道生理发生变化,HPA 轴是发生这种变化的主要途径之一。在环境或心理压力刺激下,宿主 HPA 轴激活,刺激机体释放多种激素共同影响多器官系统,使宿主适应环境。

3)免疫通讯:免疫系统,包括适应性免疫和先天性免疫,是微生物 - 脑 - 肠轴的重要组成部分。肠道本身就是一个重要的免疫器官,是外来病原体和内部生理环境之间的一个重要防御屏障,与肠道相关淋巴组织一起组成了人体最大的免疫器官。有研究证实,免疫系统介导了细菌、胃肠道和 CNS 之间的沟通,CNS 及外周免疫细胞通路已被认为是微生物调节脑功能和行为的重要机制。另一方面,微生物和肠黏膜细胞还可以调节免疫分子活化,如促炎因子 IL-8、IL-1 及抗炎因子 IL-10、转化生长因子 -β(TGF-β)来影响中枢神经系统。

4)大脑发育:近年来,从遗传学角度对神经发育障碍进行了许多经典的研究,胃肠道合并症和食物过敏在神经发育障碍中都很常见,这显示了肠道微生物在神经发育性疾病中的作用。越来越多的证据表明,在所有精神疾病中死亡风险最高的神经性厌食症,肠道微生物群在其躯体和心理症状的发生发展中有着显著的作用。

胎儿出生后的早期阶段是初级免疫系统和获得免疫系统发育的重要阶段,分娩过程、新生儿护理环境、炎症、母婴分离等影响因素均会影响新生儿的肠道菌群通过"肠道菌群 - 肠 - 脑轴"与中枢神经系统相互作用,进而影响免疫系统的发育和成熟。

肠道微生物群定植于胃肠黏膜,并与胃肠黏膜中产生的 20 多种胃肠激素的内分泌细胞相互作用,这些内分泌肽可作为肠道微生物和宿主之间作用的桥梁。在肠道微生物群影响下释放的胃肠激素信号通过内分泌途径或者活化初级传入神经元(特别是在迷走神经中)传入大脑后,转化为调节大脑多种活动的神经肽,脑神经肽参与分子、行为和自主改变来响应这些来自于肠道微生物群的信号。肠道获取营养和能量、清除废物、抵抗有害毒素和病原体的功能是由 ENS和数万亿定植于肠道的共生细菌共同调节的。

3. **肠道微生物**　人体肠道菌群的组成丰富多样,其中小肠中约含有 $10^{14} \sim 10^{15}$ 种细菌,其细菌数量是人体真核细胞的 10~100 倍。胃肠道是微生物群落最主要的聚集地,也是微生物与宿主相互作用的最重要场所,其内的多种共生微生物的生态系统称为肠道微生物群。研究表明,健康个体的肠道微生物群约 90% 主要属于拟杆菌门(革兰氏阴性菌)和厚壁菌门(革兰氏阳性菌),变形菌门、放线菌门、酸杆菌门和疣微菌门等的丰度相对较小。同时,肠道微生物群作为人体"隐藏的器官",在宿主生命历程中发挥着不可或缺的作用:促进宿主自身难以消化的营养物质吸收与代谢;构成肠道屏障,保护黏膜;参与免疫系统,抵御病原体侵袭;维持人体内环境稳态,预防疾病发生。

特定的细菌类别或细菌代谢活动都有可能对肥胖的发生发展产生有益或有害影响。有研究显示,较瘦个体的肠道微生物群组成与肥胖个体明显不同,肥胖个体可能具有更有效的从营养物质中吸收或储存能量的细菌群落。研究发现,肥胖人群中拟杆菌的相对比例与正常人群相比明显下降,而厚壁菌的比例增加。厚壁菌可将多糖转换为可吸收的单糖类和短链脂肪酸,产生更多可吸收的能量,导致体质量增加和肥胖。肠道微生物能够调节脂肪组织(脂肪)的储存,成年无菌小鼠从常规化饲养的同类小鼠中获得正常的肠道微生物群后,尽管食物摄入量较低,但其脂肪含量和胰岛素抵抗增加了 60%。另一项研究也表明,如果无菌小鼠体内定殖肥胖微生物群,其体脂的增加比体内定殖瘦微生物群的小鼠高得多。所以,解释正常小鼠和无菌小鼠体内脂肪差异的一个重要机制是肠道微生物的发酵使食物的能量收获增加。菌群可能通过影响热量的吸收等方式影响肥胖,肥胖也可能反过来影响肠道菌群的组成。

4. 微生物代谢产物　微生物还可以通过代谢产生化学物质与肠内外的受体结合来影响宿主的神经生理变化。肠道菌群的产物和代谢物还可作用于远端器官影响肥胖相关病理生理过程:LPS 和 SCFA 作用于脂肪组织,LPS、胆汁酸、SCFA、乙醇和胆碱等作用于肝脏,菌群产生的活性物质经肠 - 脑轴作用于大脑。

微生物组能够合成、调节和降解许多小分子物质,特别是能够代谢宿主不能代谢的饮食成分,如复合碳水化合物,从而与宿主代谢功能互补,并且有助于合成初级代谢产物以及调节以多种方式影响宿主生理的次级代谢产物,几种关键性的肠道微生物代谢产物有益于神经元调节、免疫细胞发育、营养物质消化和肠上皮稳态。

(1)短链脂肪酸:SCFAs 由大肠肠道微生物发酵膳食纤维所产生,主要包括醋酸盐、丙酸盐和丁酸盐,是厌氧共生微生物组发酵机体部分可消化的和不可消化的碳水化合物(即膳食纤维)的重要代谢产物。在短暂性局灶性脑缺血的大鼠模型中,腹腔注射丁酸钠减弱了血脑屏障(blood-brain barrier,BBB)的破坏。在动物模型中,SCFAs 可以改善具有神经退行性疾病动物的神经发育和认知功能。SCFAs 不仅作为上皮细胞的能量来源,还可以维持上皮屏障、保护黏膜免疫以及影响调节性 T 细胞生物学功能。其他微生物来源的分子,如神经活化分子、5-HT、褪黑激素、组胺和乙酰胆碱也在微生物群 - 肠 - 脑轴上具有作用。

SCFAs 参与肠 - 脑轴调节的另一个重要基础是其可以穿过血脑屏障。血液循环中的短链脂肪酸如丁酸和丙酸可以通过单羧酸转运蛋白进行远距离转运,穿过血脑屏障进入中枢神经系统,一旦进入中枢神经系统,它们可以继续通过单羧酸转运蛋白转运至神经胶质细胞和神经元。

(2)色氨酸的微生物代谢产物:肠道中的细菌能将色氨酸代谢为活性产物,例如大肠杆菌利用色氨酸合成吲哚,吲哚作为"群体感应"信号可调节大肠杆菌和其他细菌的毒力和生物膜的形成,并对肠道有典型的有益效应。微生物代谢色氨酸的产物还能调节肠道和中枢神经系统的炎症反应。

肠道菌群代谢产物也可进入血液循环作用于全身,但其对宿主的潜在效应目前尚未明确。然而,病原体相关分子模式和危险信号相关分子模式的激活在肠道菌群对 CNS 的刺激过程中起着重要作用,主要包括脂多糖和肽聚糖,可分别激活 Toll 样受体 4(TLR4)和核苷酸结合寡聚域样受体(NLRs)家族中的NOD1 或 NOD2。

(3)脂多糖:在肥胖症患者中,肠黏膜通透性的增加能导致内毒素脂多糖通过肠黏膜屏障进入宿主血液或组织当中引起内毒素血症。在肠易激综合征、自闭症和精神分裂症患者的身上也同样发现了肠上皮通透性改变的情况,反之,肠道菌群对肠屏障功能亦具有重要的保护作用。

HPA 轴过度活跃可以通过改变肠道通透性和激活肠道免疫导致肠道菌群紊乱,促肾上腺皮质激素释放激素在肥大细胞参与下作用于肠内神经丛,降低肠黏膜上皮紧密连接蛋白的表达,从而破坏肠黏膜屏障。当肠道通透性改变后,脂多糖可被免疫细胞表面的 Toll 样受体(TLRs)识别,引起促炎症因子的分泌,进而引起炎症反应。炎症反应和病原菌感染是引起多种心身疾病的病理基础,可导致多种自主神经系统支配的系统或内脏器官出现病变。

革兰氏阴性菌死亡后产生大量的内毒素——脂多糖,可被免疫细胞表面的 CD14/TLR4 受体识别,引起 IL-1、肿瘤坏死因子 α(tumornecrosis factor α,TNF-α)、单核细胞趋化蛋白 1(monocyte chemoattractant protein 1,MCP-1)和IL-6 等炎症因子进入血液循环,进而引起全身炎症反应。其中进入血液循环的细胞因子可以通过血脑屏障的转运系统进入大脑,直接对大脑的结构和功能产生影响。

(4)胆碱:胆碱是细胞膜的重要成分,主要通过食物获得,也可自身合成。进入体内的胆碱类物质经微生物酶复合物(CutC/D、CntA/B、YeaW/X)代谢,产生初级细菌代谢产物三甲胺,三甲胺在肝脏中经过含黄素单氧化酶 3(flavin containing monooxygenase 3,FMO3)进一步代谢生成三甲胺 -N- 氧化物(trimethylamine N-oxide,TMAO)。血液中过量的 TMAO 会使泡沫细胞增多,抑制胆固醇的逆向转运,从而导致动脉粥样硬化性病变。近期研究发现,TMAO的代谢途径参与了肥胖小鼠和肥胖人群的能量代谢过程,在白色脂肪组织中发现了 FMO3,其与体重指数、腰臀比呈正相关。一项针对 15 名健康者进行的为期 2 个月不同水平的胆碱饮食干预试验发现,低胆碱饮食干预前肠道菌群与脂肪肝有关。

(5)胆汁酸:胆汁酸是胆固醇在肝脏经细胞色素 P450 氧化合成,肠道微生物将胆汁酸生物转化为未结合形式是胃肠道代谢稳态的核心。目前已知的与胆汁酸解偶联相关的肠道菌群有拟杆菌属、梭菌属、乳酸杆菌属、双歧杆菌属、李斯特菌属等。被肠道微生物生物转化的胆汁酸激活宿主肝脏、肠道以及外周组织中的胆汁酸受体,主要是与法尼醇 X 受体(farnesoid X receptor,FXR)和 G 蛋白偶联胆汁酸受体5（G protein-coupled bile acid receptor 5，TGR5）结合，影响体内葡萄糖和脂质稳态以及能量代谢。已有研究表明，FXR与TGR5受肠道菌群影响，且TGR5是主要的胆汁酸受体。一项抗生素肠道菌群干预试验发现，经过1周的万古霉素干预后，肠道革兰氏阳性菌减少，导致胆汁酸的构成改变，受试者外周胰岛素敏感性增加。

三、肠道菌群与肥胖

1. 肠道菌群与能量代谢　肥胖的本质是机体能量代谢失衡，导致过多的热量以脂肪的形式储存于体内，从而发生肥胖。肠道内的细菌不仅是食物消化所必需，而且在多方面参与机体的能量产生、转化、储存和利用，并通过调节肠道激素的表达，改变组织对能量的利用方式，从而影响机体的能量代谢。

Backhed等研究发现，即使有肥胖遗传倾向的小鼠在无菌饲养的条件下仍然能够保持纤瘦的体型，而无菌小鼠接种了来自肥胖症患者和肥胖小鼠的粪便后却可以出现食欲增加和肥胖倾向。Ridaura VK等研究发现，无菌小鼠接受了来自不对称性肥胖双胞胎小鼠的粪便后，无菌小鼠在进食量、脂肪堆积、体重增加以及粪便中SCFAs的含量都出现明显的差异。并且，纤瘦小鼠盲肠中丙酸盐和丁酸盐的含量显著高于肥胖小鼠。这也提示我们，肠道菌群对能量代谢的影响并不一定由其本身直接引起，也很有可能是通过其代谢产物抑制脂肪堆积来实现的。

肠道菌群影响宿主能量储存的机制可能有以下两个方面：

（1）肠道菌群将人体自身无法消化的多糖分解为短链脂肪酸等小分子物质，主要包括乙酸、丙酸、丁酸，为宿主提供额外能量，促进脂肪的合成和储存，尤其是乙酸，可以激活副交感神经系统并刺激胃促生长素的产生，引起过量摄食，造成肥胖。

（2）肠道菌群还具有调节宿主脂质代谢的作用，尤其是对甘油三酯水平影响较大。肠道菌群代谢产生的胆盐水解酶，将结合胆汁酸转化为次级游离胆汁酸，通过G蛋白偶联受体调节肝脏与全身脂质代谢。因此，当肠道菌群失调时，会导致胆汁酸分泌紊乱，脂肪吸收异常，能量摄入过多。另外，肠上皮细胞可产生一种脂蛋白脂酶抑制因子——禁食诱导脂肪因子（fasting-induced adipose factor，Fiaf），肠道菌群可通过抑制Fiaf基因表达，促进脂蛋白脂酶表达，从而促进脂肪细胞中甘油三酯的储存。

2. 肠道菌群介导炎症反应　肥胖是一种伴随机体产生慢性低度炎性的疾病，与传统的炎症不同，其并不出现红、热、肿、痛的症状，它是由不同炎性因子所诱导的一种非特异性全身性低水平慢性炎症。有研究表明，肥胖人群的肠道菌群数量和多样性明显降低，而引起消化道乃至整个身体发生轻度炎症的菌群占优势,导致体重增长加剧。因此,由肠道菌群介导的机体慢性炎症是肥胖的又一重要原因。

当机体肠道菌群失衡,革兰氏阴性菌的比例增加,导致脂多糖产生增多,其可透过肠壁进入体循环引起人体内毒素血症,并在肥胖及相关慢性病的发生发展中起重要作用。LPS是内毒素产生生物学效应的主要活性物质,与相应受体 CD14 形成免疫复合物并被免疫细胞表面的 TLR4 受体识别,通过系列信号传递,刺激产生多种炎性因子的表达,形成 LPS-LBP-CD14/TLR4 信号转导途径,激活 TLR4-MyD88-NFκb 信号通路,并可通过信号转导诱导炎症因子 IL-1、TNF-α、IL-6 等表达,产生非特异性慢性低度炎症,进而导致肥胖的发生,同时上述炎性因子可进入重要的代谢组织,如脂肪组织、肝脏组织和肌肉组织,引起这些代谢活跃的组织功能异常,形成恶性循环。

菌群失调或高脂饮食可抑制紧密连接蛋白(ZO-1)和闭合蛋白的编码基因表达,使肠黏膜通透性增加,损伤肠道屏障,从而促进 LPS 吸收入血,产生内毒素血症。同时,肠道菌群的改变也可激活内源性大麻素系统,该系统的激活与肥胖有密切联系,LPS 可通过与大麻素受体 1(CB1)结合,进一步增加肠道通透性,促使其吸收入血,从而加重炎症反应。

3. 肠道菌群参与的神经内分泌机制　肠道菌群可以通过神经内分泌途径与大脑进行双向调节,从而影响宿主对食物的摄取。平衡状态下的肠道菌群可以调控肠道内分泌肠肽,如胆囊收缩素(CCK)、血浆胰高血糖素样肽(GLP-1)、胃泌酸调节素(OXM)和酪酪肽(PYY)等食欲抑制激素,这些激素可以作用于下丘脑弓状核抑制神经肽 Y(NPY)/刺鼠基因相关蛋白(AgRP),并激活下丘脑神经元,从而刺激大脑产生饱腹感。而一旦肠道内菌群失衡,肠道内分泌肠肽数量减少,无法刺激下丘脑产生饱腹感,则会导致能量摄入过多引发肥胖。

肠道菌群可以将宿主未消化的糖类与蛋白质酵解为 SCFAs。SCFAs 除作为能量的来源外(约占人体能量吸收的 10%)也可以激活肠表面 G 蛋白偶联受体 GPR41、GPR43,促进 GLP-1 和 PYY 分泌,其中 GLP-1 通过促进胰岛 β 细胞分泌胰岛素,降低胰高血糖素的分泌,同时作用于中枢神经系统,使机体产生饱腹感,具有抑制食欲的作用。PYY 可减少肠道蠕动,延长食物摄取时间,增强饱腹感,从而减少进食。因此,补充膳食纤维增加盲肠中短链脂肪酸的量以及提高血浆 PYY 和 GLP-1 的水平,可增加饱腹感,减少能量摄入,从而减轻肥胖。同时,SCFAs 与肠道 L 细胞表面的 GPR43 结合,激活 Treg 细胞,上调 Foxp3 和IL-10 的表达,具有抑制炎症反应的作用;并通过下调内源性大麻素系统改善肠道通透性,降低血浆 LPS 水平,维持肠道菌群和能量稳态,改善代谢。

有研究指出,摄入高热量食物后肠道内产生的乙酸盐是导致肥胖的关键因素。乙酸盐可经血液循环通过血脑屏障进入大脑及神经中枢,激活副交感神经系统促使血糖升高,诱导胰岛 β 细胞大量分泌胰岛素,导致机体储存能量;同时促进胃释放胃促生长素(ghrelin),ghrelin 的大量释放,产生饥饿感,引发进食行为。而相应人群研究结果表明,增加益生元的摄入,可以增加肠道内长双歧杆菌、伪双歧杆菌的数量,降低粪便中 SCFAs 总量及乙酸盐量,同时降低血清 LPS水平,降低机体炎症水平。该肠道菌群 - 大脑 - 胰岛 β 细胞轴为觅食动物在短时间摄入大量热量提供了可能,然而在高热量食物流行的今天,却促进了肥胖及其相关并发症如高脂血症、脂肪肝和胰岛素抵抗的发生。而当人体摄入益生元后,肠道益生菌则可以生成丁酸盐,其参与肠道激素的释放过程,从而减少脂肪囤积以及血糖的升高。同时丁酸盐也具有降低炎症水平、维持免疫平衡的功效。与较瘦的健康者比较,肥胖及超重者粪便中发现了更多的乙酸盐及 SCFAs,也印证了菌群代谢物在神经内分泌中的调控作用。因此,营养因素与肠道微生物群之间的相互作用,及其引发的副交感神经激活为肥胖及代谢性疾病的预防与治疗提供了新的思路。

综上,以肠道菌群作为新靶点,通过能量调节、炎症、肠道内分泌等多种途径影响机体能量吸收与消耗的平衡状态。因此,进一步探索肠道菌群影响肥胖的机制将成为今后肥胖发病机制研究的新方向,可为预防、治疗肥胖等代谢性疾病提供新的"个体化"理念和更为安全有效的途径。

第二节　肥胖的能量代谢

一、人体能量消耗

人体能量消耗包括基础代谢、体力活动和食物热效应,还包括特殊人群的其他消耗,如未成年人的生长发育需要、孕期和哺乳期的额外需要、创伤患者的康复需要等。在个体差异的基础上,成年人能量消耗可以进行测量或评估。基础代谢约占人体总能量消耗的 65%~70%,体力活动约占总能量消耗的 15%~30%,食物热效应约占 10%,正常人这三者的比例大致固定,但是肥胖或者疾病状态下会有一些变化。

1. **基础代谢和静息能量消耗**　基础代谢指人体在安静和恒温条件下(18~25℃),禁食 12 小时后,静卧、放松且清醒时的能量消耗。基础代谢是维持机体生命活动的最低能量消耗,单位时间内的基础代谢称为基础代谢率(basal metabolism rate,BMR)。BMR 检测比较复杂,静息能量消耗(resting energy expenditure,REE)是在温度适宜和安静休息状态下的能量消耗,非禁食状态,故比 BMR 稍高,但差值较小,一般小于 10%。

影响基础代谢率的因素有很多,包括:①身高、体重和人体构成,体表面积越大,通过体表散热就越多,基础代谢能量消耗也随之增加,去脂体重的耗能占基础代谢的 70%~80%,去脂体重与基础代谢呈正相关;②年龄和性别,女性的肌肉量少、脂肪量多,基础代谢率较男性低,而孕期和哺乳期时升高,老年人基础代谢显著低于年轻人;③激素水平,甲状腺素可以增加几乎所有细胞的新陈代谢从而增加基础代谢,肾上腺素可以使交感神经系统兴奋、心率加快,增加基础代谢率;④气候和温度,在适宜的环境中,基础代谢会降低,而过高和过低温度时基础代谢会增加,寒冷时的能量消耗更大;⑤其他:咖啡因、尼古丁和酒精等导致机体兴奋性升高,也会提高基础代谢率。

2. **食物热效应**　食物热效应(thermic effect of food,TEF)也称食物特殊动力作用,是指因进食而导致的能量额外消耗,在人体进食过程中,营养素的消化、吸收、代谢和转化需要消耗额外的能量,并同时致体温升高和能量散发。不同食物的热效应不同,脂肪的食物热效应最低为 4%~5%,糖类为 5%~6%,蛋白质为30%,混合性食物占比为 10%。

3. **体力活动消耗**　除了基础代谢和食物热效应,体力活动(physical activity,PA)所消耗的能量占人体总耗能的 15%~30%,活动量大者占比更高。无论是锻炼还是日常工作,体力活动均消耗能量。体力活动消耗的个体差异巨大,依赖于身材和运动习惯的效率,长期久坐的人活动消耗显著减少;与人体肌肉量明显相关,肌肉量大的人活动消耗也越大。在估计能量需求时,可将体力活动分为轻度、中度和重度,并赋予不同的能量系数。

二、能量代谢的测定方法

根据能量守恒定律,机体消耗的能量应等于产生的热能和所做的外功之和。若机体在某一段时间内不做外功,那么所消耗的能量就等于单位时间内产生的热能。由于人的体温是恒定的,因此单位时间的产热量应等于向外界散发的总热量,所以测定机体在一定时间内散发的总热量,便可获得机体的能量代谢率。当前能量代谢率的测定方法主要有以下几种:

1. **直接测热法**　直接测热法可能是唯一的用非常专业和昂贵的设备测量能量的方法。将被测者置于特殊的检测环境中,收集被测者在一定时间内(通过辐射、传导、对流及蒸发 4 个方面)发散的总热量,然后换算成单位时间的代谢量,即能量代谢率。但该方法受测试条件的限制,主要用于研究肥胖和内分泌系统障碍等。

2. **气体代谢法(间接测热法)**　间接测热法因其较直接测热法容易,又较公式法准确,是近年来广受关注的测量能量代谢的方法。其原理是根据三大产能营养素在产能时所消耗的氧气和产生的二氧化碳间存在的定比关系,在特定条件下、一定时间内通过测量耗氧量和二氧化碳生成量来计算能量消耗。近年来出现的气体代谢分析仪所用的分析系统是目前国际通用的一种无创间接测热法系统,已被广泛应用于实验和临床研究。

3. **双标水法**　双标水法被认为是确定人类能量需求和能量平衡的金标准。该方法最初在 1982 年应用于人类,是基于从身体的氢化和氧化代谢率的差异估计 CO_2 产生的原则。一定剂量的水并用重水(^2H_2O)和氧 -18($H_2^{18}O$)标记,称作双标水,重水以水的形态从机体排出;氧 -18 以水和二氧化碳的形态排出,两个代谢率之间的差异可测量产生的 CO_2,通过呼吸商和 CO_2 生产率计算氧的消耗率,再用经典 Weir 公式计算出平均能量消耗。双标水法的准确度和精确度最高,但费用高、检测条件苛刻,实际应用极少。

4. **公式估算法**　通过与间接测热法等结果进行验证,多个公式被用来估算 BMR,地区差异很大。近年来,Harris-Benedict 公式因简便实用在世界范围内广泛应用:

男性基础代谢 = 66+13.7×体重(kg)+5.0×身高(cm)−6.8×年龄(岁)

女性基础代谢 = 655+9.5×体重(kg)+1.8×身高(cm)−4.7×年龄(岁)

根据已有的资料显示,Harris-Benedict 公式在正常体重或肥胖个体计算 REE 时,会高估 7%~27%。

5. **其他方法**　调查记录法,采用体力活动问卷(PAQs)是获得有关个人活动水平信息的最简单、最经济的工具,由此计算体力活动能量消耗。同样的,采用计步器、加速度计、心率计等电子工具可以更加方便地收集佩戴者体力活动水平数据,再根据一定的公式估算能量消耗。

三、肥胖者的能量代谢

1. **肥胖者的能量代谢特点**　肥胖发生的关键原因是能量失衡,即能量消耗小于能量摄入,多余的能量储存为脂肪。因此,困扰众多肥胖患者的问题是如何提高自身的基础代谢和能量消耗,以利于减少脂肪。一般来说,肥胖者的体重和体脂率高,瘦体重比例虽低,但瘦体重的绝对值一般也大于正常人和消瘦者,因此根据能量消耗公式,肥胖者的基础代谢率更高,能量消耗的仪器测定值也符合这一结论,而体力活动消耗则与生活习惯密切相关。

肥胖是因为基础代谢率过低导致的吗? 部分病理性肥胖可能是基础代谢率低导致,比如甲状腺功能减低患者通常会因基础代谢率较低而导致肥胖。生理性肥胖的影响因素有很多,体力活动不足和摄入过量是主要原因,基础代谢率的差异则不是关键,其受身高、体重、腰围、体表面积、脂肪组织和瘦体重等因素影响,低代谢率者可以通过减少摄入来维持能量平衡,所以低基础代谢率并不意味着肥胖。有研究显示,超重肥胖者的脂肪量与基础代谢率呈负相关,即脂肪量越多,基础代谢率越低,但是相关研究较少。因此,低基础代谢率并不是肥胖的主要因素,在相同性别、年龄、环境和健康状况的条件下,肥胖者的体重尤其是瘦体重较大时,基础代谢率反而会更高。

2. 肥胖者能量代谢的影响因素 对肥胖者来说,影响能量代谢的关键因素是瘦体重和体力活动。日本一项调查研究了 81 名日本在役男运动员瘦体重与基础代谢率的关系,运动项目包括有氧耐力、力量、球类运动,结果发现,在有氧耐力和力量项目中,瘦体重是影响 BMR 的主要因素。由于 Harris-Benedict 公式采用的是总体重来预测 BMR,当脂肪比例过高时并不准确,建议采用 Katch-McArdle 公式:BMR=370+21.6× 瘦体重(kg),以排除脂肪量过高的误差。

体力活动即运动直接增加肥胖者的能量消耗,进行身体活动时,人体的反应包括心跳和呼吸加快、循环血量增加、代谢和产热加速等,这些反应是身体活动产生健康效益的生理基础。身体活动对健康的影响取决于它的方式、强度、时间、频度和重量。根据代谢方式的不同,能量供应可分为磷酸供能系统、乳酸供能系统和有氧氧化供能系统,各能量系统或多或少都参与了供能,都占有一定的比例,由于各项目的运动特点不同,往往以一个供能系统为主。有氧运动是指躯干、四肢等大肌肉群参与为主的、有节律、时间较长、能够维持在一个稳定状态的身体活动(如长跑、步行、骑车、游泳等)。这类活动形式需要氧气参与能量供应,以有氧代谢为主要供能途径,也叫耐力运动。无氧运动是指肌肉在“缺氧”的状态下高速剧烈运动。无氧运动大部分是负荷强度高、瞬间性强的运动,所以很难持续较长时间,而且疲劳消除的时间也慢。由于速度过快及爆发力过猛,人体内的糖分来不及经过氧气分解,而不得不依靠“无氧供能”。较长时间的中等强度以上运动,脂肪才会参与供能并作为主要供能物质,身体成分才会得到改善。有文献报道,长期坚持每周 200~300 分钟、中等强度有氧运动,能显著提高机体的基础代谢率。另外,高心肺功能指数的人群具有更高的静息能量代谢率,中、高心肺功能指数人群比低心肺功能指数人群的静息能量代谢率分别高出 39.7kcal/d 和 59.9kcal/d(1kcal=4.184kJ)。对于肥胖者来说,运动除了直接增加能量消耗,也会通过增加肌肉量,进一步提高基础代谢率。

第三节 肥胖的碳水化合物与脂肪代谢

一、肥胖的碳水化合物代谢

1. 肥胖与碳水化合物代谢改变 代谢紊乱是肥胖者最主要的病理生理改变之一,也是许多慢性病的主要危险因素。肥胖者血液中游离脂肪酸(free fatty acid,FFA)升高是肥胖相关代谢紊乱的一个中心事件,脂肪细胞功能失调导致 FFAs 不能及时氧化,过量的 FFAs 通过门脉循环直接进入肝脏,导致肝脏脂肪生成、糖异生和胰岛素抵抗（insulin resistance，IR）增加；相反地，脂肪细胞的 IR 状态并不能很好地抑制脂肪分解过程，从而增加游离脂肪的分泌。另外，血液循环中瘦素水平升高，脂联素水平降低，反映了进行性 IR 的代谢特征。

体内代谢过程中 3- 磷酸甘油脱氢酶（glycerol-3-phosphate dehydrogenase，GPDH）参与脂肪酸的酯化过程，甘油醛 -3- 磷酸脱氢酶（glyceraldehyde-3-phosphate dehydrogenase，GAPDH）则是糖代谢生成脂质合成底物的关键酶。这些酶受膳食成分、体内激素状态等调节，当高糖及高饱和脂肪膳食时，血浆中胰岛素水平升高具有促进酶基因表达的作用，而胰高血糖素对其则具有抑制功能。体外细胞培养发现，肥胖大鼠脂肪细胞中这些酶基因的表达较非肥胖大鼠显著增强，说明遗传相关的这些酶基因表达异常是脂肪过量堆积的原因之一。

2. 肥胖与胰岛素抵抗　研究表明，人群的胰岛素敏感性差异很大，但是 IR 常常和肥胖者有关，尤其是腹部脂肪量增加明显的患者。由于 IR 在超级肥胖者（BMI>40kg/m²）中非常普遍，一些研究者指出，IR 可能是对肥胖的一种适应性反应，可限制进一步脂肪沉积。特定器官或组织的抗胰岛素性不同可能是造成局部脂肪堆积的原因。

肥胖相关的 IR，首先被认为是由于受体亲和力降低或受体数量减少而产生的，随后在靶器官，如肝脏、脂肪组织和骨骼肌中造成胰岛素信号级联缺陷。另一个与 IR 有关的中心机制是在 IR 水平上的低度炎症，特别是一些细胞因子，如肿瘤坏死因子 -α 诱导增加甘油三酯（triglyceride，TG）水解和受损的基因表达参与胰岛素信号和脂肪细胞的分化。

经典公认的高胰岛素血症钳夹技术，通过改变葡萄糖输注速率 / 量来维持恒定的血糖水平，以平衡恒定的高胰岛素血症的生物学效应，葡萄糖需要量是胰岛素敏感性的一个指标，反之，则是 IR 的一个指标。研究表明，骨骼肌中的 IR 是肥胖的一个特征。在诱导的高胰岛素浓度下，骨骼肌可能占全身静脉输送葡萄糖总量的 70%~90%，肝脏、肠道和脂肪组织只占葡萄糖摄取非常小的比例。全身 IR 主要反映的是肌肉 IR 与过多的脂肪沉积明显相关，并已被证明是预测 2 型糖尿病发病的最早特征。

事实上，身体脂肪的集中积累与 IR 有关，IR 状态下会出现一系列血糖代谢异常，骨骼肌对糖的氧化清除障碍，糖原合成能力低下；脂肪组织和肝脏对糖摄取增多，均可引起脂质合成增加。其次，IR 使脂质氧化过程增强，导致 FFAs 的过量释放，因此，IR 又加剧了脂代谢紊乱。

3. 肥胖与高胰岛素血症　进食热量过多、糖量过多及体力活动过少是产生肥胖的重要原因。这三者均可引起胰岛素分泌增加，产生高胰岛素血症。高胰岛素血症是肥胖的重要特征。胰岛素分泌过多是形成肥胖的重要原因。一项研究的研究对象体重平均超过标准体重的 31.5%，说明摄入热量（主要是糖类食物)超过了机体消耗,而且糖负荷后有持续时间较长的高胰岛素血症,一天中有相当长时间是处于高胰岛素状态。在升高胰岛素的刺激下,肝脏利用各种底物,主要是糖合成脂肪的作用增强,合成及释放极低密度脂蛋白胆固醇(very low density lipoprotein cholesterol,VLDL)增加,使血 VLDL 升高,TG 含量增加。脂肪组织在高胰岛素血作用下脂肪细胞增生,甘油三酯的合成及储存增加,脂肪细胞体积增大,使体重增加,导致肥胖。肌肉组织在高胰岛素血的作用下,摄取和利用血糖增加。持续的高胰岛素血症存在,某些靶组织如肌肉,成纤维细胞对胰岛素的敏感性降低,这些组织摄取和氧化利用血糖减少,致使进食后血糖下降时间延长,葡萄糖耐量降低。但随着糖耐量显著下降及高胰岛素血症发展,糖负荷后血中 FFAs 水平显著下降,说明脂肪组织对糖及胰岛素的反应已属正常,已进入肥胖的稳定期,此时肌肉等靶组织对胰岛素也发生抵抗。

研究数据还表明,骨骼肌 IR 先于肝脏 IR,餐后肝脏 TG 合成的增加使 IR 的人更容易发生非酒精性脂肪性肝病(nonalcoholic fatty liver disease,NAFLD)。有学者发现,肥胖人群中胃饥饿素水平降低,其血液水平与 IR 程度和高胰岛素血症均呈负相关,且 IR 和高胰岛素血症对胃饥饿素水平的影响不依赖于 BMI。

二、肥胖的脂肪代谢

1. **肥胖与脂质代谢改变**　肥胖是发生血脂代谢异常的重要影响因素。在肥胖人群中,其脂质代谢的特点表现为脂质代谢紊乱,即机体组织对 FFAs 的动员和利用减少,血浆 FFAs 含量升高、聚集,血脂容量增高,胆固醇、TG、总脂等血脂成分普遍增高。研究显示,体重每增加 10%,血浆胆固醇就相应增加0.3mmol/L,超重者发生高胆固醇血症的相对危险是非超重者的 1.5~2 倍,肥胖人群中血浆胆固醇水平在 5.2mmol/L 以上的占比 55.8%。有研究结果证实,肥胖儿童青少年的血脂异常表现与成年人相同。经过解剖学观察到,在生命早期阶段,具有代谢综合征症状越多的个体发生动脉粥样硬化损伤的程度也越严重。

肥胖相关血脂异常是心血管疾病公认的危险因素,部分原因与上述机制相同。其特征是血浆中 FFAs 和 TG 水平升高,高密度脂蛋白胆固醇(high density liptein cholerol,HDL-c)水平降低,低密度脂蛋白胆固醇(low density lipoprotein cholesterol,LDL-c)水平发生改变。血脂异常发生的原动力是脂肪细胞不受控制地释放 FFAs,这种释放是由受损的脂肪细胞和局部促炎环境引起的。如上所述,FFAs 通过门静脉到达肝脏,促进 VLDL 的合成,进而抑制乳糜微粒脂解,引起高 TG 血症。高 TG 血症是造成在 VLDL(富含 TG)和 LDL-c/HDL-c(富含胆固醇酯)之间发生甘油三酸酯交换的原因。这导致 HDL-c 水平下降,形成小而致密的低密度脂蛋白胆固醇,这是心血管疾病的相关危险因素。在肥胖患者中观察到的 IR 和全身炎症状态,以及 FFAs 血浆水平的升高,反映了类似的肝脏代谢改变,肝脏会产生 IR,分泌促炎细胞因子,并储存循环中的 FFAs。以上代谢改变会导致 NAFLD,其定义为肝脏脂肪含量超过总肝脏体积或重量的 5%。在 NAFLD 中,肝脏增加糖异生,尽管血浆葡萄糖水平高,但会释放更多 FFAs 产生的 VLDL,导致高 TG 血症,增加肝脏细胞因子和血栓因子的分泌。另外,不仅仅是肝脏脂肪的增长,其他的内脏器官也会触发脂肪堆积,最终导致病理改变。

2. **脂肪细胞** 脂肪组织拥有一种非凡的迅速改变其大小的能力,这种能力通过两种主要的生长机制产生:细胞大小减少(肥大)和细胞数量增加(增生)。从最近的研究来看,这两种机制似乎在成人脂肪组织中共存,即使从既往的观察来看,脂肪细胞数量在儿童和成年早期之间变得固定,成人脂肪组织的特殊人群研究显示,脂肪细胞的大小与高胰岛素血症和糖耐量障碍呈正相关。非糖尿病患者的皮下脂肪组织(subcutaneus adipose tissue,SAT)和内脏脂肪组织(visceral adipose tissue,VAT)与糖尿病肥胖患者相比脂肪细胞更小。与 SAT 相比,VAT 表现出有限的组织可塑性潜能,主要通过肥大生长。肥胖受试者的内脏脂肪积累与异位脂质沉积相关,这可能是由细胞存储容量超标和细胞生长障碍介导的。这种异位沉积主要发生在肝脏和骨骼肌,与 IR 和糖尿病的发生有关,与其他肥胖相关疾病也有关系。此外,可能涉及心肌、心包、胰腺、大脑和几个周围器官,介导脂肪对靶细胞的毒性作用,如细胞功能障碍和细胞死亡。在肥胖者中观察到的心血管疾病风险增加不仅来自于代谢性疾病的间接影响,还来自于局部直接的脂肪病和致动脉粥样硬化机制。

3. **脂蛋白脂肪酶** 肥胖的发生、脂肪的过量储积亦与脂肪组织、肝脏及骨骼肌等局部组织中多种酶的缺陷或功能障碍有关。已证实脂肪细胞几种酶直接参与局部组织脂肪的代谢过程:脂蛋白脂肪酶(lipoprtein lipase,LPL)的功能是控制调节外源性脂肪酸进入脂肪细胞,脂肪酸合成酶和苯丁二酰酶具有催化以乙酰辅酶 A 为原料合成脂肪酸的功能。骨骼肌是人体脂质和糖被氧化利用的主要场所,正常人空腹状态下骨骼肌所需能量的 80% 来自脂肪酸的氧化,主要靠脂蛋白脂酶调节。肥胖状态下骨骼肌中此酶活性低下,脂肪酸氧化减少,使得大量脂肪向脂肪组织中转移贮存。另外,肥胖时骨骼肌中还存在肉碱软酯酰转移酶的遗传性缺陷,其作为长链乙酰辅酶 A 酯化转移到线粒体的限速酶,功能是促进骨骼肌对脂肪酸的摄取利用。因此,肥胖对脂肪酸的摄取利用减少使内源性脂肪合成增加,进而引起脂肪堆积。肥胖时血浆 TG 水平升高除与外源性脂肪摄入增多有关外,机体本身的遗传易感性亦起着重要作用,血浆 LPL 是水解 TG 的关键酶,肥胖状态下此酶基因存在多态性,同时此酶激活剂水平低下,两种因素使得 LPL 功能活性降低,最终导致 TG 水解减慢。另外,肝脏内源性 TG 合成增加及餐后脂肪组织细胞上的 LPL 不能正常地被激活,导致富含 TG

的脂蛋白清除障碍亦参与了高甘油三酯血症的发生。

（张 坚 赵文华 梁 惠 杨勤兵 谢雯霓）

参考文献

［1］ 杨月欣，葛可佑，中国营养科学全书 [M]. 2 版 北京：人民卫生出版社，2019.

［2］ 房红芸，翟屹，赵丽云，等 . 中国 6~17 岁儿童青少年超重肥胖流行特征 [J]. 中华流行病学杂志，2018, 39 (6): 724-727.

［3］ Collaboration NCDRF (2019) Rising rural body-mass index is the main driver of the global obesity epidemic in adults [J]. Nature, 569 (2019): 260-264.

［4］ NCD Risk Factor Collaboration. Worldwide trends in body-mass index, underweight, overweight, and obesity from 1975 to 2016: a pooled analysis of 2416 population-based measurement studies in 128. 9 million children, adolescents, and adults [J]. Lancet, 2017, 390 (10113): 2627-2642.

［5］ FORD ES, MAYNARD LM, LI C. Trends in mean waist circumference and abdominal obesity among US adults, 1999-2012 [J]. JAMA, 2014, 312 (11): 1151-1153.

［6］ XI B, LIANG Y, HE T, et al. Secular trends in the prevalence of general and abdominal obesity among Chinese adults, 1993-2009 [J]. Obes Rev, 2012, 13 (3): 287-296.

［7］ YONGJIE CHEN, QIN PENG, YU YANG, et al. The prevalence and increasing trends of overweight, general obesity, and abdominal obesity among Chinese adults: a repeated cross-sectional study [J]. BMC Public Health, 2019 (19) : 1293. doi: 10. 1186/s12889-019-7633-0.

［8］ LAUBY-SECRETAN B, SCOCCIANTI C, LOOMIS D, et al. Body fatness and cancer-viewpoint of the IARC Working Group [J]. N Engl J Med. 2016; 375 (20): 794-798.

［9］ WORLD CANCER RESEARCH FUND/AMERICAN INSTITUTE FOR CANCER RESEARCH. Continuous Update Project Report 2018. Body Fatness and Weight Gain and the Risk of Cancer. London, UK: World Cancer Research Fund International; 2018. wcrf. org/sites/default/files/Body fatness-and-weight-gain. pdf. Accessed July 1, 2018.

［10］ KITAHARA CM, BERNDT SI, GONZALEZ AD, et al. Prospective investigation of body mass index, colorectal adenoma, and colorectal cancer in the prostate, lung, colorectal, and ovarian cancer screening trial [J]. J Clin Oncol, 2013, 31 (19): 2450-2459.

［11］ NGUYEN NT, VARELA JE. Bariatric surgery for obesity and metabolic disorders: state of the art [J]. Nat Rev Gastroenterol Hepatol, 2017 Mar, 14 (3): 160-169.

［12］ JOHN W. Gregor. Prevention of Obesity and Metabolic Syndrome in Children [J]. 2019(10): 669. doi: 10. 3389/fendo. 2019. 00669.

［13］ BAUER PV, HAMR SC, DUCA FA. Regulation of energy balance by a gut-brain axis and involvement of the gut microbiota [J]. Cell Mol Life Sci, 2016, 73 (4): 737-755.

［14］ GRACIE DJ, GUTHRIE EA, HAMLIN PJ,. et al. Bi-directionality of Brain-Gut Interactions in Patients With Inflammatory Bowel Disease [J]. Gastroenterology, 2018, 154 (6): 1635-1646. e3.

［15］ SHARON G, SAMPSON TR, GESCHWIND DH, et al. The Central Nervous System and the Gut Microbiome [J]. Cell, 2016, 167 (4): 915-932.

[16] ARON-WISNEWSKY J, CLÉMENT K. The gut microbiome, diet, and links to cardiometa-bolic and chronic disorders [J]. Nat Rev Nephrol, 2016, 12 (3): 169-181.

[17] WAHLSTRÖM A, SAYIN SI, MARSCHALL HU, et al. Intestinal Crosstalk between Bile Acids and Microbiota and Its Impact on Host Metabolism [J]. Cell Metab, 2016, 24 (1): 41-50.

[18] NAGPAL R, KUMAR M, YADAV AK, et al. Gut microbiota in health and disease: an over-view focused on metabolic inflammation [J]. Benef Microbes, 2016, 7 (2): 181-194.

[19] HE M, SHI B. Gut microbiota as a potential target of metabolic syndrome: the role of probi-otics and prebiotics [J]. Cell Biosci, 2017(7): 54.

[20] PERRY RJ, PENG L, BARRY NA, et al. Acetate mediates a microbiome-brain-β-cell axis to promote metabolic syndrome [J]. Nature, 2016, 534 (7606): 213-217.

[21] YAN Y LAM, ERIC RAVUSSIN. Analysis of Energy Metabolism in Humans: A Review of Methodologies [J]. Mol Metab, 2016, 5 (11): 1057-1071.

[22] CARNEIRO IP, ELLIOTT SA, SIERVO M, et al. Is Obesity Associated with Altered Energy Expenditure?[J]. Adv Nutr, 2016, 7 (3): 476-487.

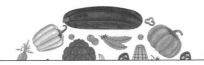

第三章
肥胖症与肥胖相关疾病

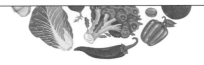

　　世界各国的流行病学调查显示,肥胖不仅仅影响外表形象,更是心脑血管疾病、糖尿病和肿瘤等绝大多数慢性病的重要危险因素,甚至与各种慢性病都具有共同的病理生理基础。2016年美国临床内分泌协会(AACE)首次提出将肥胖症更名为肥胖相关慢性疾病(adiposity-based chronic disease,ABCD),将肥胖概念化为一种慢性疾病状态并导致以肥胖为特征的多种并发疾病,包含一个特定的医学诊断术语,反映了以肥胖为基础的包含心血管疾病、内分泌代谢性疾病、肿瘤等多种疾病的病理生理过程。

第一节　肥胖症与心血管疾病

一、概述

　　心血管疾病包括心脏和血管疾病,是世界范围内居民致残致死的最主要原因,严重威胁人类健康。2016年我国城乡居民死亡构成比中,心血管疾病居首位,占全部死因的40%以上,高于肿瘤以及其他疾病。《中国心血管病报告2018》显示,我国心血管疾病患病率处于持续上升阶段,估计心血管疾病现患人数2.9亿,其中脑卒中1 300万,冠心病1 100万,高血压2.45亿。如何降低心血管疾病的发病率、致残率和死亡率已成为大家共同关注的焦点。

　　流行病学资料显示,肥胖既是心血管疾病的危险因素,又会促进多重心血管代谢危险因素的聚集,加重心脑血管损害。中国24万成年人横断面调查资料显示,肥胖者中90%以上患有高血压及糖脂代谢紊乱;腹型肥胖者发生高血压的风险是腰围正常者的4倍多。2013年美国成年人肥胖和超重管理指南指出,体重减轻3%~5%可使血糖、甘油三酯等指标降低;体重减轻≥5%可降低高血压、冠心病、糖尿病等肥胖相关疾病的发生风险。因此,控制肥胖症对降低心血管疾病的发病率具有重大意义。

在社会老龄化和城市化进程的加快,以及肥胖和肥胖相关疾病患病率不断增长的背景下,我国面临心血管疾病发病率和死亡率快速增长的严峻形势,必将给我国居民健康造成严重威胁并给社会带来沉重的疾病负担。根据我国国情,积极开展心血管疾病的预防和治疗,对维护我国居民健康、维持经济的发展十分重要。

二、病理生理改变

1. **高血压病**　肥胖导致高血压的机制复杂,交感神经亢进、肾素 - 血管紧张素 - 醛固酮系统激活、血管内皮功能异常及胰岛素抵抗等均发挥了重要作用。主要的病理生理机制涉及交感神经系统和肾素 - 血管紧张素 - 醛固酮系统激活、心输出量增加、水钠潴留和血容量增加、胰岛素抵抗、脂肪因子失衡以及睡眠呼吸暂停综合征等,这些因素通过不同方式作用于心血管系统,导致血压升高。高血压病的主要病理改变为动脉的病变和左心室的肥厚。

2. **冠心病**　冠心病的主要病因是冠状动脉粥样硬化使管腔阻塞或狭窄,部分合并冠状动脉痉挛,致使心肌缺血、缺氧。肥胖是一种多因素慢性疾病,其特征是皮下和内脏脂肪堆积,在动脉粥样硬化的发生和发展过程中起着重要作用。肥胖致动脉粥样硬化的机制包括胰岛素抵抗、脂质代谢异常、脂肪因子失衡、氧化应激、免疫炎症反应、内皮功能障碍、自噬功能受损和肠道微生态变化等,这些都被认为与动脉粥样硬化有关。

3. **脑卒中**　肥胖是脑卒中的独立危险因素。肥胖患者处于慢性轻度炎症状态,可引发氧化应激,胰岛素抵抗,血糖、血脂、血压等代谢紊乱和血管内皮功能异常等,促使脑血管事件的发生。另外,肥胖患者易伴有睡眠呼吸暂停综合征和高同型半胱氨酸血症等,也是脑卒中发生的危险因素。

三、临床表现

1. **高血压病**　肥胖与高血压常合并存在。大多数高血压病患者起病隐匿,症状缺如或不明显,往往在体检或因其他疾病就诊时被发现。部分患者可出现头晕、头痛、心悸、颈部搏动感,有的患者表现为神经症状如耳鸣、情绪易波动、注意力不集中、失眠等。病程初期血压呈波动性,可暂时性升高,血压暂时性升高与情绪激动、紧张焦虑及剧烈运动有关,休息或去除诱因后血压便可下降至正常水平。随着病程迁延,血压逐渐表现为持久性升高,精神情绪变化虽可使血压进一步升高,但去除诱因并不能使之恢复正常。病程后期可出现心、脑、肾等靶器官受损,从而出现相应的靶器官受损症状。

2. **冠心病** 根据冠状动脉病变的部位、供血范围、管径狭窄程度以及心肌供血不足发展速度的不同,其临床特点也不同。大部分患者在早期没有临床症状,随着病情加重,会出现相应的症状。最常见的症状为心绞痛和呼吸短促。心绞痛常因体力活动、情绪激动等诱发,表现为突发心前区疼痛,多为窒息样痛或压榨痛,疼痛从胸骨后或心前区开始,向上放射至左上肢尺侧面,也可放射至下颌部,往往经休息或含服硝酸甘油后缓解。部分患者的症状并不典型,仅表现为心前区不适、心悸或乏力,或以胃肠道症状为主。发生心肌梗死时胸痛剧烈,持续时间长,硝酸甘油不能缓解,并可伴有恶心、呕吐、出汗、发热,甚至发绀、血压下降、休克和心衰。

3. **脑卒中** 不同类型的脑卒中,其临床表现也各异。临床一般表现为突然发病,迅速出现局限性或弥漫性脑功能缺失征象,如出现语言、视力、步态或理解能力等的改变,或者突发的严重头痛。最常见症状为一侧脸部麻木或口角歪斜,说话不清或理解困难,双眼向一侧凝视,或一侧肢体(伴或不伴面部)突然感到无力、笨拙、沉重或麻木。其他症状包括突然发生口眼歪斜、半身不遂;单眼或双眼视物困难;步态不稳、眩晕、失去平衡或协调能力;既往少见的剧烈头痛、呕吐;意识模糊或抽搐等。

四、治疗及预后

1. **生活方式干预** 合理膳食、适度体力活动、改变不良生活方式、控制体重不但可以减少心血管疾病的发生,还可以对已发生心血管疾病的患者起到改善预后作用。在饮食上提倡清淡,多食用富含维生素和膳食纤维的食物,限制蔗糖及含糖食物摄入。运动坚持适度、有恒、有序的原则,选择长期有规律、循序渐进的运动方式。戒烟、限酒、减轻精神压力和保持心理平衡也是生活方式干预的重要组成部分。

2. **药物治疗**

(1)高血压病:基本降压药物有 5 类,利尿剂、β 受体阻滞剂、钙通道阻滞剂(CCB)、血管紧张素转换酶抑制剂(ACEI)和血管紧张素受体拮抗剂(ARB)。研究表明,ACEI 和 ARB 不仅具有良好的降压作用,还可改善胰岛素抵抗、改善糖代谢、减轻脂肪病变,可作为高血压合并肥胖的一线用药。钙通道阻滞剂(CCB)对糖脂代谢无不良影响,但无明显减重作用,可作为高血压合并肥胖的联合用药。利尿剂可减轻水钠潴留和容量负荷,但长期大量使用可引起低血钾、高尿酸血症和糖耐量异常,因此,利尿剂可小剂量联合使用。β 受体阻滞剂可拮抗交感神经系统激活,但长期大量使用可能对糖脂代谢产生不良影响,因此,只有合并心肌梗死、心力衰竭或明显交感神经亢进时可考虑应用。

(2)冠心病:药物治疗是冠心病病情控制的基础。在选择救治药物时首先考虑预防心肌梗死和死亡,其次是减少心肌缺血、缓解症状和改善生活质量。药物主要包括抗血小板治疗、抗凝、抗心肌缺血治疗等。此外,还应积极处理心血管危险因素,包括控制血压、调脂治疗、血糖处理、肥胖管理等。药物治疗后仍持续有心肌缺血发作者,应行冠状动脉造影以明确病变的严重程度,并考虑进行血运重建手术治疗。

（3）脑卒中:脑卒中可分为出血性脑卒中和缺血性脑卒中,不同类型的脑卒中,其治疗方式不同。对其特异性的治疗包括溶栓、抗血小板治疗、早期抗凝和神经保护等,非特异性的治疗包括降压治疗、调脂治疗、血糖处理、脑水肿和颅内高压管理等。由于脑卒中缺乏有效的治疗手段,目前认为预防是最好的措施,其中肥胖、高血压、高血糖、血脂异常等是导致脑卒中的重要可控危险因素,因此,肥胖等危险因素控制对预防脑卒中发病和复发尤为重要。

（4）减肥药物:对生活方式干预无效的肥胖患者,可考虑使用减肥药物及一些可减轻体重的降糖药物。由于多数减肥药物具有不同程度的神经及心血管系统不良反应,因此,对于合并心血管疾病的肥胖患者应在专科医师指导下合理使用,避免发生不良反应。

3. **手术治疗**　作为心血管疾病的可控危险因素之一,肥胖症已成为全世界公共卫生问题,需要及时干预和治疗。当通过饮食、运动、药物等综合措施达不到减肥目标时,可选用外科手术治疗肥胖症。外科手术不但可以发挥减肥作用,还能改善血糖、血脂、血压等心血管疾病的可控危险因素,是改善心血管疾病预后的重要手段。经皮肾动脉交感神经消融术主要用于治疗难治性高血压。冠心病患者手术治疗主要是为了冠状动脉血运重建,包括经皮冠脉介入治疗和冠脉搭桥术。

第二节　肥胖症与代谢性疾病

一、概述

新陈代谢是人体生命活动的基本形式,包括合成代谢和分解代谢两个过程。营养物质在体内合成和分解代谢过程中的任一环节出现异常,都可能造成疾病,称为代谢性疾病。常见的代谢性疾病有肥胖症、糖尿病、痛风、脂代谢异常和代谢综合征等。

肥胖与代谢性疾病关系密切,常常形影相随。2010年中国糖尿病流行病学调查数据显示,超重与肥胖人群2型糖尿病的患病率分别为12.8%和18.5%,且随着BMI的增加,患病率也逐渐升高。在糖尿病患者中,超重、肥胖和腹型肥胖（男性腰围≥90cm,女性腰围≥85cm）的比例分别为41%、24.3%和45.4%。研究表明,BMI<25kg/m² 的人群高尿酸血症患病率为 17.8%,而 BMI>25kg/m² 的人群高尿酸血症患病率高达 37.1%。肥胖可显著增加 2 型糖尿病、脂代谢异常、痛风等多种代谢性疾病的风险,造成巨大的疾病负担,而减轻体重可改善胰岛素抵抗,降低血糖、血脂、尿酸等指标,且在一定范围内减重越多获益越大。肥胖既是一种常见的代谢性疾病,也是糖尿病、脂代谢异常、代谢综合征等代谢性疾病的高危因素,加强对肥胖的早期干预可有效降低代谢性疾病发生风险。

二、病理生理改变

1. **2 型糖尿病**　胰岛素抵抗和胰岛 β 细胞功能缺陷是 2 型糖尿病的基本特征。肥胖者都存在胰岛素抵抗,且内脏型肥胖较外周型肥胖、脂肪细胞体积大较脂肪细胞数目增多更容易发生胰岛素抵抗。在遗传背景的协同下,长期而严重的胰岛素抵抗最终导致胰岛 β 细胞功能衰竭,引起一系列代谢紊乱。

2. **痛风**　肥胖可导致胰岛素抵抗,胰岛素直接作用于肾的近曲小管,造成肾脏对尿酸的清除率下降,继发血尿酸升高。胰岛素抵抗状态下机体可激活肾素 - 血管紧张素 - 醛固酮系统,引起肾脏血流量减少,从而导致尿酸排泄减少。另外,肥胖者能量摄入超过能量消耗,能量摄入增加使嘌呤合成亢进,尿酸生成增加。高尿酸血症和肥胖之间可能存在某些遗传共同缺陷,瘦素可能是肥胖和高尿酸血症之间关联的一个中间因子,瘦素受体突变致使瘦素抵抗,引起肥胖和高尿酸血症,而高尿酸又刺激肥胖基因表达。

3. **脂代谢异常**　肥胖患者脂代谢异常与胰岛素抵抗和脂肪因子分泌异常有关,致使甘油三酯(TG)、极低密度脂蛋白(VLDL)等产生过多而清除减少,导致脂代谢异常。脂代谢异常主要表现为 TG 升高或高 TG 血症、HDL-c 降低、LDL-c 升高、LDL 升高、LDL/HDL 比值升高。

4. **代谢综合征**　脂肪在胰岛细胞堆积可导致胰岛 β 细胞分泌功能受损,脂肪在骨骼肌和肝脏中堆积可致胰岛素抵抗,肝脏贮脂过多可导致血脂异常,这些病理生理改变均可能与游离脂肪酸水平和脂肪因子功能异常有关。肥胖时,脂肪组织表达的脂肪因子谱发生改变,表现为血游离脂肪酸上升、PAI-1 增多、高瘦素血症,改善胰岛素抵抗的脂联素分泌减少,而众多炎性细胞因子激活炎症信号通路,共同导致胰岛素抵抗和代谢综合征。

三、临床表现

1. **2 型糖尿病**　2 型糖尿病是最常见的一种糖尿病类型,任何年龄均可发病,多见于中、老年人,近年有发病年轻化趋势。首发症状多种多样,除典型的"三多一少"外,皮肤瘙痒、视力下降以及急慢性并发症均可为其首发表现。有些患者早期无症状,在体检或诊疗其他疾病时被确诊。糖尿病控制不良可发生急慢性并发症,产生相应系统的损伤症状。急性并发症包括糖尿病酮症酸中毒、高渗性非酮症糖尿病昏迷、乳酸酸中毒、低血糖症等;慢性并发症包括糖尿病肾病、糖尿病脑血管病、糖尿病视网膜病、糖尿病足等。

2. 痛风 痛风是嘌呤代谢障碍所致的一组异质性慢性代谢性疾病,可发生于任何年龄,但多见于中、老年人,男性多于女性,肥胖及体力活动较少者易患本病。临床特点为高尿酸血症、反复发作的痛风性关节炎、痛风石和间质性肾炎形成,严重者伴有关节畸形或尿酸性尿路结石。急性关节炎是痛风最常见的首发症状,好发于第一跖趾关节,足底、踝、膝、腕和肘关节等也是常见发病部位,表现为凌晨因关节疼痛而惊醒,关节局部发热、红肿及明显触痛,常见诱因有暴饮暴食、饥饿、酗酒、果糖摄入超标、过度疲劳、受凉、手术、进食富含嘌呤食物等。慢性关节炎多见于未经治疗或治疗不规范患者,痛风石为慢性关节炎的特征性表现,以耳廓、跖趾、指间、肘等关节较常见,痛风石破溃时有白色粉末状的尿酸盐结晶溢出,严重者可造成手、足畸形。肾脏病变常见于病程较长的患者,表现为痛风性肾病、尿酸性肾石病和急性肾衰竭。

3. 脂代谢异常 脂代谢异常者可因过多的脂质沉积在局部组织而形成黄色瘤,表现为局限性皮肤隆起,多呈结节、丘疹或斑块等形状,质柔软,颜色多为黄色、橘黄色或棕红色。有些患者因脂质在血管内皮沉积引起动脉粥样硬化,引发冠心病和脑血管疾病等。少数患者可因乳糜微粒堵塞胰腺等毛细血管导致胰腺炎。高脂血症引起黄色瘤的概率并不高,而动脉粥样硬化的发生发展又是一个渐进的过程,因此,大多患者并无明显症状和异常体征,常常在体检或诊疗其他疾病进行血液生化检验时被确诊。

4. 代谢综合征 代谢综合征(MS)是多种代谢异常发生在同一个体的临床状态,包括糖耐量减低或糖尿病、中心型肥胖、脂代谢异常、高血压等。肥胖不仅是 MS 的组成之一,而且也是 MS 中其他疾病的危险因素。一般轻、中度肥胖无自觉症状,重度患者可有不耐热、活动能力降低、活动时气促、睡觉打鼾等表现。短时间内体重增加明显者在下腹部两侧、双大腿和臀部外侧可见紫纹。严重肥胖者的腋部、臀部和大腿内侧皮肤增粗而多皱褶,形如黑棘皮病。此外,脂代谢异常、糖尿病等作为代谢综合征的一部分,常常与肥胖同时存在或先后发生。

四、治疗及预后

1. 生活方式干预 生活方式干预是肥胖合并代谢性疾病治疗的基础措施,需要医、护、患之间良好的配合,贯穿治疗始终。生活方式干预包括:调整饮食结构,减少脂肪及饱和脂肪酸的摄入,控制饮食总能量;提倡有规律的体力活动,减少静坐时间,运动时应注意预防关节疼痛和不适;调整心理状态,帮助患者认识体重管理的重要性和肥胖的危害,以增加体重管理的依从性。

2. 药物治疗

(1)糖尿病:治疗强调早期治疗、长期治疗、综合治疗和措施个体化,综合治疗包括糖尿病教育、饮食治疗、运动治疗、药物治疗(口服降糖药、胰岛素等)和血糖监测五个方面;口服降糖药是 2 型糖尿病基本用药,由于各种降糖药物的作用机制不同,对体重的影响也有差异。2 型糖尿病合并肥胖患者在选择降糖药物时,必须兼顾血糖和体重,应优先考虑有利于减轻体重或对体重影响中性的药物,双胍类、α- 葡萄糖苷酶抑制剂和 SGLT-2 激动剂类、GLP-1 受体激动剂在降糖同时减轻或不增加体重。对于需要使用胰岛素治疗的 2 型糖尿病合并肥胖患者,可联合使用一种及以上具有降低体重作用的其他降糖药,以减轻因胰岛素剂量过大而引起的体重增加。

(2)痛风:降尿酸的药物可分为痛风性关节炎急性发作用药、抑制尿酸合成药物、促进尿酸排泄药物等。秋水仙碱是痛风性关节炎急性发作的首选用药之一,疗效确切但不良反应较多。非甾体抗炎药对于不耐受秋水仙碱治疗者可作为首选。糖皮质激素对于痛风急性关节炎发作有迅速缓解作用,一般短期用于对秋水仙碱、非甾体抗炎药治疗无效或有禁忌证的患者,好转后应逐渐减量至停用。抑制尿酸合成的药物主要有别嘌呤醇和非布索坦,别嘌呤醇适用于体内嘌呤产生过多,而肾功能正常及痛风石较多患者,非布索坦属于一种新型黄嘌呤氧化酶抑制剂,作用机制可能与别嘌呤醇类似,但不具有别嘌呤醇的超敏反应和肾毒性。促进尿酸排泄的药物主要有苯溴马隆和丙磺舒,可与碳酸氢钠配合服用,以碱化尿液促进尿酸排泄。

(3)脂代谢异常:常用调脂药有贝特类和他汀类药物。贝特类是一类过氧化物酶增殖体受体激动剂 -α,不仅能调整脂代谢紊乱,还有增强抗动脉粥样硬化的作用,适用于高 TG 血症,尤其适用于高 TG 血症伴 HDL-c 降低和 LDL-c 轻度升高的患者。他汀类是治疗高 LDL-c 血症的首选药物,除了降低血胆固醇外,他汀类还具有抑制血栓形成、免疫调节作用和保护血管内皮细胞功能等作用。贝特类和他汀类合用要慎重,以免发生横纹肌溶解和肾衰竭等副作用。

(4)代谢综合征:目前,对代谢综合征的每一组分干预仍采用单病治疗模式。防治的主要目标是改变 MS 的自然病程,阻止或延缓其向动脉粥样硬化性疾病的进展。MS 治疗必须个体化,应针对个体 MS 的组分进行联合治疗,以全面控制各项代谢危险因素。各项指标控制目标:①体重在 1 年内减轻 7%~10%,争取达到 BMI 和腰围正常化;②空腹血糖 <6.1mmol/L、餐后 2 小时血糖 <7.8mmol/L 及糖化血红蛋白 <7.0%;③ LDL-c<2.6mmol/L、TG<1.7mmol/L、HDL-c>1.04mmol/L(男)或 >1.3mmol/L(女);④血压:糖尿病患者 <130/80mmHg,非糖尿病患者 <140/90mmHg。

（5）减肥药物：奥利司他是目前唯一一种在我国获批上市的减肥药物，属于胃肠道脂肪酶抑制剂，通过在胃肠道抑制脂肪酶活性、减少脂肪吸收来达到减肥目的。奥利司他的不良反应有脂肪泻、大便失禁等，服用该药期间通过进食低脂饮食有助避免上述不良反应。盐酸芬特明-托吡酯控释复方制剂、纳曲酮-盐酸安非他酮复方制剂和盐酸劳卡色林是美国食品药品管理局批准使用的减肥药物，目前在我国未获准上市。

3. **手术治疗** 对于生活方式干预和药物治疗均不理想的难治性肥胖合并相关代谢性疾病患者，手术治疗是获得长期减肥效果和改善代谢指标的一个重要手段。目前常用的术式有腹腔镜下袖状胃切除术和 Roux-en-Y 胃旁路术等。手术治疗属于有创治疗方法，应严格选择患者及适合的手术方式，充分进行术前评估和术前准备，并加强术后随访和多学科综合管理，以提高手术治疗的综合疗效。

第三节 肥胖症与生殖系统疾病

一、概述

随着人民饮食结构和生活方式的改变，肥胖症目前已成为全球常见病。2016 年 WHO 公布全球超重、肥胖人口分别达 19 亿、6 亿。数据显示，12% 的不孕不育是由 BMI 异常单独引起的。在肥胖人群中，不孕不育风险是正常 BMI 人群的 6.9 倍。鉴于 2/3 的育龄妇女和 1/3 的男子超重或肥胖，体重对生殖和妊娠并发症的负担已成为一个日益关注的问题。

一项前瞻性队列研究随访 3 029 名有自发性排卵的女性，结果表明 BMI>29kg/m^2 女性的自然妊娠成功率呈直线下降，且 BMI 每增加 1kg/m^2，妊娠率降低 4%。肥胖妇女在进行辅助生殖技术（ART）助孕时，促排卵所需的促性腺激素剂量增加，促排时间延长，卵母细胞减少，妊娠率显著低于正常女性。女性肥胖会增加妊娠并发症及分娩并发症（妊娠糖尿病、妊娠期高血压病、产后出血、紧急剖宫产等）及胎儿异常的风险。肥胖还会导致子代患代谢性疾病、中枢神经系统疾病的风险升高。

与女性相似，男性肥胖率的增加与生育能力呈负相关，BMI 大于 25kg/m^2 的男性中，BMI 每增加 3 个单位，不育的风险增加 12%。研究显示，肥胖组男性少精子或无精子症与正常体重组男性相比呈较高水平，差异显著。同时，腰围与射精量、精子总数呈负相关。对 10 665 名男性的调查发现，BMI 影响精液浓度和精子活力，降低精液质量。随着 BMI 增加，少精、精子形态异常的发病率上升。肥胖影响精液质量，导致男性生殖功能障碍。

二、病理生理改变

肥胖患者脂肪组织增加,可导致胰岛素水平升高和胰岛素抵抗。胰岛素可以作用于下丘脑 - 垂体 - 性腺(HBT)轴,刺激黄体生成素水平增加。胰岛素可直接作用于卵巢细胞和肾上腺细胞,促进睾酮合成。此外,性激素结合球蛋白(SHBG)减少也可使游离睾酮增加。上述原因都可导致雄激素分泌增加,高雄激素血症可以使卵泡发育到成熟受阻,颗粒细胞凋亡增加引起无排卵。但肥胖患者高雄激素血症 / 高胰岛素血症并不是导致女性生殖能力下降的唯一原因。最近的一项前瞻性队列研究分析了不孕妇女的人口统计资料,发现肥胖女性中多囊卵巢综合征(PCOS)和非 PCOS 妇女的不孕率没有差异,而 PCOS 正是以高雄激素血症 / 高胰岛素血症为特征的。

脂肪细胞作为内分泌器官还可分泌脂肪因子,包括瘦素、脂联素、抵抗素等。肥胖患者体内瘦素水平升高且存在瘦素抵抗,瘦素可抑制下丘脑神经肽 Y(NPY)的分泌,NPY 是抑制促性腺激素释放激素(GnRH)分泌的神经肽,当瘦素抵抗时 NPY 升高,从而抑制 GnRH 的释放,导致生殖激素分泌失调,使卵巢功能受到影响。此外,瘦素水平升高不但直接抑制雌二醇及孕酮的产生,且可降低颗粒细胞的敏感性,减少孕酮向雌二醇转化,引起血清中雄激素水平升高。肥胖人群一般伴随高脂饮食,这可导致脂联素水平降低,低水平的脂联素不仅影响 GnRH 的释放,还会降低胰岛素的利用率。

一项研究提示,肥胖患者较正常女性成熟卵母细胞存在数量和体积的减少,可能与卵泡液中炎症因子如 c 反应蛋白、白细胞介素 -6、肿瘤坏死因子 -α 水平较高有关。此外,抗炎标记物处在较低水平,提示可能导致脂肪毒性,造成活性氧(ROS)的增加,降低卵巢的发育和存活。

男性维持 HPT 轴的生理平衡是精子发生的必备条件。下丘脑神经元释放的 GnRH 可刺激脑垂体分泌促性腺激素、垂体分泌卵泡刺激激素(FSH)、黄体生成素(LH),分别调节睾丸类固醇的生成和精子的发生。如前所述,肥胖患者体内 HPT 轴功能受损,GnRH 脉冲式改变,影响 FSH、LH 激素水平,影响精子生成。瘦素也可影响 GnRH 的水平,肥胖患者体内瘦素抵抗增强 GnRH 神经元活性的降低,导致 LH 和 FSH 的释放减少最终导致性腺功能下降。此外,来自脂肪组织的炎症因子、活性氧和脂肪因子也可影响原始生殖细胞和精子的分化。

三、临床表现

肥胖在很多方面影响女性生殖能力,使得排卵周期改变、月经失调、排卵障碍,影响生育能力,增加流产概率和妊娠合并症。肥胖也可导致男性生殖功能下降,表现为精子数量和精液质量下降、附睾中精子运动功能下降。

四、治疗及预后

肥胖女性减重能显著改善月经、促进排卵,提高自然妊娠率。一项系统性研究表明,在辅助生殖技术(ART)之前减重,对 ART 周期取消率降低、可移植的胚胎数量增加、流产率降低、妊娠率及活产率增高有显著影响。减重可以采取多种方式,饮食运动控制仍是最有效、健康的减重方式。荷兰一项多中心随机对照研究显示,饮食控制能显著增加自然妊娠的活产率。体育运动可以通过减少脂肪组织、增加肌肉骨骼和增加 SHBG 来改善胰岛素抵抗,即使没有减轻体重也可促进排卵。不过值得注意的是,无论是通过自然妊娠还是辅助技术妊娠,年龄都是一个重要影响因素,而运动和饮食调节来减肥确需要耗费大量时间。因此,借助药物减重及手术减重有时也是必要的。

对于男性肥胖患者,通过饮食和运动减肥已被证明可以提高激素水平,如SHBG、睾酮、抑制素 B 和雌激素,并促进表观遗传改变和精子参数的改善。此外,体重减轻被认为有助于男性不育的其他因素,包括睾丸温度调节的改变、睡眠呼吸暂停改变夜间 LH 脉冲或慢性缺氧、勃起功能障碍和糖尿病。

第四节　肥胖症与肿瘤

一、概述

肿瘤(tumour)是指机体在各种致瘤因子作用下,局部组织细胞增生所形成的新生物(neogrowth),因为这种新生物多呈占位性块状突起,也称赘生物(neoplasm)。研究发现,肿瘤细胞会出现不同于正常细胞的代谢变化,同时,肿瘤细胞自身可通过糖酵解和氧化磷酸化(OXPHOS)之间的转换来适应代谢环境的改变。

根据新生物的细胞特性及对机体的危害性程度,又将肿瘤分为良性肿瘤和恶性肿瘤两大类,其主要区别见表 3-1。恶性肿瘤可分为癌和肉瘤,癌是指来源于上皮组织的恶性肿瘤。肉瘤是指间叶组织,包括纤维结缔组织、脂肪、肌肉、脉管、骨和软骨组织等发生的恶性肿瘤,如由大肠黏膜上皮形成的恶性肿瘤称为大肠黏膜上皮癌,简称大肠癌;由皮肤上皮形成的称皮肤上皮癌,简称皮肤癌等。

在过去的几十年中,肿瘤和代谢综合征的发病率均在世界范围内迅速增加。肿瘤和代谢综合征严重影响了人们的健康和生活质量。代谢综合征是各种代谢性危险参数的集合,包括肥胖、糖尿病、血脂异常和高血压等。越来越多的证据表明代谢综合征与肿瘤风险增加之间存在关联。其影响机制可能涉及胰岛素、胰岛素样生长因子-1、胰岛素抵抗、雌激素、瘦素、脂联素、炎症因子等多种因子。肥胖日益成为我国严峻的健康问题,肥胖人群快速增长,肥胖被认为与多种疾病包括肿瘤相关,与多种肿瘤的临床病理因素和预后密切相关。

表 3-1　良性肿瘤和恶性肿瘤的主要区别

分类	良性肿瘤	恶性肿瘤(癌)
生长速度	生长缓慢	生长迅速
肿块特征	有包膜,膨胀性生长,摸之有滑动	侵袭性生长,与周围组织粘连,摸之不能移动
肿块边界	边界清楚	边界不清
症状	有局部压迫症状,一般无全身症状	易发生转移,治疗后易复发 早期即可能有低热、食欲差、体重下降,晚期可出现严重消瘦、贫血、发热等
预后	通常不会引起患者死亡	预后较差

2016 年,国际癌症研究机构(IARC)发现了足够的证据支持体内多余脂肪与 24 个癌症部位中的 13 个有关联,其中包括:食管(腺)癌、胃贲门癌、结肠癌、肝癌、胆囊癌、胰腺癌、绝经后乳腺癌、子宫内膜癌、卵巢癌、肾癌、脑膜瘤、甲状腺癌和多发性骨髓瘤。

二、病理生理改变

1. **肿瘤的发生机制**　肿瘤的发生是机体在各种因素作用下,局部组织的细胞在基因水平上失去了对其生长的正常调控,导致细胞的异常增生而形成的新生物。肿瘤是基因疾病,其生物学基础是基因的异常,致病因素是体细胞基因突变导致正常基因缺失,基因表达紊乱,从而影响细胞的生物学活性与遗传活性,形成了与正常细胞在形态、代谢与功能上均有所不同的肿瘤细胞。肿瘤的发生是多基因、多步骤、突变的结果,不同基因的突变与不同强度的突变,形成了不同的肿瘤,肿瘤的形态异常,是肿瘤病理诊断的依据。

2. **肥胖与肿瘤的发生机制**　将过度肥胖与癌症发展联系起来的分子机制是复杂的,仍未完全了解。多种因素可能会促成这种关系。事实上,肥胖通常与代谢异常有关,这些异常不仅有利于癌症的发生,也有利于其进展。这些异常包括:脂肪组织低度炎症,氧化应激,外周胰岛素抵抗伴高胰岛素血症和血脂异常等。

(1)胰岛素抵抗和高胰岛素血症:胰岛素抵抗(IR)是代谢综合征的中心环节,胰岛素抵抗患者对胰岛素的敏感性受损,胰岛素促进葡萄糖摄取利用的能力下降,因此导致高糖血症。此外,作为补偿机制胰腺 β 细胞上调胰岛素产生,从而导致高胰岛素血症,故胰岛素抵抗多伴有高血糖及高胰岛素血症。有报道称,血糖高于 5.3mmol/L 各种肿瘤的发病率会明显增加。机制可能涉及高血糖对肿瘤细胞生长和增殖的影响,高血糖可为肿瘤细胞的生长提供能量,肿瘤细胞的活性及糖酵解能力强于正常细胞,因此高血糖状态更利于肿瘤细胞的生长和增殖。此外,糖在分解代谢过程中可以产生许多活性氧,例如:超氧阴离子等,活性氧可以促进肿瘤内血管内皮生长因子(vascular endothelial growthfactor,VEGF)的表达,从而促进微血管生成。

(2)炎性反应因子:越来越多的证据表明,肥胖能引起全身性炎症,这可能促进一些恶性肿瘤的发展和进展。肥胖状态下,脂肪组织可以产生 TNF-α 和 IL-6 等炎性反应因子。IL6 是一种多效细胞因子,能干扰细胞生长和分化,一些结果表明 IL6 可能增加某些癌症的风险,例如乳腺癌、肝癌、前列腺癌、结肠癌和食管癌等。TNF-α 主要由巨噬细胞和单核细胞产生,是一种促炎性反应因子,可以参与炎性反应和免疫反应。TNF-α 还被认为是一种介导肿瘤细胞毒性的细胞因子,是新血管生长的有效诱导剂。

(3)脂肪因子

1)瘦素:瘦素(leptin)也叫 OB 蛋白,也被称为肥胖抑素,由脂肪组织分泌、肥胖基因编码的一种多功能多肽。瘦素与其受体结合后,既可以作用于下丘脑抑制摄食、降低食欲,还可以调节胰岛素分泌以及促进细胞增殖和血管生成。一些研究表明,瘦素可能直接导致癌症的进展,包括乳腺癌,甲状腺癌和食管癌。瘦素在结构上与某些细胞因子相似,如 IL2、IL6 和粒细胞集落刺激因子(G-CSF),这一特性使瘦素能够参与类似的细胞反应过程,例如控制食物摄入量,调节能量消耗,单核细胞和巨噬细胞的激活,VEGF 的刺激,血管生成,细胞增殖和抗炎细胞因子的抑制。瘦素反应和作用的诱导涉及其与瘦素受体 b(ObR)的结合,导致通过 JAK2、STAT3 和 AMPK 激活细胞内信号。

2)脂联素:脂联素(adiponectin APN)又称脂肪细胞补体相关蛋白,是一类蛋白质类激素,是来源于脂肪组织的脂肪细胞因子之一,具有抗糖尿病、抗炎、抗动脉粥样硬化等多种作用,与瘦素促进肿瘤效应不同的是,脂联素有抗肿瘤效应,它是机体的一种保护性因子,与 MS 的发生、发展密切相关。脂联素与肥胖症中升高的炎性细胞因子呈负相关,如 TNF-α 和 IL-6;还可以减弱 NF-kB 的活化。

3)抵抗素及雌激素:抵抗素也是一种脂肪因子,由人单核细胞和巨噬细胞以及脂肪细胞产生。有研究发现,在人体中抵抗素具有多种功能,可参与细胞增殖,抗细胞凋亡,促炎和促血管生成等。

外周脂肪组织负责类固醇芳构化的过程。雄激素和雄激素前体通过芳香酶转化为雌二醇。在肥胖和过量脂肪组织的情况下,芳香酶活性增加,导致转化效率增加,进而导致雌二醇水平升高。雌激素受体(estrogen receptor,ER)有两种亚型(α 和 β),对分化型甲状腺癌(differentiated thyroid carcinoma,DTC)的作用相反,ERα 促进癌细胞增殖,而 ERβ 促进癌细胞凋亡并且抑制癌细胞的增殖。

三、治疗及预后

1. 肿瘤的常规治疗 常见的肿瘤治疗方法包括手术治疗、化疗以及放射治疗、介入治疗等。

早期的肿瘤,大多数可以手术治疗,不同部位的肿瘤有不同的治疗方法。肿瘤晚期的治疗包括:局部的手术切除治疗,如解除压迫、梗阻症状,解除气管堵塞症状;肿瘤药的化疗,靶向治疗,针对不同系统肿瘤有不同系统的靶向药治疗;放射治疗,放疗可分为根治性放疗、姑息性放疗、辅助性放疗和预防性放疗等;介入治疗、免疫治疗和中医中药治疗。介入治疗,比如支气管或肝动脉灌注治疗,经支气管或者动静脉介入治疗,免疫治疗的药物在不同系统的肿瘤药物有不同应用。

2. 肥胖患者合并肿瘤治疗的新思路

(1)肥胖与肿瘤的手术治疗:对于接受手术的肿瘤患者来说,肥胖在手术长期及远期结局中的作用存在分歧,然而,保持正常的 BMI,选择腔镜等创伤较小的手术方式,术后严密的监测及并发症管理均是降低肥胖肿瘤患者术后死亡率及并发症风险的有效方式。

(2)肥胖与肿瘤的化疗:细胞毒性化疗药物是按照体表面积(body surface area,BSA)来计算给药剂量,BSA 根据身高体重计算得来,因此肥胖患者 BSA 往往较大,推荐采用理想体重计算得到的理想 BSA 给药。研究发现:肥胖肿瘤患者根据实际 BSA 接受全剂量的化疗并不会带来更大的不良反应。因此,建议对肥胖肿瘤患者细胞毒性化疗药物实现全剂量给药。但在我国临床实践中,当实际 BSA $\geq$ 2.0m^2,由于顾虑不良反应,仍统一按照 2.0m^2 来计算。

然而一些研究也表明,肥胖患者肿瘤细胞对化疗反应性更差、耐药性更高,其机制多与肥胖相关的药代动力学的改变、慢性炎症、肿瘤相关脂肪细胞因子分泌失调相关。脂肪对于接受化疗的肿瘤患者而言,既可作为蓄积能量、提高耐受的保护性因素,亦可诱导弱化肿瘤细胞对化疗药物的反应性,产生耐药。近年来,多项研究表明,肌肉含量减少与接受化疗肿瘤患者的不良预后相关。

对于肥胖肿瘤患者,不应单单考虑肿瘤特异性的反应,也应综合评估患者基础疾病与总体预后,对其体重管理提出合理建议。对于体重正常或过轻的患者适度增重保证化疗耐受性;肥胖患者适度减重、适当运动既有利降低脂肪组织诱导耐药,亦能够增强肌力,减少肌肉流失,改善预后。

(3)肥胖与肿瘤的靶向治疗、免疫治疗:靶向治疗似乎在不同肿瘤的治疗中存在不同的情况。靶向治疗疗效与肥胖的关系在不同人群,不同肿瘤,同一肿瘤不同分型、分期,同一肿瘤不同治疗均存在差异,这可能与激素水平、治疗方式、BMI、BM 切点取值以及其他机制相关,有待进一步探索。

有研究发现,在禁食状态下使用二甲双胍可以显著抑制肿瘤生长,并提出PP2A-GSK3β-MCL-1 通路可能是肿瘤治疗的新靶点。能量限制导致能量供应不足从而使机体新陈代谢等降低,并发挥抗癌作用。该研究中发现间歇性禁食不仅可以调节体内代谢增加化疗效果,并可以保护患者免受化疗的毒副作用,有助于临床治疗。因此,间歇性禁食和二甲双胍联合使用可作为探究对肿瘤的治疗潜力。

(4)肥胖对肿瘤治疗结局的复杂影响:肥胖在不同的肿瘤、同一肿瘤不同分型及不同分期、不同治疗方法、不同种族及不同性别/年龄的肿瘤治疗及预后中存在不同效应。一些研究中,肥胖与更高的并发症发生率、全因死亡率、肿瘤特异性死亡率,更短的生存期,更差的药物反应率相关;矛盾的是,在一些研究中超重或肥胖相较于正常体重,往往会取得更好的生存收益,这就是肿瘤领域的"肥胖悖论"。

需要注意的是,肥胖对肿瘤治疗及预后作用的结论并不适用于健康人群。肥胖仍然是肿瘤发生的危险因素之一,合理的管理体重依然是规避肿瘤发生风险的有效方式之一。随着肿瘤早期筛查手段的飞速进展,人群一级预防意识增强,早期肿瘤的检出率将会升高,早期肿瘤患者肥胖与肿瘤预后的研究将会有重要意义。此外,对肥胖患者体重管理仍应根据患者的基础情况,不仅仅考虑肿瘤疗效因素,也应考虑肥胖对全因预后的影响。

第五节　肥胖症与肾脏病

一、概述

1974 年 Weisinger 等首次报道了严重肥胖患者伴有大量蛋白尿。此后,肥胖相关性肾病(obesity related glomerulopathy,ORG)开始正式进入人们的视野。ORG 通常起病隐匿,以微量白蛋白尿或临床显性蛋白尿为首要表现,伴或不伴肾功能受损,肾组织学表现为肾小球体积明显增大,可表现为单纯肾小球肥大,也可表现为局灶节段性肾小球硬化伴肾小球肥大。ORG 进展缓慢,如无治疗干预情况下,蛋白尿缓慢进展,少数患者可发展为肾功能不全甚至终末期肾病。

结合国内外现有研究发现,肥胖人群中白蛋白尿发生率具有种族差异。一项英国流行病学数据表明,体重指数 ≥ 30kg/m² 的肥胖人群有 27.2% 合并白蛋白尿。一项葡萄牙研究结果表明,肥胖者中肾脏疾病患病率为 33.7%,高于多数欧洲国家。中国学者回顾性分析了 2002—2006 年共 10 093 例肾组织活检资料,ORG 的发生率在 5 年间由 0.62% 上升至 1.00%。另一项在中国的研究显示,腹型肥胖人群微量白蛋白尿发生率为 9%。需要注意的是,在中国肥胖人群中进行肾组织活检确诊 ORG 的研究较少,实际肥胖人群发生肾脏损害的比例应远超过上述数据。

二、病理生理改变

RAAS 系统的激活和肾小球血流动力学的改变是 ORG 病理生理发展的最主要机制。在肥胖人群中,RAAS 系统被过度激活,血管紧张素 Ⅱ 和醛固酮均具有收缩血管的作用,对出球小动脉的作用大于入球小动脉,造成出球小动脉的收缩。另一方面,血管紧张素 Ⅱ、交感神经兴奋、胰岛素、小管周围胶体渗透压改变等可激活钠转运蛋白,增加近端肾小管钠的重吸收,从而降低溶质传递给致密斑,导致管球反馈失活,入球小动脉的扩张。入球小动脉的扩张和出球小动脉的收缩导致跨膜压力升高,从而增加肾小球滤过率。RAAS 系统激活,还可促进细胞增殖、细胞外基质积聚和组织纤维化。在肥胖患者中,肾脏液体负荷增加,形成肾小球高灌注、高内压、高滤过的内环境。这种血流动力学的改变将进一步损伤、活化内皮细胞、系膜细胞,产生、释放血管活性介质、细胞因子和生长因子,从而加重肾单位肥大和血流动力学变化,形成恶性循环,最终导致肾小球硬化。此外,高盐饮食、高蛋白饮食、低肾单位也可使肾小球滤过率增加,加重肾小球高滤过状态,促进肾小球硬化。饮食中蛋白负荷也会增加尿蛋白排泄而加重尿蛋白的损伤作用。

肥胖人群大多存在胰岛素抵抗,一项研究表明,在血脂、血糖、胰岛素水平等代谢指标中,胰岛素抵抗指数与 ORG 患病率显著相关,与蛋白尿呈正相关。胰岛素抵抗可代偿性分泌胰岛素,形成高胰岛素血症。高胰岛素血症损伤血管内皮细胞,刺激内皮细胞纤溶酶原活化抑制剂 1(PAI-1)导致肾脏血管受损。胰岛素能刺激多种细胞因子的大量产生,如胰岛素样生长因子(IGF-1 和 IGF-2)等,进一步加快肾小球肥大的发生。胰岛素还可作用于足细胞,晚期糖基化终产物和脂肪酸代谢受损对足细胞具有潜在毒性。胰岛素抵抗可抑制线粒体内的脂肪酸氧化,堆积的脂肪酸造成肾损害。此外,胰岛素抵抗还会引发代谢综合征、脂肪细胞因子失调以及轻度系统性炎症。

肥胖尤其是中心型肥胖或腹型肥胖容易造成脂肪酸代谢紊乱,造成脂质堆积。肾血管周围的脂质堆积可引起肾血流速度变慢,增加钠的重吸收。细胞内脂质堆积可影响肾小球系膜细胞收缩功能,从而引起肾小球结构损伤和功能障碍。

脂肪组织不仅具有存储、提供能量的作用,还可分泌多种脂肪因子广泛影响和调节机体的能量代谢及各种功能,包括瘦素、脂联素、内脂素、抵抗素、Ⅰ型纤溶酶原激活物抑制因子、血管生长因子、肿瘤坏死因子 -α(TNF-α)、白介素(IL)-6、酰化刺激蛋白等。瘦素可激活交感神经系统,导致高血压,间接影响肾脏;也可直接作用于肾脏,造成肾脏细胞纤维化。上述细胞因子可共同作用引起氧化应激、炎性反应,造成肥胖患者低炎症内环境,导致肾脏损伤。

三、临床表现

ORG 的临床表现不具有特异性,通常青、中年发病,起病隐匿,轻中度蛋白尿伴或不伴肾功能损害,少有血尿。蛋白尿进展缓慢,但也可进展为终末期肾病。光镜下肥胖患者肾脏早期的改变为肾小球肥大,肾小球囊扩张、系膜基质增加、肾小管基膜增厚,部分呈肾小球硬化或节段性硬化,间质可呈纤维化或局部硬化病变,肾血管可见小动脉轻中度硬化;透视电镜下见肾小球内皮细胞核呈固缩状,核内染色质呈趋边凝聚,基底膜呈双轨征,足细胞呈粗大状,核呈不规则形,线粒体肿胀,足突轻度微绒毛化,部分患者呈肾乳头管和集合管膨胀;免疫荧光检测,可见 IgM 和补体 C3 沉积。

目前还没有统一的诊断标准,临床上主要结合临床表现和病理特征,满足以下条件可诊断为 ORG:①肥胖,我国肥胖的诊断标准为 BMI ≥ 28.0kg/m²,或腰围 ≥ 85cm(男)或 ≥ 80cm(女)。②出现以中分子蛋白为主的少量至中等量的蛋白尿,或出现大量蛋白尿但无明显水肿、低蛋白血症、高脂血症等肾病综合征表现。③肾脏体积增大,肾小球滤过率增高。④肾活检表现为肾小球肥大或肥胖相关性局灶节段性肾小球硬化。⑤除外其他相关疾病。

四、治疗及预后

1. ORG 的治疗以减轻体重为基础,辅以降压、改善胰岛素抵抗、降脂等措施,从而减少尿蛋白(控制在 1g/d 以内)、延缓肾损害进展。

2. 减重是最经济、有效、安全的治疗方式,体重减轻有助于改善体循环压力和肾小球囊内压,减轻肾小球高滤过;减重还可增加胰岛素敏感性。控制饮食和增强运动是减重的有效方式。SHEN 等报道,通过饮食、运动干预的 63 例 ORG 患者蛋白尿下降超过 50%。而对于严重肥胖患者,减肥手术效果惊人。Hou 等发现严重肥胖患者经减肥手术治疗后,GFR 明显改善。

3. 临床上血管紧张素转化酶抑制剂(ACEI)、血管紧张素Ⅱ受体拮抗剂(ARB)类药物对 ORG 患者的治疗效果存在争议。一些研究表明,ARB 及 ACEI

药物的应用可显著改善蛋白尿,但也有长期随访研究证明,通过 RAAS 阻滞剂减少蛋白尿的效果可随时间推移而耗尽,特别在体重进一步增加或体重不再下降期间。

4. 增强胰岛素敏感性也是治疗 ORG 的重要环节。研究发现胰岛素增敏剂噻唑烷二酮类能改善胰岛素抵抗,减轻肾功能障碍,防止肾功能进一步恶化。降糖药二肽基肽酶 4(DPP-4)抑制剂在动物实验证实可以在改善糖代谢的同时,减少肾小球内皮损伤、脂质氧化、足细胞受损和系膜炎症,从而达到肾脏保护作用。

5. 他汀类药物在降脂的同时也可提供内皮保护功能,抑制炎症反应。近期研究表明,肾线粒体保护药 SS-31 可通过抑制足细胞 Wnt/nt 研联蛋白通路克服肾脏细胞脂毒性,提供肾脏保护。也有其他研究表明某些药物可能通过作用于各种代谢、炎性通路或者靶细胞器对肾脏产生特异性保护。不过,这些靶向治疗药物尚处于动物实验阶段。

国外研究发现 ORG 患者 5 年、10 年肾脏累积生存率分别为 77% 和 51%。但目前国内 ORG 患者远期预后研究较少。国内一项纳入 227 例的研究表明,ORG 患者 5 年、10 年肾脏累积生存率分别为 93.6% 和 89.9%。最终,6.2% 的 ORG 患者进展至 ESRD。早期诊断和治疗 ORG 是延缓肾功能恶化的重要因素。

综上所述,随着肥胖症成为全球性流行病,ORG 的发病率逐渐增加。ORG 患者临床表现不特异,目前尚缺乏统一诊断标准。ORG 治疗主要包括减轻体重、改善胰岛素抵抗、抑制 RAAS 活性等。

第六节 肥胖症与骨关节病

一、概述

骨关节炎(osteoarthritis,OA)是一种严重危害人类健康的慢性进行性骨关节疾病,OA 发病机制尚不十分明确,可能与增龄、肥胖、劳损、创伤、关节先天性异常、关节畸形等诸多因素有关。OA 在人群发病率为 2%~6%,而国内一项大规模流行病学调查显示,中国 40 岁以上人群原发性骨关节炎总体患病率为 46.3%,呈现随年龄增长而增高的趋势,女性患病率高于男性。OA 的主要特征为关节软骨退化损伤、关节边缘和软骨下骨反应性增生,主要临床表现为关节疼痛、畸形、功能障碍及生活质量下降,可带来巨大的社会和经济负担。

肥胖作为影响 OA 的重要因素得到了积极的研究,不过,早期研究主要集中在肥胖对承重关节如膝关节、髋关节的影响上,认为肥胖主要通过增加关节面的承载负荷、影响关节力线及改变患者步态,从而促进承重关节 OA 的发病和进展。一项肥胖与膝关节 OA 关系的流行病学研究提示,在 BMI>27kg/m² 的人群中,BMI 每增加 1kg/m²,膝关节 OA 发病率增加 15%。Karlson 等认为,18 岁时的高 BMI 会增加年老后进行全髋关节置换术的风险。瑞典一项纳入 259 名因原发性 OA 行髋关节置换术患者的研究显示,高 BMI 和 OA 发病率呈正相关。

　　而近些年的研究证实肥胖与非承重关节的进展也关系密切。国外多项研究表明,超重和肥胖患者手部 OA 的发病率明显高于正常体重者。一项最新的荟萃分析还表明,BMI 的增加与影像学和 / 或临床手部 OA 的易感性增加有关。这一现象也提示,肥胖不仅仅是通过影响机械承重诱发了 OA 的形成,还可能通过改变全身及关节局部代谢环境,促使 OA 形成和进展。

二、病理生理改变

　　正常的关节在长时间超负荷情况下可导致软骨细胞、成骨细胞异常和细胞外基质改变。软骨负荷超过临界值,关节软骨开始出现肿胀,蛋白聚糖丢失明显增加,其后逐渐出现软骨细胞坏死、软骨变薄,从而启动 OA 的病理进程。软骨细胞和成骨细胞表面还存在机械压力感受器,当这些感受器被激活时,可诱导分泌炎症因子如白细胞介素(IL)-1β、环氧化酶 -2、前列腺素 E2、基质金属蛋白酶(MMP)-2、MMP-3、IL-6、MMP-9、MMP-13、成纤维细胞生长因子 -2、IL-8 等,从而导致 OA 的发生。

　　脂肪组织不仅具有存储、提供能量的作用,还可分泌包括瘦素、脂联素、内脂素、抵抗素在内的多种脂肪因子。瘦素作为主要的脂肪因子,生物学研究是最为深入的,也是最早在关节液中检测到的脂肪因子。在 OA 患者体内,瘦素的表达浓度与 OA 患病率呈正相关。随后的动物实验表明,瘦素能诱导生长因子表达,刺激蛋白多糖和胶原合成,对骨组织有调控作用。瘦素能够减少氨基多糖的降解,降低关节腔内脂肪酸的浓度,而高浓度的脂肪酸会加速关节软骨的分解代谢,瘦素可能通过降低细胞内脂肪酸浓度来抑制关节软骨的分解代谢。瘦素除了上述对骨关节的保护作用之外,还可以影响成骨细胞的功能,导致骨代谢的失常,诱导基质金属蛋白酶(MMPs)的表达,从而促进骨关节炎的进程。

　　此外,大量研究发现关节液中还检测到脂联素、抵抗素、内脏脂肪素等脂肪因子,且 OA 患者关节液中的脂肪因子水平较健康人群更高。这些提示脂肪因子参与了 OA 的病变过程,然而,其确切机制尚不完全清楚,需要更深入的研究。

　　肥胖与许多代谢性疾病息息相关,高糖环境会抑制胶原合成,介导关节软骨破坏。高血压、糖尿病、动脉粥样硬化等可造成关节软骨血管病变,导致软骨缺血,从而引起软骨不可逆损伤。

三、临床表现

OA 早期临床表现主要为关节局部疼痛,多数以关节静息疼痛或关节弹响为首发症状,休息可有效缓解疼痛。晚期表现为疼痛加重、关节肿胀、关节积液、屈曲畸形,活动明显受限。对 OA 的诊断应依据病史、体格检查及影像学检查综合评估。

四、治疗及预后

减重和运动是治疗肥胖患者骨关节炎的最佳方法。减重最有效安全的方式是通过饮食结构改变结合运动,对于患有 OA 的肥胖患者而言,运动减肥相比一般肥胖人群更为困难。不过,运动除了帮助减重外,在 OA 人群中运动被证明可以增强支撑关节的肌肉,减轻疼痛,改善身体功能。对于那些生活方式难以改变的人群来说,药物减重和手术减重也是可行的。此外,减重成功后及关节手术后的体重管理也很重要。

OA 可口服药物用以缓解症状,如对乙酰氨基酚、环氧化酶 -2 选择性抑制剂和非选择性抑制剂及非类固醇类消炎镇痛药,外用非类固醇类消炎镇痛药,关节内注射皮质类固醇和透明质酸,氨基葡萄糖和硫酸软骨素,硫酸氨基葡萄糖、硫酸软骨素和双醋瑞因等。髋关节或膝关节 OA 患者经上述保守治疗后症状难以缓解、功能未恢复的应考虑关节置换术。临床症状严重、功能严重受损、生活质量降低的患者手术治疗更受益,且降低成本。

第七节　肥胖症与睡眠障碍

一、概述

睡眠是人体调节和恢复机体功能的重要生理现象,良好的睡眠质量能消除疲劳、促进机体恢复体能、提高机体免疫力等,但如果睡眠障碍日久不愈,则会出现一系列神经、心理、智力、行为等发育障碍,睡眠障碍引起全身各系统、器官的炎性反应,导致一系列的并发症,从而影响人体的中枢神经系统、心血管系统、代谢系统及生长发育等。

睡眠障碍是指睡眠量的异常及睡眠质的异常或在睡眠时发生某些临床症状,如睡眠减少或睡眠过多,梦行症等。睡眠障碍可有睡眠量不正常以及睡眠中出现异常行为的表现,也是睡眠和觉醒正常节律性交替紊乱的表现。可由多种因素引起,常与躯体疾病有关,包括睡眠失调和异态睡眠。睡眠与人的健康息息相关。调查显示,很多人都患有睡眠方面的障碍或者和睡眠相关的疾病,成年人出现睡眠障碍的比例高达 30%。

许多研究发现睡眠障碍是导致肥胖的重要危险因子,良好的睡眠是保障儿童健康成长的必要条件。睡眠质量也是人体达到生理、心理、社会感知度平衡的基础,而肥胖也可引起睡眠障碍,肥胖和睡眠障碍之间可以形成恶性循环。研究表明,肥胖和睡眠障碍之间有潜在的相关性,会导致许多共同的疾病,增加阻塞性睡眠呼吸暂停低通气综合征(obstructive sleep apnea hypopnea syndrome,OSAHS)、心血管疾病、2 型糖尿病及其相关的视网膜和肾脏疾病的风险等。肥胖患者与体重正常者相比更有可能出现白天嗜睡和夜间睡眠障碍。

OSAHS 是睡眠障碍最常见的一种呼吸紊乱形式,其特点是重复性或上呼吸道全面塌陷,与肥胖高度相关,BMI 与 OSAHS 严重程度相关。研究表明,随着 BMI 下降,OSAHS 严重程度会减轻,提示肥胖和 OSAHS 之间有因果效应。

一项涉及 40 个队列研究和 200 万受试者的系统评价提示,相对每晚睡眠 7 小时而言,夜间睡眠过多或过少均可能增加全因死亡的风险。睡眠时间减少还可能增加约 37% 的糖尿病风险,约 17% 的高血压风险和约 16% 的心血管疾病风险。而肥胖则被认为是其中最重要的中间过程之一。早在 2008 年一项涉及 60 万成年人和 3 万儿童的系统评价就指出,睡眠时间不足在成年人中可能增加约 55% 的肥胖风险,在儿童中则增加约 89% 的肥胖风险。

二、病理生理改变

根据脑电图、眼动图变化正常睡眠分为两个时期,即非快眼动期(HREM)和快眼动期(REM)。非快眼动期时,肌张力降低,无明显的眼球运动,脑电图显示慢而同步,此期被唤醒则感倦睡。快眼动期时,肌张力明显降低,出现快速水平眼球运动,脑电图显示与觉醒时类似的状态,此期唤醒,意识清楚,无倦怠感。

研究发现,脑干尾端与睡眠有非常重要的关系,被认为是睡眠中枢之所在,此部位各种刺激性病变可引起过度睡眠,而破坏性病变可引起睡眠减少。另外还发现睡眠时有中枢神经介质的参与,刺激 5- 羟色胺能神经元或注射 5- 羟色胺酸,可产生非快眼动期睡眠,而给 5- 羟色胺拮抗药,则产生睡眠减少。使用去甲肾上腺素拮抗药,快眼动期睡眠减少,而给去甲肾上腺素激动药,快眼动期睡眠增多。

肥胖者在咽部堆积的脂肪组织可使咽腔狭窄。脂肪组织在咽部主要堆积在咽侧壁,呼吸时咽部的开放度下降。同时,这些松弛的脂肪组织在吸气时负压作用下更易产生软腭与会厌之间柔软的口咽壁塌陷,加重气道梗阻。另外,由于肥胖患者颈部和下颌部脂肪组织较厚,口咽部和喉咽部的腔外压增加,出现上气道受压的表现。因而,肥胖患者咽部气道受压是其吸气时咽部易塌陷的另一重要原因。白天清醒时咽喉部肌肉代偿性收缩使气道保持开放,所以一般没有症状。

但夜间睡眠时神经兴奋性下降，肌肉松弛，咽部组织堵塞，使上气道塌陷，当气流通过狭窄部位时，产生涡流并引起振动，从而出现鼾声，严重时呼吸可以暂时停止。

阻塞性睡眠呼吸暂停综合征的患者睡眠中常伴吸气困难、呼吸气流停止、打鼾和氧饱和度下降的发生。因此会经常觉醒，使正常的睡眠受到干扰，导致患者日间嗜睡和呼吸循环功能的改变。阻塞性睡眠呼吸暂停综合征患者由于存在上气道的梗阻和低氧血症使其频繁地觉醒从而引起睡眠不足和睡眠质量差，这样也促进了胰岛素抵抗，最终导致体重增加。由于阻塞性睡眠呼吸暂停综合征患者夜间频繁觉醒和缺氧状态使白天精力不足，易出现疲劳、多食和不爱运动，两者之间互相影响，形成不良循环，随着体重逐渐增加，睡眠呼吸障碍的严重程度也会增加。

三、临床表现

1. 睡眠障碍性疾病的临床表现

（1）睡眠量的不正常：一类是睡眠量过度增多，如因各种脑病、内分泌障碍、代谢异常引起的嗜睡状态或昏睡，以及因脑病所引起的发作性睡病，这种睡病表现为经常出现短时间（一般不到 15 分钟）不可抗拒性的睡眠发作，往往伴有摔倒、睡眠瘫痪和入睡前幻觉等症状。另一类是睡眠量不足的失眠，整夜睡眠时间少于 5 小时，表现为入睡困难、浅睡、易醒或早醒等。失眠可由外界环境因素（室内光线过强、周围过多噪声、值夜班、坐车船、刚到陌生的地方）、躯体因素（疼痛、瘙痒、剧烈咳嗽、睡前饮浓茶或咖啡、夜尿频繁或腹泻等）或心理因素（焦虑、恐惧、过度思念或兴奋）引起。一些疾病也常伴有失眠，如神经衰弱、焦虑、抑郁症等。

（2）睡眠中的发作性异常：在睡眠中出现一些异常行为，如梦游症、梦呓（说梦话）、夜惊（在睡眠中突然骚动、惊叫、心跳加快、呼吸急促、全身出汗、定向错乱或出现幻觉）、梦魇（做噩梦）、磨牙、不自主笑、肌肉或肢体不自主跳动等。这些发作性异常行为不是出现在整夜睡眠中，而多是发生在一定的睡眠时期。例如，梦游和夜惊，多发生在正相睡眠的后期；而梦呓则多见于正相睡眠的中期，甚至是前期；磨牙、不自主笑、肌肉或肢体跳动等多见于正相睡眠的前期；梦魇多在异相睡眠期出现。

2. 肥胖合并睡眠障碍性疾病的临床表现　肥胖引发的睡眠障碍，一般表现为睡眠呼吸暂停低通气综合征以及过度嗜睡两种症状。肥胖患者常有打鼾、睡眠呼吸暂停等呼吸道梗阻症状，以及嗜睡、失眠等睡眠障碍症状。对于较大年龄的肥胖患者来说，由于心理自卑和身体不适会影响他们的睡眠，更容易发生失眠。

3. 睡眠障碍的诊断标准　具备下列情况之一即可诊断为睡眠障碍：①入睡所需要的平均时间超过 30 分钟或者每夜睡眠不安,睡眠中觉醒频繁；②睡眠节律出现紊乱：白天睡眠不规律,夜间清醒；③入睡时间过早；④异态睡眠：睡眠呼吸暂停、睡眠过程中有肢体抽动、睡眠不安稳、张口呼吸、打鼾、磨牙、夜惊、梦游或遗尿等。以上这些睡眠情况至少 1 周发生 2 次,且至少持续 1 个月。

四、治疗及预后

睡眠障碍,常常由于长期的思想矛盾或精神负担过重、脑力劳动、劳逸结合长期处理不当、病后体弱等原因引起。首先要解除上述原因,重新调整工作和生活。正确认识其本质,起病是缓慢的,病程较长,常有反复,但预后是良好的。要解除自己的心理负担,参加适当的体力劳动和体育运动有助于睡眠障碍的恢复。

由于肥胖导致的睡眠障碍症,多会出现打鼾的情况,可选择进行气管造口术,有效治疗睡眠呼吸暂停。同时,患者必须对体重进行控制,可以多进行户外有氧运动,并严格要求自己,进行节食减肥,这样可以有效恢复,同时避免食用含咖啡因的饮料或食物,适量饮酒,避免产气与辛辣的食物,多吃富含色氨酸、B 族维生素、钙、镁的食物,并可在医生指导下使用调节血压、血脂的药品。

第八节　肥胖症与情绪障碍

一、概述

情绪障碍(dysthymic disorder)亦称"情感障碍"或"心境障碍",是指正常情感反应的夸张、混乱和减退。判定情感反应是否正常或病态,需根据以下三个条件,即情感反应强烈程度、持续时间和是否与所处的环境相符。

情绪障碍症是发生在儿童少年时期以焦虑、恐怖、抑郁为主要临床表现的一组心理疾病,只要很小的诱因,就会引发疾病,甚至出现不可挽回的破坏性局面和损失。情绪障碍症主要发生在 15 岁左右的中学生群体,亦称为"儿童神经官能症"或"儿童神经症"。由于儿童生理、心理发育、年龄等特点,其临床表现与成人的神经症有较明显的区别,目前倾向称为情绪障碍。另外,情绪障碍症也可以被称为"轻郁症",是忧郁症的一种。

引发严重危害社会治安行为的情绪情感障碍主要有：①情感高涨；②欣快症；③情感爆发；④病理性激情等。

儿童情绪障碍在精神疾病诊断与统计手册(DSM- Ⅳ)、中国精神障碍分类与诊断标准(CCMD-3)、国际疾病伤害和死因分类标准第十版(ICD-10) 三种诊断标准中定义、分类不完全相同。CCMD-3 的诊断分类标准在编写时与 ICD-10

靠拢,两者均使用"特发于童年的情绪障碍"这一诊断名称,它们对疾病的分类也基本相似。而在 DSM-Ⅳ中无"儿童情绪障碍"诊断名称,DSM-Ⅳ中"焦虑障碍"这一诊断包括的病种基本与 CCMD-3 与 ICD-10 中"特发于童年的情绪障碍"包括的一些病种相对应。国外的研究多采用 DSM-Ⅳ的诊断标准,文献中多用"焦虑障碍"这一诊断术语,国内文献则多采用"儿童情绪障碍"这一名称。

流行病学资料显示,儿童心理行为障碍的发生率高达 10%~20%,其中儿童情绪障碍是重要的心理障碍之一。有研究结果显示,儿童情绪障碍在青春期更容易出现,且女童更容易出现情绪障碍,但目前性别差异仍有争议。儿童情绪障碍类型以焦虑症最常见。

有研究表明,情绪障碍能增加患肥胖症的风险,慢性压力、焦虑、抑郁等可导致肥胖。而肥胖者患焦虑症的风险本身就较普通人高,可见肥胖与情绪问题可以互为因果。研究肥胖与心理障碍关系的学者认为,其中主要的原因是心理障碍引起进食行为的异常,在压力的存在下,人们倾向通过进食缓解情绪,尤其会倾向选择高糖高脂的食物,加上体力活动的缺乏,由此导致的能量过量反而更容易引起肥胖的发生。

二、病理生理改变

1. **情绪障碍的发病机制** 从生物学角度来看,神经传导物质、遗传等对于忧郁症都会有重要的影响,尤其是神经传导物质。如血清素(serotonin)这类神经传导物质的不足,常会随之发生忧郁症,被认为是造成忧郁症主要原因之一。

血清素的前身胰化氨基酸(trytophan,Trp,又称"色氨酸"),是人体无法自行合成而必须从食物摄取的必需氨基酸。如果缺少了色氨酸,大脑的化学反应和情绪都会产生变化。和血清素(serotonin)一样,肾上腺素(norepinephrine)下降也是导致忧郁症的原因之一。

2. **肥胖和情绪障碍关系的可能发病机制** 下丘脑-垂体-肾上腺(HPA)轴失调、抗炎因子的作用、抗抑郁药物和社会心理学因素等多种机制证实,肥胖与抑郁症有关。

(1)HPA 轴功能失调:HPA 轴是一种复杂的调节皮质激素分泌的系统,应激刺激下丘脑分泌促肾上腺皮质激素释放激素(CRH),CRH 促使垂体前叶释放促肾上腺皮质激素(ACTH),ACTH 促使肾上腺分泌皮质醇;而皮质醇流经血液通过负反馈机制影响 CRH 的释放,同时也通过负反馈引起 HPA 轴的激活。慢性应激导致 HPA 轴长期处于激活状态,促使 HPA 轴出现功能失调。HPA 轴功能失调与肥胖和抑郁症均相关。多种神经元、激素和抗炎因子通过调节 HPA 轴在肥胖和抑郁症的发生过程中扮演重要角色。皮质激素升高导致碳水化合物和脂肪摄入增加,同时降低能量消耗,持续的皮质激素水平升高还促使腹部脂肪的堆积,导致肥胖;皮质激素水平升高通过影响瘦素的分泌对全身肥胖产生影响。瘦素通过影响皮质醇的产生而刺激 HPA 轴的激活。肥胖患者瘦素水平升高,导致 HPA 轴对瘦素不敏感,从而导致抑郁的发生。

(2)抗炎因子:抗炎因子也与 HPA 轴的功能密切相关,许多抗炎因子对 HPA 轴的激活有刺激作用。肿瘤刺激因子、白细胞介素-1E、白细胞介素-6、C 反应蛋白均与肥胖和抑郁相关。肥胖人群中抗炎因子升高,与抑郁症状如快感缺失、睡眠增加相关。

(3)抗抑郁药物:抗抑郁药物是导致肥胖的一个重要因素,可能在抑郁症和肥胖的关系中扮演重要角色。挪威一项人口学相关的交叉研究表明,高选择性 5-HT 再摄取抑制剂(SSRIs)类药物与全身肥胖和腹型肥胖相关。

(4)心理社会学因素:社会因素对超重儿童的心理压力和身体压力一样严重,包括社会隔离、朋辈关系障碍等。超重和肥胖者经常面对直接的歧视、负面评价、社会隔离,承受身体不便或困难,肥胖儿童常常因被孤立而导致抑郁。而进食是对这种歧视的最常见的应对机制,从而加重肥胖。

三、临床表现

常见的情绪障碍有情感淡漠、情感高涨、情绪抑郁、情感倒错、情感爆发、病理性激情以及焦虑恐怖,等等。根据美国国家精神医学会精神疾病诊断与统计手册(DSM-Ⅳ),将忧郁归纳于情感性疾患(mood disorders),其中包括重郁症(major depressive disorder)、轻郁症(dysthymic disorder)。

重郁症(major depressive disorder)的特征是有一或多次重郁发作,即有至少两周时期的忧郁心情或失去兴趣及喜乐,并伴随出现忧郁附属症状中至少 4 项:①心情常被个案描述为忧郁的、悲伤的、无望的、令人沮丧的或总失去兴趣或喜乐、食欲通常减少,亦可能增加食欲及渴求特殊食物,失眠或睡眠过多(嗜睡症);②精神运动性变化包含激动(如:无法安静坐着、踏步、绞扭双手;或拉或磨擦皮肤、衣物或其他对象)或迟滞(如:语言、思维及身体动作变缓慢;回答问题前的迟疑时间增加);③语言的音量、抑扬起伏、话量、内容多变性等皆减少,甚至缄默不语,失去活力及劳累疲倦、无价值感或罪恶感,包含对自己价值的不实际负向评价或对于过去小小的失败有罪恶感的专注意念或一再回想;④思考能力、专注能力或决断力减退,常有死亡想法、自杀意念或自杀尝试。

轻郁症(dysthymic disorder)的特征是至少两年的忧郁心情,期间内心情忧郁的日子比非忧郁的日子多,并伴随出现忧郁附属症状多项(但不符合重郁发作的诊断)。

四、治疗及预后

目前,对情绪障碍的治疗包括心理治疗、药物治疗、物理治疗、中医疗法。心理治疗是情绪障碍的必要治疗方法,轻度情绪障碍只进行心理治疗就可以得到明显改善。

1. 心理治疗

(1)社会技能训练:训练孩子的基本沟通、情绪控制、压力处理、合作、问题解决以及冲突处理等。

(2)行为训练:学习放松技巧,学习情绪表达。

(3)认知心理咨询:通过面谈,找到引发情绪障碍的心理原因,以及自己对事物的不合理认知,产生内心冲突的原因,在专业心理专家的指导下,改变对问题的看法,从心理上做出克服情绪障碍的准备和努力。

2. 药物治疗　药物治疗包括选择性的 5-HT 再摄取抑制剂、三环类抗抑郁药、苯二氮䓬类、β- 肾上腺素能受体阻滞剂,还有碳酸锂等一些抗精神病药物。目前,临床上比较常用的是舍曲林、氟西汀、氟伏沙明、文拉法辛等。其中最常用的是舍曲林,在随机、双盲、对照研究中发现,该药物对儿童情绪障碍的疗效和安全性较好。这几种药中,只有氟伏沙明、舍曲林的药品说明书中明确说明可用于儿童,其余药品说明书中注明对儿童慎用或不建议使用,因此,对于需要药物治疗的情绪障碍儿童,用药之前需沟通药物说明书上的相关注意事项,以及可能出现的副作用。由于可选药物种类的有限性,以及药物的副作用,近年来各种非药物的治疗得到迅速发展,如心理治疗、物理和中医疗法。

3. 物理治疗和中医疗法　中医认为儿童脏腑娇嫩,气血不足,一方面影响其消化功能,另一方面又表现为体力旺盛且情绪不稳定、喜怒无常,因而易发生情绪障碍。中医传统方法和植物药相对于西药,更容易被家长从心理上接纳,常常可以减少家长对西药的顾忌,治疗的依从性较好。

对于肥胖并发情绪障碍的患者应在常规控制饮食、运动治疗及配合药物治疗的基础上,注重认知行为的干预及精神 - 心理的支持。对肥胖患者进行适当健康教育,提高其对肥胖症的认知水平,进而对自身行为作出控制、干预,能更有效地维持减重的效果。

对肥胖患者的治疗不能仅追求体重等数字的改变,还要更关注肥胖者引起肥胖的原因,给予他们充分的尊重,因为形体带来的社会歧视目光会让肥胖者的心理承受不少压力,在漫长的减肥过程中也会容易失去信心而放弃治疗,故他们需要更多耐心的倾听,并建立起医患间的信任,给予更多的称赞及鼓励。

(马向华)

参考文献

［1］王吉耀, 廖二元, 黄从新, 等. 内科学 [M]. 北京：人民卫生出版社, 2010: 175-273.

［2］顾景范.《中国居民营养与慢性病状况报告 (2015)》解读 [J]. 营养学报, 2016 (6).

［3］李伟, 于水, 孙扬, 等.《国际功能、残疾和健康分类·髋痛与活动度不足 - 髋骨关节炎：2017 修订版》临床实践指南 [J]. 康复学报, 2019, 29 (02): 1-19.

［4］种晓艺, 张小田等, 肥胖对肿瘤患者治疗和临床结局的影响 [J]. 肿瘤代谢与营养电子杂志, 2019, 6 (2): 172-177.

［5］王霞, 宗慧敏, 刘春蓓, 等. 肥胖相关性肾病的远期预后及危险因素分析 [J]. 肾脏病与透析肾移植杂志, 2018, 27 (06): 507-512.

［6］HINNOUHO GM, CZERNICHOW S, DUGRAVOT A, et al. Metabolically healthy obesity and the risk of cardiovascular disease and type2 diabetes: the Whitehall II cohort study [J]. Eur Heart J, 2015, 36 (9): 551-559.

［7］WHITAKER BN, FISHER PL, JAMBHEKAR S, et al. Impact of degree of obesity on sleep, quality of life, and depression in youth [J]. J Pediatr Health Care, 2018, 32 (2): e37-e44.

［8］LIU T Z, XU C, ROTA M, et al. Sleep duration and risk of allcause mortality: a flexible, nonlinear, meta-regression of 40prospective cohort studies [J]. Sleep Med Rev, 2017(32): 28-36. DOI: 10. 1016/j. smrv. 2016. 02. 005.

［9］ITANI O, JIKE M, WATANABE N, et al. Short sleep duration and health outcomes: a systematic review, meta-analysis, and meta-regression [J]. Sleep Med, 2016(pii): S1389-9457 (16) 30138-1. DOI: 10. 1016/j. sleep. 2016. 08. 006.

［10］JENSEN MD, RYAN DH, APOVIAN CM, et al. 2013 AHA/ACC/TOS guideline for the management of overweight and obesity in adults: a report of the American College of Cardiology/American Heart Association Task Force on Practice Guidelines and The Obesity Society [J]. J Am Coll Cardiol, 2014, 63 (25): 2985-3023. DOI: 10. 1016/j. jacc. 2013. 11. 004.

［11］VINA ER, AND KWOH CK. Epidemiology of Osteoarthritis: Literature Update [J]. Curr Opin Rheumatol, 2018, 30 (2): 160-167.

［12］GLENN T, HARRIS AL, LINDHEIM SR. Impact of obesity on male and female reproductive outcomes [J]. Curr Opin Obstet Gynecol, 2019, 31 (4): 201-206.

［13］LANDSBERG L, ARONNE LJ, BEILIN LJ, et al. Obesity-related ypertension: pathogenesis, cardiovascularrisk, andtreatment: a position paper of The Obesity Society and the American Society of Hypertension [J]. J Clin Hypertens (Grenwich), 2013, 15 (1): 14-33.

［14］BHASKARAN K, DOUGLAS I, FORBES H, et al. Body-mass index and risk of 22 specific cancers: A population-based cohort study of 5. 24 million UK adults [J]. Lancet, 2014, 384 (9945): 755-765.

［15］GASIOR-PERCZAK D, PALYGA I, SZYMONEK M, et al. The impact of BMI on clinical progress, response to treatment, and disease course in patients with differentiated thyroid cancer [J]. PLo S One, 2018, 13 (10): e204668.

［16］CHUNG YS, LEE JH, LEE YD. Is body mass index relevant to prognosis of papillary thyroid carcinoma?A clinicopathological cohort study [J]. Surg Today, 2017, 47 (4): 506-512.

[17] WU C, WANG L, CHEN W, et al. Associations between body mass index and lymph node metastases of patients with papillary thyroid cancer: A retrospective study [J]. Medicine (Baltimore), 2017, 96 (9): e6202.

[18] LAUBY-SECRETAN B, SCOCCIANTI C, LOOMIS D, et al. Body Fatness and Cancer--Viewpoint of the IARC Working Group [J]. N Engl J Med, 2016 (375): 794-798.

[19] SCIACCA L, VIGNERI R, TUMMINIA A, et al. Clinical and molecular mechanisms favoring cancer initiation and progression in diabetic patients [J]. Nutr. Metab. Cardiov. Dis, 2013 (23): 808-815.

[20] GUO S. Insulin signaling, resistance, and the metabolic syndrome: insights frommouse modelstodiseasemechanisms [J]. J Endocrinol, 2014, 220 (2): T1-T23.

[21] LIU CR, LI Q, HOU C, et al. Changes in Body Mass Index, Leptin, and Leptin Receptor Polymorphisms and Breast Cancer Risk [J]. DNA Cell Biol, 2018, 37 (3): 182-188.

[22] PIYA MK, MCTERNAN PG, KUMAR S. Adipokine inflammation and insulin resistance: the role of glucose, lipids and endotoxin [J]. Journal of Endocrinology, 2013 (216): T1-T15.

[23] CASTRO AV, KOLKA CM, KIM SP, et al. Obesity, insulin resistance and comorbidities-Mechanisms of association. Arq Bras Endocrinol Metabol, 2014, 58 (6): 600-609.

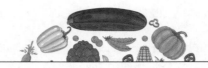

第四章
开具营养处方

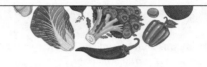

第一节　超重／肥胖医学营养减重的工作流程

肥胖是糖尿病、心血管疾病及其他代谢性疾病和肿瘤的潜在危险因素。减重治疗包括生活方式（膳食和体育运动）调整、内科药物及外科手术治疗等多种手段。科学合理的营养治疗联合运动干预仍是目前最有效、最安全的基础治疗。2016 年，由中国医疗保健国际交流促进会营养与代谢管理分会以及中国医师协会营养医师专业委员会、中国营养学会近百位肥胖和临床营养研究领域的权威专家，根据我国针对肥胖的医学营养治疗的循证医学证据以及科学研究进展，结合中国肥胖的流行病学特点和营养现状，共同发布了我国首部医学减重共识——《中国超重／肥胖医学营养治疗（2016）专家共识》（简称"医学减重共识"），以便使医学减重更加科学、规范和易于实施。基于广泛的文献研究，共识推荐采用限制能量平衡膳食（calorie restrict diet，CRD）、高蛋白膳食模式（high protein diet，HPD）以及轻断食膳食模式（intermittent fasting），可用于各种类型、各个生理阶段的超重及肥胖者，掌握好适应证及使用时机更有助于安全减重的执行。通过设立医学营养减重工作流程，保证患者在医疗监督下安全地应用营养治疗手段进行减重。

一、医学营养减重工作流程

为进一步规范医学营养减重的原则和路径，医学减重共识同时推荐了在医疗模式下进行减重的标准化工作流程（图 4-1），以患者安全为主要目标，将评估与筛查、随诊贯穿整个流程中，以便临床营养专业人员及医疗保健人员掌握和使用，更好地为减重者服务。

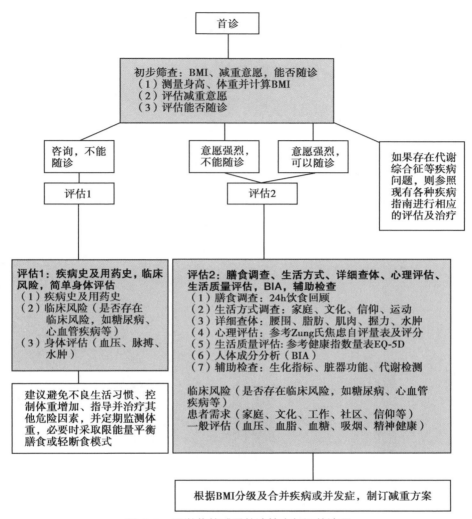

图 4-1 医学营养减重首诊筛查与评估流程

二、医学营养减重首诊筛查与评估

按照医学营养减重管理流程所示,首诊时,通过对不同肥胖者的饮食情况、生活方式、疾病史等方面进行营养评估、风险评估,减重意愿评估,并综合考虑减重者的健康情况、生活方式、减重目的、支付情况等,为减重者量身定制减重方案,进而达到有针对性的科学减重的目的,为患者提供更多安全保障。

第二节 高蛋白膳食减重处方

一、高蛋白膳食的定义

高蛋白膳食(high protein diet,HPD):高蛋白质膳食是一类每日蛋白质摄入量超过每日总能量的 20% 或每日 1.5g/kg 体重以上,但一般不超过每日总能量的 30%(或每日 2.0g/kg 体重)的膳食模式。

二、高蛋白膳食的实施与证据

1. **证据** 研究表明,接受高蛋白膳食 6 个月的肥胖者比接受中等蛋白质膳食者体重下降更明显,1 年随诊后,高蛋白膳食组仍较对照组多降低了 10% 腹部脂肪(图 4-2)。

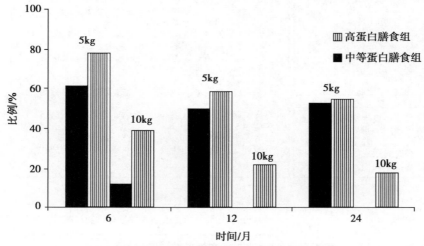

图 4-2 维持减重 >5kg 和 >10kg 的比例

2012 年发表的一项在同等能量摄入的限能量条件下,比较高蛋白低脂肪(HP)饮食与标准蛋白低脂肪(SP)饮食在体重减轻、身体成分、静息能量消耗(REE)、饱腹感和食欲、心脏代谢危险因素等方面研究的 Meta 分析发现,高蛋白膳食更有助于减少体脂(图 4-3),还有助于保持能量消耗(图 4-4)。

2005 年发表的一项评估高蛋白质膳食和高碳水化合物膳食对超重女性的身体成分、心血管疾病风险、营养状况、骨转换和肾功能指标影响的研究证实,采用高蛋白膳食比高碳水化合物膳食的肥胖人群体重下降更多（6.4kg 和 3.4kg，P=0.035）。2009 年发表的另一项研究中，当受试者每日允许能量摄入为 20kcal/kg 时，其蛋白质占总能量的 30%，碳水化合物占 45%，脂肪占 25%，同时补充维生素和钾，12 周后体重明显减轻（4.72 ± 4.09）kg，BMI、腰围和腰臀比（WHR）也分别下降（1.87 ± 1.57）kg/m^2、（3.73 ± 2.91）cm 和（0.017 ± 0.029）。

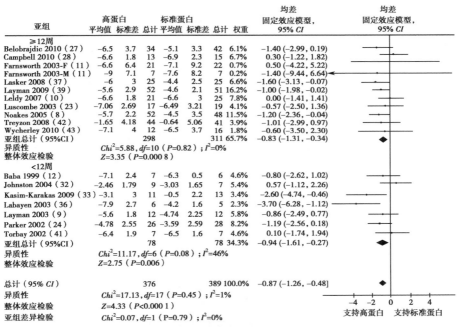

图 4-3 高蛋白饮食和标准蛋白饮食减脂效果对比

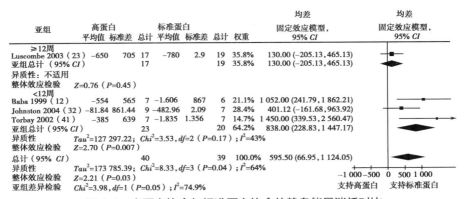

图 4-4 高蛋白饮食与标准蛋白饮食的静息能量消耗对比

在一项以能量受限的高蛋白低碳水化合物(PRO)和低蛋白高碳水化合物(CHO)饮食比较,检查体成分和血脂的顺应性和长期变化的研究中,将健康成年肥胖个体随机分为PRO组和CHO组,4个月后,两组体重减少量虽无明显差别,但PRO组的机体脂肪(体脂)含量减少更明显;相对于CHO组,PRO组肥胖者血清中的甘油三酯、高密度脂蛋白胆固醇的改善更明显,并且依从性更高。

一项为期2年的实验比较了高蛋白和高碳水化合物饮食在糖尿病超重者的减重效果,结果提示,高蛋白膳食可能对存在糖尿病、心血管疾病和代谢综合征风险的患者有帮助。

113例中度肥胖患者经过4周极低能量饮食的减重治疗后,体重降低了5%~10%,而随后6个月采用高蛋白膳食(18%)及正常蛋白饮食(15%)进行体重维持,结果显示高蛋白膳食体重反弹率更低。

2. 高蛋白膳食推荐意见

(1)对于单纯性肥胖以及合并高甘油三酯血症者、高胆固醇症者采用高蛋白膳食较正常蛋白膳食更有利于减轻体重以及改善血脂情况;并有利于控制减重后体重的反弹。

(2)合并慢性肾病患者应慎重选择高蛋白膳食。

3. 高蛋白膳食方案制定

(1)每日能量需要量计算:进行肥胖诊断以及风险评估后,根据以下两种方式获得每日能量需要量(kcal/d)。

根据身高体重情况,理想体重(kg) × 20kcal/(kg·d)

$$理想体重(kg) = 身高(cm) - 105$$

也可根据体成分测定瘦体重:基础代谢率(BMR) × 体力活动系数 −500(kcal)

$$BMR = 370 + 21.6 × 瘦体重(kg)$$

体力活动系数:

1.2:几乎不运动,常坐办公室;1.3~1.4:每天就站站走走路,如教师或者每周轻运动1~3次;1.5~1.6:比较活跃,每天在外面跑或者中等强度运动,每周3~5天;1.7~1.8:很活跃,体力劳动者或者每周运动6~7次;1.9~2.0:运动员、教练等每天大强度体力劳动者。

(2)宏量营养素的供给量:根据每日能量需要量进一步计算宏量营养素的供给量。

蛋白质:供能比为20%~30%,或1.5~2.0g/(kg·d),可通过理想体重,或体成分测定的去脂体重等三种方式计算获得:

方式一:理想体重(kg) × 1.5~2.0g/(kg·d)

方式二:每日能量摄入量(TEI) × 蛋白质供能比(20%~30%) ÷ 产能系数(4)

方式三:根据体成分测定去脂体重(BIA):去脂体重 × 2.2(g)

建议选择鸡蛋、牛奶等高优质蛋白类食物,合理适量选择代餐,而代餐的蛋白质含量至少应在 80% 以上,蛋白质含量越高减重效率越高。

脂肪:供能比为 20%~30%,除食物本身含有的脂肪外,烹调用油按 ≤ 15~20g/d。建议选择橄榄油、茶油、花生油、大豆油等植物油。烹调方法采用凉拌、蒸、煮、炖、焖等方式。

计算公式:每日能量摄入量(TEI) × 脂肪供能比(20%~30%) ÷ 产能系数(9)

碳水化合物:根据蛋白质和脂肪的摄入量确定碳水化合物的供能比为 40%~55%,从主食、蔬菜、水果等食物中摄取。

计算公式:每日能量摄入量(TEI) × 脂肪供能比(40%~55%) ÷ 产能系数(4)

(3)盐和水:根据《中国居民膳食指南(2021)》推荐,每天食盐摄入量不超过 5g,并要控制隐性盐的摄入。减重期间,随着食物摄入量的减少,尤其是当碳水化合物(谷物)减少的时候,消化道容易出现纤维素不足的便秘状态,为预防便秘发生,推荐每天饮水量 ≥ 2 000~2 500ml,首选白开水,未渴先喝,少量多次。

(4)微量营养素:研究显示,在减重干预的同时,补充维生素 D 和钙可以增强减重效果。n-3 多不饱和脂肪酸对肥胖者动脉弹性、收缩压、心率、血甘油三酯及炎症指标等均有明显改善,可增强减重效果。

大量研究表明,摄入膳食纤维,可降低肥胖的发病风险。同时,增加膳食纤维的摄入,能辅助减轻体重。美国 FDA 推荐的总膳食纤维摄入量为人均每日 25~30g。

(5)餐次安排:高蛋白膳食的实施有两种方式,第一种为从高蛋白质的食物中摄取每天所需要的蛋白质。第二种,用 50% 的蛋白粉作为代餐,剩下 50% 蛋白质用高蛋白质食物来替代。因为蛋白粉可以做到完全无脂、无糖,只摄入蛋白质,更有利于动员内脏的脂肪,提高饱腹感,显然第二种更容易达到减重目标。每天的餐次可以分 5~6 餐。举例:

早餐:主食 + 优质蛋白食物 + 蔬菜 100~150g

加餐:蛋白粉 + 膳食纤维,水果 150~200g

午餐:主食 + 优质蛋白食物 + 蔬菜 250~300g

加餐:蛋白粉 + 膳食纤维

晚餐:主食 + 优质蛋白食物 + 蔬菜 250~300g

加餐:脱脂 / 低脂牛奶或酸奶 100~200g

三、高蛋白膳食的注意事项

由于慢性肾病患者可能因高蛋白饮食而增加肾脏血流负荷,建议合并慢性肾病患者应慎重选择高蛋白饮食。

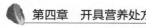

第三节 轻断食膳食减重处方

一、轻断食膳食的定义

轻断食模式（intermittent fasting）也称间歇式断食，采用 5+2 模式，即 1 周中 5 天相对正常进食，其他 2 天（非连续）摄取平常的 1/4 能量（约女性 500kcal/d，男性 600kcal/d）的膳食模式。

二、轻断食膳食的实施与证据

1. **证据** 20 世纪 80 年代，一项对 519 例门诊患者进行 29.8 周轻断食治疗的研究显示，78% 的患者体重下降超过 18.2kg，总体减重平均每周 1.5kg，女性平均每周减重 1.3kg，男性每周减重 2.1kg，大多数均能接受该方案而无任何严重副作用。一项基于 16 例肥胖患者的研究显示，隔日断食法干预 8 周后，患者体重平均下降 (5.6 ± 1.0) kg，腰围平均缩小 4.0cm，体脂含量从原来的 (45 ± 2)% 降到 (42 ± 2)%，收缩压由 (124 ± 5) mmHg 降到 (116 ± 3) mmHg，总胆固醇、低密度脂蛋白胆固醇和甘油三酯浓度也分别下降 (2 ± 4)%、(25 ± 10)% 和 (32 ± 6)%，而高密度脂蛋白胆固醇水平无变化。

2007 年发表的一项研究也发现，隔日断食法干预 8 周后，肥胖患者的 BMI 较基线值下降 8%，而低密度脂蛋白胆固醇和甘油三酯分别下降 10% 和 40%。2013 年发表的一项基于 115 例肥胖女性的研究显示，干预 3 个月后，两日断食法的肥胖患者体重平均下降 4kg，而传统能量限制的肥胖患者体重平均下降 2.4kg，且前者胰岛素抵抗改善更明显。

2014 年一项关于 2 型糖尿病预防的 Meta 分析发现，轻断食可有效减重及预防 2 型糖尿病，对超重和肥胖患者的血糖、胰岛素及低密度脂蛋白胆固醇、高密度脂蛋白胆固醇等代谢标记物均有改善。

2. **轻断食推荐意见**

（1）轻断食模式有益于体重控制和代谢改善。

（2）轻断食模式在体重控制的同时，或可通过代谢和炎性反应改善，间接增加体重控制获益；同时增强糖尿病、心脑血管疾病及其他慢性病的治疗获益。

3. **轻断食膳食方案制定** 研究表明，轻断食模式在营养干预减重中具有良好的安全性、科学性、有效性和依从性，并且可以改变人们不合理的饮食习惯和生活方式。

适宜人群：BMI>24kg/m^2；体脂率、腰围超标的超重肥胖人群。

不适宜人群：儿童，BMI<18.5kg/m^2 的消瘦者，神经性厌食患者，精神病患

者,艾滋病患者,胃溃疡患者,妊娠期、哺乳期妇女,营养素缺乏病(缺铁性贫血等)患者,心功能不全患者,肾功能不全患者,非酒精性脂肪肝以外的肝病患者。

(1)轻断食的时间:每周 7 天,其中 5 天相对正常饮食,自选非连续的 2 天采用轻断食。一般来说,在工作比较忙的时间采用轻断食饮食减重效率会更高,也较容易坚持。建议周一和周四两天,也可以选择周二和周五两天。

(2)轻断食的方法

非断食日的 5 天,可根据以下两种方式获得减重者每日能量需要量:

1)根据身高体重情况,标准体重(kg)× 20~25(kcal·kg^{-1}·d^{-1})获得。

2)根据体成分测定瘦体重进行:

$$BMR(男和女)= 370 + 21.6 × 瘦体重(kg)$$

$$每日推荐能量摄入 = BMR × 体力活动系数 -500(kcal)$$

其次,三大宏量营养素供能比分别为蛋白质 20%,脂肪 20%,碳水化合物60%。其他饮食要求:少油清淡,植物油每日 15g 以内,食盐每日 6g 以内。

断食日的 2 天,饮食方案相对固定,女性约摄入 500kcal/d,男性约摄入600kcal/d。全天饮水量 2 000~2 500ml。饮食方案举例:

◇ 女性断食日饮食方案(500kcal/d):

全天饮食包括:主食 25g,蛋白质类食物 50g,鸡蛋 1 个,酸奶 100g 或脱脂奶 250ml,蔬菜 250g,水果 150g。

餐次建议:

早餐:脱脂奶 250ml 或酸奶 100g,1 个鸡蛋

午餐:水果 150g

晚餐:主食 25g,蔬菜 250g,蛋白质类食物 50g

◇ 男性断食日饮食方案(600kcal/d):

全天饮食包括:主食 50g,蛋白质类食物 50g,鸡蛋 1 个,酸奶 100g 或脱脂奶 250ml,蔬菜 250g,水果 150g。

餐次建议:

早餐:脱脂奶 250ml 或酸奶 100g,1 个鸡蛋

午餐:水果 150g

晚餐:主食 50g,蛋白质类食物 50g,蔬菜 250g

注:主食、蛋白质食物、蔬菜的量都是指食材生重。

三、轻断食膳食的注意事项

1. **水** 全天饮水量应为 2 000~2 500ml。

2. **水果** 选择高饱腹感的水果,如苹果、柚子、木瓜、蓝莓、柑橘等;避免单糖含量过高的水果如榴莲、菠萝蜜;不可用水果干制品替代水果。

3. **蔬菜** 选择少油少糖的蔬菜烹饪方式,建议用清炒、生食、焯水等方式。避免高淀粉含量的蔬菜如土豆、玉米等。

第四节 限能量平衡膳食减重处方

一、限能量平衡膳食的定义

限能量平衡膳食(calorie-restricted diet,CRD)是在限制能量摄入的同时保证基本营养需求的膳食模式,其宏量营养素的供能比例应符合平衡膳食的要求。

CRD 对于延长寿命、延迟衰老相关疾病的发生具有明确干预作用。CRD 目前主要有三种类型:

1. 在满足蛋白质、维生素、矿物质、膳食纤维和水这五大营养素的基础上,适量减少脂肪和碳水化合物的摄取,将正常自由进食的能量减去 30%~50% 的低能量膳食模式,通常需要在医生监督下进行。

2. 在目标摄入量基础上每日减少 500kcal 左右。

3. 每日供能 1 000~1 500kcal。

二、限能量平衡膳食的实施与证据

1. **证据** 一项对超重者进行 6 个月 CRD 干预(能量摄入减少 25%)的研究发现,与非 CRD 相比,CRD 组的胰岛素敏感性明显改善,并认为这是降低体重的原因。

一项以评估 CRD 引起的体重减轻对成人内脏脂肪影响为目的的研究证实,对内脏脂肪面积 ≥ 100cm^2 成年人进行 12 周 CRD(CRD 目标:25kcal/kg,基线能量摄入约为 30kcal/kg)干预后,有效降低了体重、脂肪组织重量、内脏脂肪面积以及动脉粥样硬化的发生风险(表 4-1)。

多项研究证实 CRD 的脂肪供能比例应与正常膳食(20%~30%)一致,过低或过高都会导致膳食模式的不平衡。在 CRD 中补充海鱼或鱼油制剂的研究均报道,n-3 多不饱和脂肪酸(polyunsaturated fatty acids,n-3PUFA)对肥胖者动脉弹性、收缩压、心率、血甘油三酯及炎症指标等均有明显改善,可增强 CRD 的减重效果。

在一项以检查在限能量饮食期间高蛋白和正常蛋白两种摄入水平的骨矿物质密度随机对照研究中,将 47 名绝经后妇女[BMI 为(32.1 ± 4.6)kg/m^2]随机分成高蛋白饮食组(HP,24%,n=26)和正常蛋白饮食组(NP,18%,n=21),脂肪摄入量 28% 并控制钙的摄入量为 1.2g/d。1 年之后,与 NP 组相比,HP 组可以减轻腰椎、超远端桡骨、全髋关节和胫骨骨小梁的骨密度损失(图 4-5)。

表 4-1　体重减轻对人体测量参数、心肺适能等的影响

	CR (n=18)		CR+Ex (n=15)		P值f	P值 分组 × 时间交互
	干预前 平均值 ± 标准差	干预后 平均值 ± 标准差	干预前 平均值 ± 标准差	干预后 平均值 ± 标准差		
年龄 / 岁	52 ± 2		61 ± 2		<0.001	—
人体测量参数						
身高 /cm	158.2 ± 7.3	158.4 ± 7.5	158.3 ± 6.3	158.3 ± 6.2	0.958	0.354
体重 /kg	71.3 ± 3.2	65.9 ± 2.7***	68.6 ± 3.0	63.6 ± 2.8***	0.557	0.786
BMI/(kg·m⁻²)	28.4 ± 1.0	26.2 ± 0.9***	27.3 ± 1.1	25.3 ± 1.0***	0.481	0.740
体脂率 /%	35.6 ± 1.8	31.3 ± 1.8***	35.5 ± 1.5	31.6 ± 1.5***	0.975	0.707
体脂量 /kg	25.9 ± 2.0	21.0 ± 1.6***	24.6 ± 1.6	20.2 ± 1.4***	0.617	0.635
瘦体重 /kg	46.1 ± 2.0	45.6 ± 2.0	44.4 ± 2.2	43.4 ± 2.0*	0.556	0.537
内脏脂肪面积 /cm²	164 ± 10	139 ± 10***	165 ± 10	127 ± 10***	0.953	0.075
皮下脂肪面积 /cm²	321 ± 28	282 ± 25***	287 ± 21	250 ± 22***	0.364	0.900
肝 - 脾比率	1.11 ± 0.09	1.23 ± 0.05*	1.15 ± 0.05	1.28 ± 0.03**	0.681	0.984
膳食摄入						
能量摄入 /(kcal·d⁻¹)†	1 820 ± 89	1 429 ± 76***	2 051 ± 83	1 704 ± 75***	0.068	0.658
蛋白质 /(g·d⁻¹)†	70.8 ± 4.8	57.9 ± 2.4**	82.7 ± 3.9	71.3 ± 4.6**	0.069	0.759

续表

	CR (n=18)		CR+Ex (n=15)			P值 分组×时间交互
	干预前 平均值±标准差	干预后 平均值±标准差	干预前 平均值±标准差	干预后 平均值±标准差	P值[§]	
脂肪/(g·d⁻¹)[†]	51.4±3.1	39.3±3.3**	64.0±3.7	48.6±2.9**	0.014	0.550
碳水化合物/(g·d⁻¹)[†]	260.5±11.8	207.6±12.2***	279.3±12.4	241.8±10.3**	0.279	0.273
心肺健康和步数						
每千克体重峰值摄氧量/(ml·min⁻¹)[††]	23.0±1.0	24.1±2.2	20.7±1.2	23.8±1.3*	0.139	0.444
乳酸阈值/(J·s⁻¹)[†††]	53±4	53±4	49±4	58±3*	0.432	0.053
步数/(步·d⁻¹)[††††]	6 458±654	7 578±763	7 124±849	9 412±905**	0.536	0.257

CR：能量限制减重；CR+Ex：能量限制联合有氧运动减重。

干预前 vs. 干预后；*$P<0.05$，**$P<0.01$，***$P<0.001$。

[§] 基线期P值（能量限制组 vs. 能量限制＋运动组）。

[†] CR（n=17）；[††] CR+Ex（n=14）；[†††] CR（n=14）；[††††] CR（n=15），CR+Ex（n=14）。

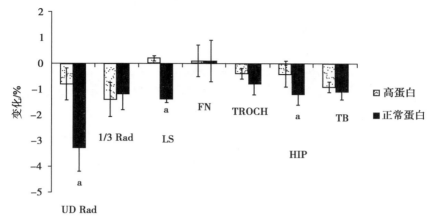

图 4-5　HP 组与 NP 组骨密度（BMD）与基线相比的百分比变化

注：1 年后，高蛋白组和正常蛋白组所有部位的骨密度（BMD）与基线相比的
百分比变化。两组间的百分比变化比较采用单因素方差分析，[a]$P<0.05$。

　　由于 CRD 降低了摄入的总能量，必然导致产热的宏量营养素摄入降低。应适当提高蛋白质供给量比例（1.2~1.5g/kg，或 15%~20%），这样就能在减重过程中维持氮平衡，同时具有降低心血管疾病风险、增加骨矿物质含量等作用。不同来源蛋白质的减重效果可能不同，有研究发现大豆蛋白的减脂作用优于酪蛋白，且其降低血液中总胆固醇和低密度脂蛋白胆固醇的作用也更明显。

　　根据蛋白质、脂肪的摄入量来确定碳水化合物的供给量（40%~55%）。过高或过低都将导致膳食不平衡。碳水化合物的来源应参照《中国居民膳食指南（2021）》，以淀粉类复杂碳水化合物为主，保证膳食纤维的摄入量 25~30g/d。严格限制简单糖（单糖、双糖）食物或饮料的摄入。

　　肥胖与某些微量营养素的代谢异常相关，尤其是钙、铁、锌、维生素 A、维生素 D 及叶酸的缺乏。肥胖和膳食减重也可引起骨量丢失。一项 Meta 分析显示，肥胖人群患维生素 D 缺乏的风险比正常人群高 35%，比超重人群高 24%。在减重干预的同时补充维生素 D 和钙可以增强减重效果。

　　2019 年，北京大学公共卫生学院营养与食品卫生学系马冠生教授团队开展了一项研究，评估 12 周膳食代餐减重干预过程中，超重或肥胖者的内脏脂肪减少与血压变化之间的关系，共有 168 名 18~55 岁超重肥胖者志愿参加并完成了这项研究。志愿者随机分为代餐组和常规饮食组。代餐组需要在晚餐时服用代餐粉，其中含有 22.6g 蛋白质，11.1g 脂肪，39.3g 碳水化合物，20.9g 膳食纤维，提供 388kcal 能量，结果显示超重肥胖男性志愿者的内脏脂肪减少与收缩压、舒张压的改善之间存在显著正相关，证实了减肥过程中内脏脂肪的减少对相关健康结局的改善具有重要作用。

2. **限能量平衡膳食应用推荐意见** 近年研究认为,采用营养干预及营养代餐方法能兼顾体重减轻和营养均衡。CRD 除能量摄入限制之外,也对营养均衡提出推荐。具体应用推荐意见为:

(1) CRD 具有减轻体重、降低脂肪含量的作用。

(2) 保证蛋白质充足供给(1.2~1.5g/kg)可能增强 CRD 的减重效果。

(3) 使用大豆蛋白替代部分酪蛋白可增强 CRD 的减重效果。

(4) CRD 中脂肪的供能比例以 20%~30% 为宜。

(5) 适当增加富含 n-3 多不饱和脂肪酸的食物或补充鱼油制剂,可以增强 CRD 的减重效果。

(6) CRD 中碳水化合物的供能比例以 40%~55% 为宜。

(7) 增加蔬菜、水果、燕麦等富含膳食纤维的食物可增强 CRD 的减重效果。

(8) 适当补充维生素 D 制剂和钙可增强 CRD 减重效果。

(9) 采用营养代餐模式的 CRD 更有助于减轻体重。

3. **限能量平衡膳食方案制定**

(1) 获得每日总能量:以在目标摄入量基础上减少 500kcal 左右的膳食类型为例,可根据以下两种方式获得每日总能量。

1) 根据身高体重情况,标准体重(kg) × 20~25(kcal·kg^{-1}·d^{-1})获得;

2) 根据体成分测定瘦体重进行:

$$BMR = 370 + 21.6 × 瘦体重(kg)$$

$$推荐能量摄入 = BMR × 活动系数 - 500(kcal)$$

(2) 宏量营养素:宏量营养素供能比例为蛋白质 15%~20%(1.2~1.5g/kg),脂肪 20%~30%(与正常膳食一致),碳水化合物 40%~55%。

(3) 制定限能量平衡膳食方案:每天的膳食来源应包括谷薯类、蔬菜水果类、禽畜肉蛋奶类、大豆坚果类等食物。建议膳食要健康平衡,平均每日至少吃 12 种以上食物,每周 25 种以上。成人每天食盐不超过 5g,足量饮水,成人如饮酒,男性一天饮用酒的酒精量不超过 25g,女性不超过 15g。饮食方案举例:

总能量:1 600kcal/d

全天饮食包括:主食 175g,肉 150g,鸡蛋 1 个,脱脂奶 250ml 或酸奶 100g,蛋白质食物 50g,蔬菜 500g,水果 150g,油 20g。

餐次安排:

早餐:主食 50g,鸡蛋 1 个,酸奶 100g 或脱脂奶 250ml

午餐:主食 75g,蔬菜 250g,瘦肉 50g,蛋白质食物 50g,油 10g

加餐:水果 150g

晚餐:主食 50g,蔬菜 250g,瘦肉 100g,油 10g

注:主食、蛋白质食物、蔬菜的量都是指食材生重。

三、限能量平衡膳食的注意事项

1. **体重下降速度过快（每月体重下降 ≥ 10%）** 由于个体差异,很难单纯从体重下降值去判断身体是正常还是不正常,比如糖尿病患者,情况严重的甚至一个月会下降 10kg,而其他癌症患者甚至更加严重,不同的情况还需要到医院进一步检查。

2. **饥饿感** 首先,可以增加餐次,把常规三餐里的一部分挪出来作为加餐,例如把一杯奶挪到上午加餐,把一个水果挪到下午加餐。其次,用膳食纤维类的食物增加或替换部分食物。比如,用一些富含膳食纤维能增加饱腹感的土豆、红薯、山药等替换普通主食,换算方法是 4：1,例如 200g 土豆 =50g 大米。还可以增加 250~500g 富含膳食纤维的蔬菜来增加饱腹感,例如黄瓜、西红柿、魔芋等。另外,保证充足的饮水量,也可以降低饥饿感。

3. **体重下降比较缓慢、平台期** 因为生理原因,体重下降速度都会呈螺旋式下降,所以在减重过程中,会出现小平台期。当减重者坚持执行减重处方,让身体逐步建立一个新的平衡之后,体重将会进一步下降。

第五节 营养代餐的减重处方

一、营养代餐的定义

据中国营养学会 2020 年 1 月 1 日发布并实施的团体标准《代餐食品》(T/CNSS 002—2019)中所述,营养代餐应符合相应标准和 / 或有关规定,可以满足一餐或两餐的营养需要或部分营养需要,分为代餐食品和部分代餐食品两种。

代餐食品:为了满足成年人控制体重期间一餐或两餐的营养需要,代替一餐或两餐,不需搭配其他膳食食用,而专门加工配制而成的一种控制能量食品。代餐食品每餐所提供的能量应大于等于 835kJ(200kcal),不高于 1 670kJ(400kcal)。

部分代餐食品:为了满足成年人控制体重期间的一餐或两餐部分营养需要,代替一餐或两餐中部分膳食,需要与牛奶、蔬果等其他食物搭配食用,保证均衡营养,而专门加工配制而成的一种控制能量食品。部分代餐食品每餐所提供的能量应大于等于 334kJ(80kcal),小于 835kJ(200kcal)。搭配其他膳食,每餐所提供的能量应大于等于 835kJ(200kcal),不高于 1 670kJ(400kcal)。

二、营养代餐的适用人群与证据

1. **证据** 一项国外比较限制饮食组与代餐组减重效果的研究表明,应用代餐可以获得明显的体重减轻［代餐组：(5.98 ± 2.82) kg，$P<0.001$；对照组：(4.84 ± 3.54) kg，$P<0.001$］，并且其减重效果（减重 >5% 的比例）明显高于限制饮食组（77% 和 50%）。

国内外有很多研究对代餐减重效果予以肯定，但值得探讨的是，患者一天使用几次代餐更为有效。在"LOOK AHEAD（Action for Health in Diabetes）"研究中，纳入 5 145 例肥胖合并糖尿病的患者，代餐作为整体生活干预的一个组成部分用来治疗 2 型糖尿病，该试验从患者的减重效果中得到了一个很好的减重与代餐用量之间的剂量关系。显然，代餐的更大用量将带来更好的减重效果，但高强度的代餐用量势必会影响患者的依从性，长期的减重效果反而会不尽如人意。另一项通过比较一天使用一次代餐和两次代餐的减重效果研究，证实了一天两次代餐的频率更有效。该试验为期 12 个月，将 36 例体重控制欠佳的 2 型糖尿病患者，即 BMI >27kg/m^2 和 HbA1C>7.5% 随机分组，保持两组正常的生活方式。结果显示，一天代餐两次的小组平均减重 4kg，而一天代餐一次者平均减重仅 0.5kg。其他参数如腰围、HbA1C 也在一天代餐两次组控制得更好，同时，该组患者的依从性也高于对照组。因此，代餐作为超重或肥胖的 2 型糖尿病患者管理体重的方案，推荐使用频率为一天两次，快速减重期一天可使用两次或两次以上。

近年研究认为采用营养代餐方法能兼顾体重减轻和营养均衡。一项研究对上述的 LOOK AHEAD 研究进行了后续分析，该后续分析考察了接受膳食支持和教育以及强化生活方式干预的减重情况。强化生活方式干预，在对患者进行均衡营养模式教育的同时也给予营养代餐作为一种支持措施。总的来说，配合营养代餐的强化生活方式干预比单纯的膳食支持和教育能更有效地降低患者的体重（强化生活方式干预组中 37.7% 的患者在干预第一年结束时达到了减重 10% 的目标，而膳食支持和教育组只有 3.3% 的患者达到此目标）。

快速减重后，如何维持体重是一个重要的问题，肥胖者在成功减重后的 1 年时间里，如果不参与后续维持体重的计划，很可能会反弹 40%~50% 的体重。发表于新英格兰医学杂志和美国医学会杂志的 2 项随机对照试验表明，适当的干预措施可在一定程度上延长减重后体重的维持时间。最近一项试验评估了基于代餐的生活方式干预对减重后维持体重效果的研究证明，使用代餐，并配合开展有关营养、烹饪、购物和生活方式的长期教育减重方案，在减重后成功维持体重具有较好的效果。

综上所述，越来越多的研究表明，营养代餐作为一种新型的减重措施，配合正确的生活方式干预，可以给超重或肥胖患者带来很好的减重效果及代谢获益。然而，目前临床使用代餐的减重方案较少，仍需随机对照临床试验进一步评估及随访代餐的效果。

2. **适用人群**　适用于需要控制体重的成年人,但不适用于孕妇、哺乳期妇女、儿童、婴幼儿及老人。

三、营养代餐的注意事项

1. **应用营养代餐的不良反应**　营养代餐耐受性良好,无严重不良事件,常见的不良反应如胃肠道不适(如肠鸣腹胀、便稀或便秘),症状轻微,无需特殊治疗。但仍需注意的是可能出现的其他并发症,如胆结石和胆囊疾病。在一项纳入 20 例急性痛风患者使用极低热量饮食维持体重的试验中,1 例发生急性结石,而在其他相关试验中无结石发生的报道。

2. **应用营养代餐的注意事项**

(1)在应用代餐粉减重期间,应多喝水,每天至少喝 2 000ml 的水。因为营养代餐食品富含膳食纤维,吸水后体积膨胀,才具有饱腹感,从而减少其他膳食的摄入。另一方面是体内脂肪燃烧利用时,需要足够的水分将这些代谢产物排出。

(2)在维持体重期间,可改为每日取代一餐,再逐渐将代餐换成一般饮食。

(3)大多营养代餐产品中都缺乏碳水化合物,对于长时间用脑的人群,并不建议用它来代替早餐,因为脑组织消耗的能量基本均来源于碳水化合物的有氧氧化。

第六节　膳食模式及进餐方式与减重

一、东方膳食模式与西方膳食模式的比较

1. **膳食模式的定义**　膳食模式是指膳食中各类食物的数量及其在膳食中所占的比重,与人类健康息息相关。目前的饮食方式可简单地分为西方膳食、东方膳食和地中海膳食。

(1)西方膳食模式主要以动物性食物为主,高摄入肉类及其制品,低摄入植物性食物。这种膳食模式容易造成肥胖、心脑血管疾病等营养相关疾病的高发。

(2)东方膳食模式主要以植物性食物为主,动物性食物摄入较少。这种膳食模式容易导致营养状况不良,劳动能力低下等。

(3)地中海膳食(mediterranean diet)模式则取上述两种膳食模式之长,合理搭配碳水化合物及脂肪类食物。含大量复合碳水化合物,蔬菜、水果摄入量高,特点是不饱和脂肪酸摄入量高,该膳食模式对心脑血管疾病有一定保护作用。

2. **膳食模式与健康的关系分析**　经检索查阅国内(1997—2014 年)和国

外(2012—2014 年)相关文献,包括人群 RCT 研究、队列研究、横断面观察研究等,通过筛查膳食模式与心血管疾病、糖尿病等关联词,纳入符合标准的文献进行综合评价。按照统一的证据等级分析和评价方法,文献科学证据的结论按照 A 确信的证据、B 很可能的证据、C 可能的证据、D 证据不足来评价。

　　证据分析资料均显示,合理的膳食模式具有食物多样化,以谷类食物为主、高膳食纤维摄入、低盐、低糖、低脂肪摄入的特点。这种膳食模式大多摄入较高水平的水果、蔬菜、豆类及其制品、鱼类和海产品等,红肉类及饱和脂肪酸的摄入较少。合理膳食模式与人体健康关系的系统综合分析见表 4-2。

表 4-2　合理膳食模式与人体健康的证据

项目	与健康的关系	观察人群	可信等级
合理膳食模式	可降低心血管疾病发病风险	中国、欧洲、美国、日本和韩国人群,共 769 723 人	B
	可降低高血压病的发病风险	中国、韩国、巴西和澳大利亚人群,共 112 009 人	B
	降低 2 型糖尿病风险	中国、欧洲、美国和日本人群,共 75 376 人	B

　　(1)膳食模式与高血压病:纳入 11 篇研究(其中 5 篇横断面研究来自中国人群)进行综合评价,结果提示合理膳食模式为高血压病的保护因素。2012 年,Wang 等的研究纳入 65 140 例中国台湾体检中心体检人群(20~75 岁),发现相对于高肉类摄入的西方膳食模式,高水果、蔬菜摄入的合理膳食模式人群患高血压病的危险更低,OR(95%CI)为 0.95(0.92,0.98)。根据 2012 年中国居民营养与健康状况调查(23 671 例)横断面研究,发现高摄入水果、蔬菜、坚果类的南方传统膳食模式与高血压病发病率呈负相关,在该膳食模式中得分最高的四分位人群与最低的四分位人群相比,高血压病风险下降 27%,OR(95%CI)为 0.73(0.59,0.89)。

　　(2)膳食模式与心血管疾病:纳入 21 篇研究进行综合评价,结果提示合理膳食模式为心血管疾病的保护因素。2014 年,Marin-Guerrero 等纳入 2 项 RCT 和 13 项队列研究(7 447 例)的系统评价结果显示,地中海(合理膳食)模式为心血管系统疾病的保护因素,其中 2 项 RCT 的合并结果显示合理膳食模式降低 38% 心血管疾病发病风险,RR(95%CI)为 0.62(0.45,0.85)。13 项队列研究的合并结果显示合理膳食模式降低 13% 心血管疾病的发病风险,RR(95%CI)为 0.87(0.85,0.90)。

　　(3)膳食模式与 2 型糖尿病:纳入 8 篇研究,包括 18 项队列研究,3 篇病例对照研究,1 篇横断面研究。综合评价结果提示,合理膳食模式是 2 型糖尿病的保护因素,综合评价等级 B 级。2014 年,Esposito 等纳入 18 项队列研究的系统综述结果提示,合理膳食模式可降低 20% 糖尿病风险,RR($95\%CI$)为 0.80(0.74,0.86)。三篇来自中国的队列研究获得同样结论。

二、地中海膳食模式与减重

1. 地中海膳食的定义 地中海膳食模式,是以高膳食纤维、高维生素、低饱和脂肪为特点的饮食结构(图 4-6)。地中海饮食的核心食物为全谷物、蔬果豆、草本香料、坚果、健康油脂(如橄榄油),并建议每周至少吃两次鱼和海鲜,摄入分量适中的乳制品(尤其是酸奶和传统奶酪等发酵乳)、鸡蛋和禽肉,少吃红肉和甜食。常用饮料为水和红酒。此外,地中海饮食对适量运动和活跃的社交活动也非常重视,倡导与亲朋共享美食,这部分内容位于饮食宝塔的底部,是健康生活方式的重要组成部分。其中,关于饮酒与健康的争论一直存在。《柳叶刀》一项涉及全球 2 800 万人研究指出,饮酒并没有"安全值",即使少量饮酒,也会对健康产生不良影响。

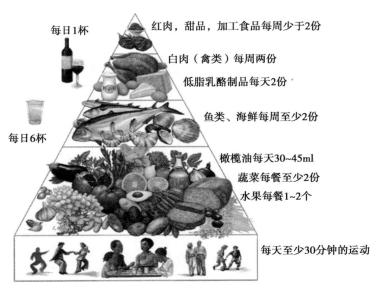

图 4-6 地中海饮食模式图
图片来源:http://oldwayspt.org

由于地中海饮食结构没有对特定食物进行限制,也被评为最易遵循的饮食。除此之外,它还是最佳植物性饮食和最佳糖尿病患者饮食,并作为最佳心脏健康饮食排在第二位,位于 DASH 饮食之后。越来越多的研究表明,可降低心血管疾病、2 型糖尿病、代谢综合征和某些肿瘤的发生风险。

2. **证据**　一篇回顾 5 项地中海饮食和其他减重饮食比较研究的综述显示，地中海饮食还对维持腰围有利。这些试验共纳入 998 名超重或肥胖患者，将地中海饮食(富含蔬菜、水果、谷物、豆类和橄榄油，但含少量肉类、乳制品和鸡蛋)与其他三种饮食(低脂饮食、低碳水化合物饮食以及美国糖尿病学会推荐的饮食)的一种或更多种进行比较，在长期减重方面，地中海饮食优于低脂饮食。

2010 年《糖尿病，肥胖和代谢研究》发表的一项研究中，259 名超重糖尿病患者被分成三组，分别采用低碳水化合物地中海饮食、传统地中海饮食、美国糖尿病学会推荐饮食。所有患者每周至少做 3 次运动，每次 30~45 分钟。一年后，三组患者的体重都有下降，对应各组平均分别减重 10kg、7.26kg、7.7kg。

3. **地中海膳食方案的制定**　地中海膳食模式的低精制碳水化合物、高膳食纤维等特点，符合医学营养减重饮食结构，鉴于此，在限能量饮食的前提下，将地中海饮食模式结合个体特点灵活运用，其减重效果也是非常明显的。

(1)膳食制定方法与标准

主食类：主食应以五谷杂粮为主，五谷杂粮占主食的比例超过 80%。

蔬菜类：蔬菜类建议 ≥ 600g/d。

肉食类：以深海鱼类为主，结合个体体重及蛋白质需求情况，建议 150~200g/d。

奶豆类：豆类或其制品每日或隔日摄入 80g 左右。

油脂类：油脂以富含单不饱和脂肪酸的橄榄油为主，减少使用富含饱和脂肪酸的动物油；脂肪最多可占膳食总能量的 35%，而饱和脂肪酸只占不到 7%~8%。

(2)适宜人群：适用于大部分减重人群，对于儿童、孕妇超重者则需要额外补充某些营养素。尤其适用于超重伴高血脂、高血压、糖尿病等并发症人群。

4. **地中海膳食注意事项**

(1)适量原则：鉴于地中海膳食模式的特点，需要适量控制酒类、坚果类食物的摄入量，尤其是伴有心脑血管疾病的个体。

(2)坚持锻炼，每天有氧运动 30 分钟以上。

三、DASH 膳食模式与减重

1. **DASH 膳食的定义**　DASH 膳食(dietary approaches to stop hypertension, DASH)是由 1997 年美国的一项大型高血压防治计划发展出来的饮食模式，在这项计划中发现，饮食中如果能摄食足够的蔬菜、水果、低脂(或脱脂)奶，以维持足够的钾、镁、钙等离子的摄取，并尽量减少饮食中油脂量(特别是富含饱和脂肪酸的动物性油脂)，可以有效地降低血压。因此，现在常以 DASH 饮食作为预防及控制高血压的饮食模式。

2. DASH 膳食模式的实施与证据

(1)证据:1997 年,一个美国的 DASH 研究组选择了 459 名收缩压 <160mmHg,舒张压为 80~95mmHg 之间的成年人作为研究对象进行试验。在为期 3 周的典型美国饮食(对照)后,受试者随机分为 3 组进行为期 8 周的饮食治疗:第 1 组继续食用对照饮食;第 2 组进食富含蔬菜水果饮食;第 3 组进食 DASH 饮食。DASH 饮食组和水果蔬菜组 459 名参试者平均降血压效果比对照组显著,尤其 DASH 组更为显著。在之后的约 20 年时间里,各国不同的研究团队对以高血压为主的各种疾病人群分别展开了多个研究,在随机对照研究中,没有主要针对减轻体重的研究,但以降低血压为主要研究目标的设计中,6 个研究体重干预的报道中,伴随明显体重减轻、有体重减轻但减轻不明显以及无体重减轻的报道各 2 篇(表 4-3)。

表 4-3　DASH 饮食进行体重干预的研究

研究	研究方法	持续时间	受试人群	饮食模式	研究结果
Hodson	非 RCT	4 周	BMI 20~40kg/m^2;非糖尿病患者	DASH(~50% 碳水化合物,35% 脂肪,15% 蛋白质 每日 3 000mg 钠和 700mg 钙)	体重变化 <1kg
Blumenthal	RCT	16 周	健康人超重伴高血压	DASH 试验餐用于体重维持	维持体重 [−0.3kg(95% CI:−1.2~0.5kg)]
AL-Solalmen	RCT	6 周	肥胖高血压伴代谢综合征	中等钠,高钾,高钙,低脂肪的 DASH 饮食	体重下降但无显著性改变
Nowson	RCT	12 周	BMI 25~35kg/m^2;收缩压≥ 120mmHg 或舒张压≥ 80mm	中等钠,高钾,高钙,低脂肪的 DASH 饮食(WELL 膳食)	体重下降 5kg 者的比例
Smith	RCT	4 月	超重或肥胖(BMI:25 ~ 40kg/m^2)	DASH 膳食	无显著性下降
Shenoy	RCT	12 周	代谢综合征(BMI 30~50kg/m^2)	DASH 膳食咨询和低钠蔬菜汁女性(1 600kcal)和男性(1 800kcal)	显著性体重下降

（2）适宜人群：患有高血压、糖尿病的肥胖人群。因其营养均衡、安全、依从性好、有益于心血管健康等，也可用于普通单纯性肥胖患者（包括成年人、老年人，儿童证据不足，孕产妇无证据），以预防心血管疾病的发生。

（3）推荐意见：鉴于没有关于 DASH 饮食减重的 Meta 分析，参考 DASH 饮食进行减重的 RCT 研究结果给出推荐等级和意见。

1）不以减重为主要目的高血压 / 糖尿病非重度肥胖患者，采用 DASH 饮食可能得到明显或不明显的减重效果。

2）伴有或不伴有高血压、糖尿病的肥胖或重度肥胖患者，若要得到较明显的减重效果，在采用 DASH 饮食的同时，应同时结合限制能量摄入和有氧运动。

3）DASH 饮食结合低脂饮食的饮食模式（WELL 饮食模式）可以有效减重。

3. DASH 膳食方案的制定

（1）膳食方案制定原则：不强调过分控制食盐及能量摄入，能量应按或略低于各类人群平均摄入量或推荐膳食摄入量，每天的宏量营养素供能比可参考 DASH 试验饮食的最初设计，即碳水化合物供能比 45%~56%，蛋白质供能比 15%~20%，脂肪供能比 25%~30%。根据改良的 ENCORE 研究中 DASH-WM（限制了能量和加强有氧运动的模式）对于减重的效果，在原计算能量的基础上对应减少 500kcal，以保证每周 0.5~1kg 的体重减低目标。

（2）食物选择

五谷杂粮类：至少 2/3 以上的全谷类。

蔬果：每餐 2~3 样蔬菜水果，多样化。

奶类：采用脱脂或低脂牛奶（避免采用全脂奶）。

蛋白质类：采用鱼肉、鸡肉等白肉（瘦肉），避免红肉、肥肉及内脏。

坚果种子类：适量进食干果或豆类。

油脂类：减少油脂类食物及烹调用油，并以植物油代替动物油。

减少糖和含糖软饮料。

（3）膳食食谱举例：饮食设计应根据患者的身高、体重、人种及不同饮食习惯，以及最新的营养学研究结果等相应调整。参考美国农业部网站中每日 2 000kcal 食谱举例（表 4-4）。

（4）营养监测：通过营养评价描述的方法进行营养监测，以评价 DASH 饮食减重的有效性以及监测预防患者营养不良发生的可能性。

4. DASH 膳食注意事项

（1）民族、宗教、食物过敏史等：对于 DASH 饮食的执行，首先要了解患者不同民族的饮食习惯，或是宗教信仰及其他特殊的饮食宜忌，是否有斋戒的需求，以及是否有奶类、麸皮、鱼类海鲜等特殊食物过敏。

表 4-4 美国农业部网站食谱举例(每日总能量:2 000kcal)

食物种类	食物份 /d	食物份量大小
谷物和谷物食品	7~8	1 片面包
		1 杯即食谷物
		1/2 杯米饭、意大利面或者谷物类
蔬菜	4~5	1 杯生的绿叶蔬菜
		1/2 杯煮熟的蔬菜
		170ml 蔬菜汁
水果	4~5	1 个中等大小的水果
		1/4 杯水果干
		1/2 杯新鲜的、罐装的或者冷冻的水果
		170g 水果汁
低脂和脱脂乳制品	2~3	250ml 牛奶
		1 杯酸奶
		1.5 杯的奶酪
瘦肉、家禽、鱼	2 或者更少	85g 煮熟的瘦肉,无皮家禽和鱼
坚果、种子和干豆类	每周 4~5 次	1/3 杯或者 15g 坚果
		15g 种子
		15g 煮熟的干豆类
脂肪和油脂	2~3	6g 软人造黄油
		15g 低脂沙拉酱
		30g 淡沙拉酱
		6g 植物油
糖	5 份 / 周	10g 糖
		10g 果冻或果酱
		250ml 柠檬水

(2)依从性:需要综合考虑患者的依从性,如民族、生活方式、文化、对植物性食物的接受程度、食物多样性的满足、季节性以及价格、患者的收入情况等综合因素,考虑食物的口感和性状以及受试者的口味偏好等因素。

(3)节假日:需要对节假日的饮食给予特殊说明,如有必要,可准备好外带食物以及怎样准备。

(4)没有研究证据对孕妇开展 DASH 饮食以控制体重。

四、素食者与减重

1. 定义 素食是一种饮食习惯或饮食文化,实践这种饮食文化的人称为素食主义者(vegetarian)。素食模式是指不食肉、家禽、海鲜等动物性食物的一种饮食方式。按照戒食食物种类的不同,可分为全素、蛋素、奶素、蛋奶素等方式。

全素饮食:完全戒食动物性食物及其产品。

奶素饮食:戒食肉类食物,可食用奶类和其相关产品,如奶酪、奶油或酸奶。

蛋素饮食:戒食肉类食物,可食用蛋类和其相关产品。

蛋奶素饮食:不戒食蛋奶类及其相关产品。

2. 证据 2013 年发表的一项队列研究证明,以植物为基础的膳食模式可以降低心血管疾病发生的风险。2019 年一项发表在 JAMA Internal Medicine 上的 Meta 分析,对既往 9 项研究中 30 余万人的前瞻性数据分析后发现,长期以素食为主的饮食模式与较低的 2 型糖尿病风险相关,相对风险降低了 23%,但不同研究间的结果存在一定差异。而水果、蔬菜、豆类、全谷物和坚果等健康的素食,与 2 型糖尿病风险降低的相关性更强,吃得较多的人大约能降低 30% 的风险。通过对其中 6 项研究数据的进一步分析发现,素食者降低的 2 型糖尿病风险中,BMI 的作用很大。排除 BMI 前,素食者与 2 型糖尿病风险降低 47% 相关,而排除 BMI 的影响后,就只能降低 21% 了。也就是说,吃素的人普遍更瘦一些,而肥胖正是 2 型糖尿病最为重要的危险因素之一(图 4-7)。

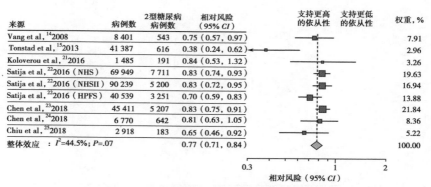

来源	病例数	2型糖尿病病例数	相对风险(95% CI)	支持更高的依从性	支持更低的依从性	权重,%
Vang et al,[14]2008	8 401	543	0.75 (0.57, 0.97)			7.91
Tonstad et al,[15]2013	41 387	616	0.38 (0.24, 0.62)			2.96
Koloverou et al,[21]2016	1 485	191	0.84 (0.53, 1.32)			3.26
Satija et al,[22]2016 (NHS)	69 949	7 711	0.83 (0.74, 0.93)			19.63
Satija et al,[22]2016 (NHSII)	90 239	5 200	0.83 (0.72, 0.95)			16.94
Satija et al,[22]2016 (HPFS)	40 539	3 251	0.70 (0.59, 0.83)			13.88
Chen et al,[23]2018	45 411	5 207	0.83 (0.75, 0.91)			21.84
Chen et al,[24]2018	6 770	642	0.81 (0.63, 1.05)			8.36
Chiu et al,[25]2018	2 918	183	0.65 (0.46, 0.92)			5.22
整体效应: $I^2=44.5\%$; $P=.07$			0.77 (0.71, 0.84)			100.00

相对风险(95% CI)

图 4-7 膳食模式与心血管疾病风险的关系

总的来说,这些数据强调了坚持植物性饮食,以达到或维持更好的健康状态的重要性。人们应当选择新鲜水果、蔬菜、豆类、全谷物和坚果等健康的植物性食物。不过,这项 Meta 分析所纳入的研究中,即使是最为坚持素食的组别,食谱中也依然有着一定的动物性食物。进一步减少动物性食物的摄入,乃至完全吃素,不一定能带来更多的健康益处。

《美国居民膳食指南》和《柳叶刀》上最近的一项报告认为,在以植物为主的饮食模式下,适度食用家禽、鱼类和乳制品不太可能导致不良的健康后果。如果是为了健康而信仰吃素,没必要完全避免动物性食物。

3. **素食者饮食方案制定**　目前我国素食者的数量约 5 000 万人左右。为了满足营养的需要,素食者需要认真对待和设计膳食。如果膳食组成不合理,将会增加蛋白质、维生素 B_{12}、n-3 多不饱和脂肪酸、铁、锌等营养素缺乏的风险。

《中国居民膳食指南(2021)》中指出,全素和蛋奶素人群膳食应以谷类为主,食物多样化,适量增加全谷物;增加大豆及其制品的摄入,每天 50~80g;选用发酵豆制品;常吃坚果、海藻和菌菇;蔬菜、水果应充足;合理选择烹调油。具体的膳食由下列食物组成(表 4-5)。

表 4-5　全素和蛋奶素成年人的膳食组成

全素人群		蛋奶素人群	
食物名称	摄入量 /(g·d⁻¹)	食物名称	摄入量 /(g·d⁻¹)
谷类	250~400	谷类	225~250
——全谷物	120~200	——全谷物	100~150
薯类	50~125	薯类	50~125
蔬菜	300~500	蔬菜	300~500
——菌藻类	5~10	——菌藻类	5~10
水果	200~350	水果	200~350
大豆及其制品	50~80	大豆及其制品	25~60
——发酵豆制品	5~10	—	
坚果	20~30	坚果	15~25
食用油	20~30	食用油	20~30
—		奶	300
—		蛋	40~50
食盐	5	食盐	5

4. **素食者的注意事项**

(1)对于个别素食人群,如果膳食不能满足某些(种)营养素的摄入量,或体检发现缺乏某些(种)营养素,可以使用营养补充剂或营养强化食品。

(2)防止油脂(油炸食品)、糖、盐过量:精制糖和动物脂肪一样容易升高血脂,并诱发脂肪肝,而钠盐会升高血压,植物油和动物油含有同样多的能量,食用过多可引起肥胖。

(3)防止吃过多水果(水果食品)并未相应减少主食:水果中含有 8% 以上的糖分,能量不可忽视。如果吃半斤以上的水果,就应当相应减少正餐或主食的数量,以达到一天当中的能量平衡。

五、改变进餐方式与减重

研究发现在外就餐与目前肥胖的流行有关。Naska 等完成的一项研究中,纳入了来自 11 个欧洲国家、年龄 35~64 岁的 8 849 名男性和 14 227 名女性数据。采用 24 小时膳食回顾法和食物日志分析在外就餐与在家就餐者食物摄入量的不同。结果发现,在外就餐者较在家就餐者摄入更多的饮料、糖、甜品和面包,无论男性或女性都是如此。

多项研究证明,减少在外就餐,并通过适当调整超重/肥胖者的进餐顺序、选择合适的餐具,养成细嚼慢咽、减缓进食速度等进餐方式,对控制体重有一定的辅助作用。

1. 进餐顺序　一项在糖尿病患者中进行的干预研究表明,按照以下顺序进食的糖尿病患者,其餐后血糖、胰岛素水平要比先吃主食的糖尿病患者更低。研究显示,按照蔬菜、荤菜、主食的进餐顺序可有效平缓餐后的血糖波动。长期坚持,还可以使 2 型糖尿病患者餐后血糖及糖化血红蛋白水平显著降低。

国外一项研究也证明,无论是 2 型糖尿病还是非糖尿病人群,先吃蔬菜后吃主食的进餐方法均可以降低餐后血糖;针对出院的糖尿病患者给予先吃蔬菜后吃主食的强化教育 1~2.5 年后,其糖化血红蛋白、血压、血总胆固醇和低密度脂蛋白均有明显下降,且蔬菜摄入量明显增加,而主食、水果、油脂、饮料和甜食的摄入减少。

据日本 RecordJapan 网站报道,最近在日本的众多减重方法中出现了一种利用进餐顺序减重的方法。日本专家认为,即使是同样的食物,食用顺序不同,对身体的作用也会不同。用餐时,按照"蔬菜 - 肉类和鱼类 - 米饭等碳水化合物"的顺序,不仅能够促进身体的新陈代谢,而且能够多摄取富含食物纤维的蔬菜,可以防止高血压,分泌抑制脂肪生长的胰岛素,达到减重的效果。

实施建议:

对于减重者而言,用餐的第一个过程应先从蔬菜开始,蔬菜、菌类等食物热量低,含有丰富的膳食纤维,有饱食感,且能延缓胃的排空,减少高热量食物的摄入量；在第二个过程则可以蔬菜、肉类、豆制品三者一起吃，但是主食的量要少一些；在第三个阶段，则以主食为主，蔬菜为辅。

2. **选择合适的餐具** 一项研究显示，当参与者使用尺寸较大的餐具就餐时，会认为自己的用餐量比真实的就餐量要小；反之，使用小尺寸的餐具就餐时，会认为自己的用餐量比真实的就餐量大。所以，要想实现减重目标，选择小型的餐具可以使您吃得更少，同时也感觉更加满足。

实施建议：

选择小型的餐具定时定量进餐，保持就餐规律，控制总能量摄入。避免过度饥饿而引起饱食中枢反应迟钝，进食过量。

不论在家或在外就餐，都可根据个人的生理条件和身体活动量，进行标准化配餐和定量分配。

3. **细嚼慢咽，减缓进食速度** 医学研究发现，每口食物咀嚼 30 次左右才是最理想的。这样既有利于提高食物的利用率和营养价值，又可以减重。日本营养学家曾做过这样的试验：让体型肥胖的人群改吃不经过充分咀嚼就无法吞咽的食物（不改变营养成分），以迫使其逐渐养成细嚼慢咽的良好饮食习惯，结果男性经过 19 周后体重减轻 4kg，女性 20 周后体重下降 4.6kg。同时，这些肥胖者体内的血糖、胆固醇和中性脂肪也相应明显下降。这一研究结果为营养学家长期倡导细嚼慢咽有助控制体重的建议提供了科学依据。

一项通过训练饮食行为治疗儿童肥胖的随机对照研究中，将受试者随机分成标准照护组（standard 组）和使用压力计组（Mandometer 组，Mandometer 是一种商用的计算机设备，它可以跟踪食物在被吃掉时盘子里剩余食物重量下降的速度），通过 12 个月的训练后，对最终和最初的 BMI 图形进行分析后显示，压力计组有了更大的改善，通过减缓进食速度有利于治疗肥胖。

实施建议：

在两口食物之间放下刀叉或碗筷，充分地咀嚼食物，减缓进食速度。专心品尝食物，和身体一起感受"饱"的感觉，避免进食过快，无意中过量进食。

（陈 伟）

参考文献

［1］中华医学会内分泌学分会肥胖学组 . 中国成人肥胖症防治专家共识 [J]. 中华内分泌代谢杂志 , 2011, 27 (9): 711-717.

［2］贺媛，彭左旗，韩程成，等 . 低碳水化合物饮食对改善肥胖型多囊卵巢综合征患者不孕的临床研究 [J]. 中国计划生育学杂志 , 2015, 23 (4): 235-238.

［3］JENSEN MD, RYAN DH, APOVIAN CM, et al. 2013 AHA/ACC/TOS guideline for the management of overweight and obesity in adults: a report of the American College of Cardiology/American Heart Association Task Force on Practice Guidelines and The Obesity Society [J]. J Am Coll Cardiol, 2014, 63 (25 Pt B): 2985-3023.

[4] American College of Cardiology/American Heart Association Task Force on Practice Guidelines, Obesity Expert Panel, 2013. Expert Panel Report: Guidelines (2013) for the management of overweight and obesity in adults [J]. Obesity (Silver Spring), 2014, 22 (Suppl 2): S41-S410.

[5] SCHWINGSHACKL L, DIAS S, HOFFMANN G. Impact of long-term lifestyle programmes on weight loss and cardiovascular risk factors in overweight/obese participants: a systematic review and network meta analysis [J]. Syst Rev, 2014(3): 130.

[6] STEPHENS SK, COBIAC LJ, VEERMAN JL. Improving diet and physical activity to reduce population prevalence of overweight and obesity: an overview of current evidence [J]. Prev Med, 2014(62): 167-178.

[7] YAN J, LIU L, ZHU Y, et al. The association between breastfeeding and childhood obesity: a meta-analysis [J]. BMC Public Health, 2014(14): 1267.

[8] BO S, DE CARLI L, VENCO E, et al. Impact of snacking pattern on overweight and obesity risk in a cohort of 11-to 13-year-old adolescents [J]. J Pediatr Gastroenterol Nutr, 2014, 59 (4): 465-471.

[9] GOPINATH B, FLOOD VM, ROCHTCHINA E, et al. Carbohydrate nutrition and development of adiposity during adolescence [J]. Obesity (Silver Spring), 2013, 21 (9): 1884-1890.

[10] BELLONE S, ESPOSITO S, GIGLIONE E, et al. Vitamin D levels in a paediatric population of normal weight and obese subjects [J]. J Endocrinol Invest, 2014, 37 (9): 805-809.

[11] JOHNSON LK, HOLVEN KB, NORDSTRAND N, et al. Fructose content of low calorie diets: effect on cardiometabolic risk factors in obese women with polycystic ovarian syndrome: a randomized controlled trial [J]. Endocr Connect, 2015, 4 (3): 144-154.

[12] BAZARGANIPOUR F, ZIAEI S, MONTAZERI A, et al. Health-related quality of life and its relationship with clinical symptoms among Iranian patients with polycystic ovarian syndrome [J]. Iran J Reprod Med, 2013, 11 (5): 371-378.

[13] WRIGHT JL, PLYMATE S, D'ORIA-CAMERON A, et al. A study of caloric restriction versus standard diet in overweight men with newly diagnosed prostate cancer: a randomized controlled trial [J]. Prostate, 2013, 73 (12): 1345-1351. DOI: 10. 1002/pros. 22682.

[14] LOOK AHEAD RESEARCH GROUP. Eight-year weight losses with an intensive lifestyle intervention: the look AHEAD study [J]. Obesity (Silver Spring), 2014, 22 (1): 5-13. DOI: 10. 1002/oby. 20662.

[15] NOVOTNY R, NIGG CR, LI F, et al. Pacific kids DASH for health (PacDASH) randomized, controlled trial with DASH eating plan plus physical activity improves fruit and vegetable intake and diastolic blood pressure in children [J]. Child Obes, 2015, 11 (2): 177-186.

[16] ABED HS, WITTERT GA, LEONG DP, et al. Effect of weight reduction and cardiometabolic risk factor management on symptom burden and severity in patients with atrial fibrillation: a randomized clinical trial [J]. JAMA [Internet], 2013, 310 (19): 2050-2060.

[17] QIAN F, LIU G, HU FB, et al. Association Between Plant-Based Dietary Patterns and Risk

of Type 2 Diabetes: A Systematic Review and Meta-analysis [J]. JAMA Internal Medi-
cine, 2019,179(10):1335-1344.

［18］WILLETT W, ROCKSTRÖM J, LOKEN B, et al. Food in the Anthropocene: the EAT-
Lancet Commission on healthy diets from sustainable food systems [J]. The Lancet, 2019,
393 (10170): 447-492.

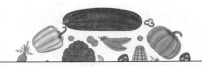

第五章
开具运动处方

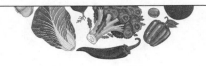

第一节　身体活动与减重

能量平衡是维持健康体重的重要基础。身体活动耗能占成年人全部能量消耗的15%左右。超重和肥胖症是能量摄入超过能量消耗以致体内脂肪过多蓄积的结果。因此,减少由膳食摄入的能量、加强体力活动以增加能量消耗,控制能量平衡是保持健康的基本条件,并已获得大量、可信的科学证据。

一、身体活动的基本概念

身体活动是指由于骨骼肌收缩产生的相对于机体安静休息状态下能量消耗增加的所有活动。也就是说,身体活动包括除睡眠和绝对安静休息以外的所有活动。

身体活动与通常所说的体育、锻炼的含义并不相同。其中,体育(sport)是指遵循一系列规则,并作为休闲娱乐或比赛活动的一部分而进行的一类活动。体育运动通常包括由团队或个体开展的运动,并由某个机构支持,如体育机构。运动,通常也称为"锻炼"(exercise),指为达到一定目标而有计划、有特定活动内容、重复进行的一类运动,目的在于增进或维持身体素质的一个或多个方面。另外,"锻炼"和"训练"(training)这两个词常互相替换,通常指休闲时间进行的运动,主要目的在于增进或维持体质、运动能力或健康。

1. **身体活动的基本要素**　根据身体活动的基本原理,其基本要素包括身体活动的频率(frequency)、强度(intensity)、时间(timing)和类型(type),简称FITT四要素。

(1)频率:身体活动频率指单位时间内进行运动的次数,一般以"周"为单位。通常表达为每周活动的天数(天/周)。频率反映的是规律性运动水平,是运动促进的重要内容。强调一定的规律性是活动健康效益的重要前提。

（2）强度：身体活动强度指单位时间内身体活动能耗水平或对人体生理刺激的程度。通常用代谢当量（METs 或梅脱）、自觉运动强度量表（即 RPE 量表、Borgs 量表）级别、最大耗氧量百分比（$\%VO_{2max}$）、最大心率百分比（$\%HR_{max}$）表示（当人体剧烈运动时，人体消耗的氧量和心率可达极限水平，此时的耗氧量称为最大耗氧量 VO_{2max}，相应的心率即最大心率 HR_{max}）。可以分为轻、中、重三个水平。

（3）时间：身体活动时间是指进行一次某种活动所持续的时间，通常以分钟或小时表示。运动的累积时间指为达到某种运动目标，将一定时间内的每一次某些特定的运动时间合计。例如：每周 5 天、每天 3 次、每次 10 分钟的活动可以表示为每周 150 分钟。

（4）类型：不同类型的有氧运动、平衡练习、柔韧性练习、抗阻（或力量）练习机体的生理刺激效应不同，健康效益也各有区别。特定形式的运动可能满足特定人群的特定运动目标，而特定的环境和条件也会影响到具体运动形式的选择。

2. 身体活动的分类

（1）按能量代谢分类：根据身体活动中能量来源的不同，身体活动可以分为有氧代谢运动和无氧代谢运动，简称有氧运动和无氧运动。

1）有氧运动（aerobic physical activity）：是指躯干、四肢等大肌肉群参与为主的、有节律、较长时间、能够维持在一个稳定状态、需要氧气参与能量供应、以有氧代谢为主要供能途径的运动形式，也叫耐力运动。有氧活动如以每小时 4km 的中等速度步行、每小时 12km 的速度骑自行车。

2）无氧运动（anaerobic physical activity）：是指以无氧代谢为主要供能途径的运动形式，一般为肌肉的强力收缩活动，无氧活动仅能维持 2~3 分钟，运动中用力肌群的能量主要靠无氧酵解供应。例如，100m 短跑等几乎全部为无氧代谢供能。并且，无氧运动也可发生在例如 5 000m 长距离跑步等有氧运动末期，也是抬重物、俯卧撑、抗阻力肌肉力量训练的主要形式。

（2）按生理效应分类：根据生理效应的不同，身体活动还可以分为：

1）柔韧性训练（flexibility training）：也叫伸展性练习，即指通过躯体或四肢的伸展、屈曲和旋转活动，锻炼关节的柔韧性和灵活性，如太极、气功和瑜伽的动态拉伸，以及静态拉伸等。

2）肌肉力量锻炼（muscle-strengthening activities）：是指肌肉对抗阻力的重复运动，可以保持或提高肌肉力量（能克服多少阻力）、耐力（能克服多少次或多长时间的阻力）或力量（能以多快的速度克服阻力）。包括日常搬运重物、铲雪、抱小孩或爬楼梯，以及使用健身器材，如举重机、自由举重或橡皮筋。对抗阻力用力时主要依赖无氧供能（运动的全过程也含有氧供能的成分）。

3）平衡和协调性练习（balance training）：是指改善人体平衡、协调性的组合活动。如果经常练习，无论是走路、站着还是坐着，都能提高抵抗导致摔倒的内在或环境力量的能力。具体运动形式如单脚站立、从脚跟到脚趾走路、平衡行走、使用摇摆板等。

4）骨骼强化活动（bone-strengthening activities）：是一种对骨骼产生冲击和肌肉负荷力的运动。这些力作用于骨骼，通过改变其结构（形状）或质量（矿物质含量）来适应，从而增加其对骨折的抵抗力。跳跃、单足跳、跳绳和舞蹈都是有益于骨骼强化的活动，同样也有益于肌肉强化活动。

5）瑜伽、太极和气功等身心活动：这类传统的综合性练习通常将强化肌肉、平衡训练、低强度有氧运动和柔韧性训练结合在一起。活动中也强调放松、冥想或灵性。

3. 身体活动的范畴　身体活动在一天中随时发生，出于不同的目的，在不同场所以不同的形式进行着。职业性身体活动曾是最初流行病学大多数关于身体活动和健康研究关注的焦点，随着科技发展和社会进步，人类的身体活动内容发生了显著变化。由于需要高强度身体活动的职业逐渐减少，研究重点逐渐转向闲暇或娱乐性身体活动。根据活动目的和场所的区别，现代社会人们的身体活动通常可以分为职业活动、交通活动、家务活动和业余活动等四个范畴。

（1）职业性身体活动（occupational physical activity）：是指以工作为目的、有偿的或义务的身体活动。例如，在商店的货架上放东西，在办公室里送包裹，在餐馆里准备或上菜，或在车间里搬运工具等。

（2）交通性身体活动（transportation physical activity）：以交通为目的，从一个地方移动另一个地方的身体活动。如步行或骑自行车、乘车、驾驶等往返工作场所、学校或菜市场、购物中心等。

（3）家务性身体活动（household physical activity）：是在家里或者庭院进行的，包括家务性劳动，如做饭、打扫、修理房屋、整理庭院或园艺。

（4）休闲时间身体活动（leisure-time physical activity）：是指在不工作、不出行、也不做家务的情况下主动的活动，包括运动或锻炼、散步、玩游戏（跳房子游戏，篮球）等。

二、身体活动与能量消耗

机体能量的消耗包括基础代谢、身体活动、食物热效应以及生长发育的需要四个方面。一般成年人的每日能量消耗主要包括基础代谢（60%~70%）、食物热效应（5%~10%）、身体活动（15%~30%）。可见，身体活动是人体能量代谢途径中变异度最大的部分,是影响能量代谢平衡状态的关键内容。也就是说吃动平衡是保持能量平衡、维持健康体重的两个主要因素。

简单讲,身体活动能量消耗量约为身体活动强度(代谢当量)与持续活动时间的乘积。其中,身体活动强度是较为关键的要素,科学评估身体活动的强度是估算身体活动能耗水平、开展能量平衡相关干预指导的核心内容之一。

1. **身体活动强度的指标**　如前所述,身体活动强度分为绝对强度(也称"物理强度")和相对强度(也称"生理强度")两类指标。同一种运动的绝对强度是一致的,而不同生理状态下,个体的疲劳感等相对强度可能存在较大差异。

(1)绝对强度:通常为对普通、健康、成年人进行某种身体活动的专项测定结果。常用指标为代谢当量(metabolism equivalent,MET,也称"梅脱")。代谢当量是指相对于安静休息时运动的能量代谢水平,1MET相当于每千克体重每分钟消耗3.5ml的氧。代谢当量是目前国际上反映运动绝对强度的常用指标。

(2)相对强度:属于生理强度的范畴,反映的是个体进行身体活动的主观疲劳程度和生理负荷。常用指标为自觉运动强度量表(即RPE量表、Borgs量表)、最大心率百分比($\%HR_{max}$)、最大耗氧量百分比($\%VO_{2max}$)、靶心率等。

2. **身体活动量的衡量**

(1)有氧运动强度的测量

1)代谢当量(MET):在对个体某种活动的MET进行评估或赋值时,通常依据既有的代谢当量数据库。由于社会文化等的不同,不同人群的身体活动形式和基本特征等方面存在一定的差异。全球广泛应用的成年人身体活动代谢当量数据库是美国运动医学会于1993年以来先后发布和更新的身体活动概要(compendium of physical activity),对人们生活、工作、交通、娱乐等范畴的数百种运动的代谢当量给予赋值,该数据库已得到世界范围内的广泛认可和应用。目前还缺乏我国居民代谢当量的实测数据库,因此在应用上述数据库对我国人群的身体活动进行强度(MET)赋值时,应结合具体的用力程度和身体活动特点,合理赋值。

由于中高强度身体活动的健康效益已得到了广泛认可。WHO和许多国家将各类身体活动按照MET水平进行了分级。其中,以 ≥ 6MET为高强度;3~5.9MET为中等强度;<3MET为低强度;低于3MET并以安静地卧、躺、靠等体位为主的活动称为静态行为。

2)心率:运动中的心率可以通过颈动脉或四肢动脉触摸直接测量,测量时间可以为10秒,更方便的方法是采用有线和无线仪器设备监测心率。运动的目标心率以个体最大心率乘以百分比可得到运动的目标心率。

最大心率可由逐级递增运动试验测定,更简便的方法是按年龄预计,即最大心率 HR_{max} =220- 年龄(岁)。中等强度的心率一般定义在 60%~75%HR_{max}。目前有推荐公式 HR_{max}=207-0.7× 年龄(岁)。由于心率变化与多种非运动因素有关,用心率监测运动强度,需要排除环境、心理刺激、用药或疾病等因素对运动中心率的影响,以保证运动效果和安全。

3)Borg 量表法:推荐使用 6~20 级表。按照主观疲劳程度分级,中等强度通常在 11~14 的区间内。具体测量方法为:将主观的疲劳程度 6 为最低水平(最大程度的轻松感,无任何负荷感),20 作为最高水平(极度疲劳感),然后针对所进行的具体活动(如跑步)的疲劳感进行主观估计个体的疲劳级别,不同个体的感觉可能存在明显差异。如慢跑对于职业运动员而言,可能感到非常轻松,为 7 或 8,而对于很少锻炼的成年人,可能会感到比较累为 14(表 5-1)。

表 5-1 自觉运动强度(RPE)分级表

级别	感觉
6	
7	非常轻
8	
9	很轻
10	
11	有点累
12	
13	稍累
14	
15	累
16	
17	很累
18	
19	非常累
20	

在开展身体活动指导中,自我感知运动强度更为安全和实用。中等强度活动的自我感觉有心跳和呼吸加快,用力但不吃力,可以随着呼吸的节奏连续说话,但不能放声唱歌。一般健康人还可以根据活动中的心率来感觉和控制强度,但对于老年人和体质较差者,则应结合自己的体质和感觉来确定强度。

（2）肌肉力量活动的测量：传统上用可重复 3 次以下的负荷测试力量，用可重复 12 次以上的负荷测试耐力。

肌肉力量测试：①静力或等长力量：测试限于指定肌群和关节角度，不能全面反映肌肉力量，峰值用力常用最大主动收缩（MVC）表示。②动力测试：控制、良好姿势、全范围关节活动完成的动作所对抗的最大阻力（1-RM），测定值为特定肌肉或动作的特异指标。

测定方法和程序：①通过若干个亚极量 RM 作为准备活动；②通过 4 次试验确定 1-RM 或 m-RM，每次试验间隔 3~5 分钟；③初始测试重量应为受试者感觉能够完成的重量；④阻力逐渐增加，增加值在 2.5~20kg 之间，直到受试者失败，所有测试都应统一动作模式和速度；⑤最后成功完成的最大重量为 1-RM。

肌肉耐力测试：给定频率、重复抗阻力动作的次数，如蹲起次数。测试中肌肉耐力的度量应能综合阻力（重量）、时间（频率）和重复次数 3 个指标。

3. 身体活动量和能量消耗的估算　如前所述，1MET 相当于每千克体重每分钟消耗 3.5ml 的氧，即每千克体重每小时耗能约 1kcal。也就是说，60 千克体重的健康成年人，身体活动能量消耗相当于身体活动量，可以用公式估算：

$$身体活动能耗（kcal）\approx 身体活动量（MET-min）$$
$$= 身体活动强度（MET）\times 活动时间（min）$$

如，健康成年人 4km/h 步行活动的代谢当量 3.0MET，则 60kg 体重健康成年人步行 10 分钟活动量和身体活动能耗为：

$$身体活动量（MET-min）= 3.0MET \times 10min = 30MET-min$$
$$身体活动能耗 \approx 身体活动量 = 30kcal$$

身体活动量可以累积加和估算，健康成年人每天以 4km/h 的速度走路 50 分钟，每周 5 天，并且每周骑车两次，每次 20 分钟。则：

$$每天走路的活动量（MET-min）= 3.0MET \times 50min = 150MET-min$$
$$每周走路的活动量（MET-min）= 3.0MET \times 50min \times 5 = 750MET-min$$
$$每周骑车的活动量（MET-min）= 4.0MET \times 20min \times 2 = 160MET-min$$
$$每周的总活动量 = 750MET-min + 160MET-min = 910MET-min$$

其中，60kg 体重健康成年人的身体活动量（MET-min）相当于能量消耗量（kcal），体重越重，消耗能量越高。即，上述活动中 60kg 体重成年人每周走路和骑车消耗能量累计约 910kcal，而 72kg 体重者耗能约为 60kg 体重者的 1.2 倍（72kg ÷ 60kg = 1.2），即 1 092kcal。

三、身体活动与体重控制

1. 维持健康体重应达到的身体活动量　目前广泛推荐普通健康成年人每周应至少进行 150 分钟中等强度身体活动，或 75 分钟高强度身体活动，或两者的结合。即,按照中等强度为 4.0MET 或高强度为 8.0MET 进行估算,平均每周应进行的中、高强度身体活动量应达到 600MET–min(4.0MET × 150min= 8.0MET × 75min =600MET–min),60kg 体重的健康成年人每周中等强度身体活动耗能约 600kcal,平均每天约 120kcal(以每周 5 天估计)。为获得充足的健康效益,现已推荐可以每周达到 300 分钟中等强度身体活动,或 150 分钟高强度身体活动,或两者的结合。也就是说,为维持健康体重,应每周中高强度身体活动耗能约 1 200kcal,平均每天约 240kcal。

为达到上述推荐,按照最低强度的中等强度身体活动(MET=3.0,如 4km/h 的速度步行),每天需 40~80 分钟,若是快走(5.6km/h)或骑脚踏车(12~16km/h),强度 MET=4.0,则每天需 30~60 分钟。

根据成年人能量消耗的途径,普通健康成年人每天的身体活动耗能应占总能量的 15% 以上。成年人能量摄入量在 1 600~2 400kcal 时,15% 是 240~360kcal。这些能量消耗将用于日常所有的活动。一般来说,每天必须的日常活动大多是低强度的自理活动、日常家务或办公等,平均每天约消耗能量 80kcal。若积极开展上述中等强度以上身体活动,则每天总计的身体活动耗能可达到 200~320kcal。若以 4km/h 时速步行 10 分钟(健康成年人约 1 000 步、耗能约 30kcal)为单位估算,则每天应完成约 6 000 步的活动量。

2. **常见身体活动的能量消耗量**　依据前文所述的代谢当量库的各类活动 MET,对常见身体活动形式的能量消耗进行估算(表 5-2)。

表 5-2　常见身体活动的代谢当量(MET)值与能量消耗

活动项目		强度 (MET)	强度 分类	能量消耗 /kcal
步行	3km/h,慢速,水平硬表面	2.0	轻	20
	4km/h,水平硬表面;下楼;下山	3.0	中	30
	4.8km/h,水平硬表面	3.3	中	33
	5.6km/h,水平硬表面;中慢速上楼	4.0	中	40
	6.4km/h,水平硬表面;0.5~7kg 负重上楼	5.0	中	50
	5.6km/h,上山;7.5~11kg 负重上楼	6.0	高	60
自行车	<12km/h	3.0	中	30
	12~16km/h	4.0	中	40
	>16km/h	6.0	高	60

续表

活动项目		强度（MET）	强度分类	能量消耗/kcal
家居	洗盘子,熨烫衣物	2.3	轻	23
	做饭或准备食物,走动,看孩子(轻度用力,坐位)	2.5	轻	25
	擦窗户	2.8	轻	28
	整理床铺,搬桌椅	3.0	中	30
	手洗衣服	3.3	中	33
	扫地、扫院子,拖地板,吸尘	3.5	中	35
	和孩子游戏,中度用力(走/跑)	4.0	中	40
文娱体育	柔软活动(压腿、拉韧带)	2.5	中	25
	舞厅跳舞,慢(如华尔兹、狐步、慢速舞蹈),排球练习	3.0	中	30
	早操,太极拳	3.5	中	35
	瑜伽,乒乓球练习,踩水(中等用力)	4.0	中	40
	一般健身操、家庭锻炼、轻或中等强度(如背部练习),上下楼,爬绳,羽毛球练习,高尔夫球	4.5	中	45
	网球练习	5.0	中	50
	一般健身房运动、集体舞(骑兵舞,邀请舞),起蹲	5.5	中	55
	走跑结合(慢跑成分少于10分钟),篮球练习	6.0	高	60
	慢跑,足球练习,轮滑旱冰	7.0	高	70
	跑(8km/h),跳绳(慢),游泳,滑冰	8.0	重	80
	跑(9.6km/h),跳绳(中速)	10.0	重	100

注:能量消耗以60kg体重健康成人进行身体活动10分钟进行估算。

3. 合理安排每天的身体活动量

（1）设置适合的目标,逐步达到:由于个人健康、体质、能力和其他条件的不同,增长身体活动以维持健康体重,可以从一个较低的活动量水平开始,也可以维持在一个适合个体的活动量。选择较低的身体活动量也有保护和促进健康的作用;而选择更大的活动量,在适度的前提下,可获得更多的健康促进效益。

根据减重计划制订每天活动量目标,并不意味着每天身体活动量和内容的硬性统一或面面俱到,可以以一周为一个时间段,调配有氧运动、体育文娱活动、肌肉关节功能练习和日常生活工作中的身体活动内容;根据个人体质条件,一周的运动量也可以在适当的范围内设定活动量目标。不论设定的每周活动量目标高低,其中至少包括适量的中等强度有氧运动。也就是说,当活动量目标低时,有氧运动的内容为主;而只有在更高的目标水平,才有可能从事更多样的活动。

(2)注意培养兴趣和技能,逐渐形成运动习惯:开展身体活动要考虑个人的兴趣爱好、运动技能、日常生活习惯。首先应主动认识到身体活动是促进健康、维持体重的机会和手段,与平衡膳食一样,属于健康生活方式的必备内容,而不是浪费时间。其次,要全面考虑个人在工作、交通、家务和业余休闲的各个时间范围内,除日常自理、家务活动之外,可行的增加身体活动的机会。同时,坚持个人的身体活动习惯或培养身体力行的运动技能。最重要的是,尽量结合个人的日常工作、生活节奏和环境,将身体活动结合到日常规律的生活中,有利于运动习惯的保持,感受运动健康效益。

以 60kg 体重成年人每天活动及能量消耗情况举例(表 5-3)。

表 5-3　根据能量消耗计算一日活动举例(kcal/60kg)

一日活动举例		有氧运动	体育文娱活动	肌肉关节练习	日常身体活动	合计
1	活动内容	中速步行 20min			拖地 15min	
	能量消耗	60kcal			60kcal	120kcal
2	活动内容	快走 20min	肌力训练 20min			
	能量消耗	80kcal	60kcal			140kcal
3	活动内容	快走 45min	关节活动 10min			
	能量消耗	180kcal	0kcal			180kcal
4	活动内容	中速步行 40min	肌力训练 20min			
	能量消耗	120kcal	60kcal			180kcal
5	活动内容	快走 30min	2 套广播体操			
	能量消耗	120kcal	60kcal			180kcal

续表

一日活动举例		有氧运动	体育文娱活动	肌肉关节练习	日常身体活动	合计
6	活动内容	轻快走 30min		肌力训练 20min	手洗衣服 30min	
	能量消耗	90kcal		60kcal	60kcal	210kcal
7	活动内容	慢跑 30min		关节练习 10min		
	能量消耗	210kcal		0kcal		210kcal
8	活动内容	轻快走 30min	秧歌 60min		室内清扫 10min	
	能量消耗	90kcal	180kcal		30kcal	300kcal
9	活动内容	中速步行 60min	瑜伽 30min			
	能量消耗	180kcal	120kcal			300kcal
10	活动内容	中速自行车 30min	篮球 30min	关节练习 10min		
	能量消耗	120kcal	180 kcal	0kcal		300kcal
11	活动内容	中速自行车 55min		肌力练习 20min	中速上下楼 7min	
	能量消耗	220kcal		60kcal	30kcal	310kcal

第二节　开具运动处方及注意事项

一、运动处方的基本要素

运动处方（exercise prescription）是指在对个体进行运动能力评估的基础上，制定的个体化身体活动方案。运动处方的概念于 20 世纪 50 年代提出，于 60 年代末被 WHO 采用，目前已得到广泛的认可。

运动处方的基本原则即 FITT-VP 原则，即包括运动的频率（frequency）、强度（intensity）、时间（timing）和类型（type）身体活动四个基本要素（即 FITT），以及运动量也即身体活动量（volume）（参见本章第一节）和进度（progress）两个要素。上述 FITT-VP 原则决定了运动干预的特征和健康效益水平。

其中，运动的进度（progress）取决于运动干预的目的、个体健康状况、体能水平等。即在运动干预中调整以上各运动要素水平的时间和幅度等，以避免有关运动风险并且达到预期的运动目标。

制定运动处方主要依据体适能（physical fitness）。体适能是指身体有足够的

103

活力和精力进行日常事务,而不会感到过度疲劳,并且还有足够的精力享受休闲活动和应对突发事件的能力。

体适能又分为运动体适能(sport related physical fitness)和健康体适能(health related physical fitness),前者是指运动员在竞赛中为了夺取最佳成绩所需要的体适能;健康体适能则是一般人为了促进健康,预防疾病,提高日常生活、工作和学习效率所追求的体适能。

健康体适能的内容主要包括心肺耐力素质、肌肉力量和耐力素质、柔韧性素质和身体成分。其中,心肺耐力的评价指标主要有台阶试验、6分钟步行试验等;肌肉力量的评价指标主要有握力、俯卧撑、引体向上、跪卧撑、双手前投实心球、仰卧起坐、仰卧举腿、俯卧背身、立定跳远、纵跳等;柔韧性素质指标主要有坐位体前屈等;身体成分的指标主要是身体脂肪所占百分比。

二、运动处方的制定过程

运动处方的制定包括运动前的常规体检、健康筛查与评估、运动测试(必要时进行)、制定运动量目标和内容、运动训练的医学监督和运动计划调整、运动伤害预防等方面。

1. **运动训练前常规体格检查**　运动训练前常规体格检查包括病史、血压、脉搏、关节等一般检查,必要时做心电图、胸透和化验检查等。主要目的是降低不适当运动造成运动性疾病甚至发生意外伤害的危险。

2. **运动前的健康筛查与评估**　所有个体在开展运动训练前都应该进行健康筛查与评估(包括运动习惯和水平),并确定开始运动前运动测试和医学监督的必要性。主要评估方法包括:

(1)目前推荐常用体力活动准备问卷(PAR-Q),AHA/ACSM 健康/体适能机构修正的运动前自我筛查问卷。

(2)心脑血管疾病危险因素评价和分级。

(3)基于危险分层的医学检查、运动测试和医学监督建议。

(4)既往身体活动水平评价,常用如国际体力活动问卷(international physical activity questionnaire,IPAQ)等。

3. **运动测试**　运动测试包括前述的健康体适能指标的测试和临床运动测试两大类。其中:

(1)健康体适能(身体成分、心肺耐力、肌肉力量/耐力和柔韧性)评价:用于评估个体的健康和功能能力。其每个指标均可以针对个人的特征选择适宜的测试技术和设备完成。

(2)临床运动测试:主要通过对血流动力学、心电图以及气体交换和通气反应的评价,对心血管疾病患者提供诊断和预后的信息。

4. 制定运动量目标和计划

（1）总体原则：适宜的运动处方应能够全面促进健康体适能，即提高心肺耐力、肌肉力量和耐力、柔韧性、身体成分等。根据个体的上述信息，制定运动处方。

（2）运动处方的基本内容：运动处方内容一般包括有氧运动、肌肉力量练习和柔韧性活动，强调结合日常生活中的职业、交通、家务和休闲活动等进行运动训练。其中，有氧运动一般强调中等强度，从锻炼心肺功能的角度考虑，应达到相对强度中等以上，推荐目标为每周时间累计至少 150 分钟；肌肉力量锻炼的强度应能维持对肌肉的一定刺激，推荐每周 2~3 天，每次 15~20 分钟。

同时，应充分考虑个体的运动习惯、禁忌证、运动环境、设施条件等。进度方面强调量力而行、循序渐进。

具体的一次运动训练的基本组成包括：

热身：至少 5~10 分钟，小到中等相对强度的心肺和肌肉耐力活动，达到微微出汗；

拉伸：在热身活动之后进行至少 10 分钟的拉伸活动；

训练内容：至少 20~60 分钟，有氧运动、抗阻运动等多种运动累计达到；

整理活动：至少 5~10 分钟，小到中等相对强度的心肺和肌肉耐力活动。

5. 运动锻炼的医学监督　对于运动时和运动后可能出现的不适症状，应针对具体情况，提出预防和应急处理的措施。医学监督的内容主要包括：

（1）体力负荷与运动反应：运动疲劳、恢复和适应是机体运动反应的三个关键环节。测量和分析这些变化，可以了解机体对其所承受体力负荷的耐受和适应程度，由此可以进一步判断可能产生的健康效益和存在的意外伤害风险。

（2）运动计划的调整：预防运动的不耐受和可能由此引发的慢性损害，需要及时对运动反应做出判断，并相应调整活动量目标以及运动强度、时间和频度等。此外，针对与运动形式和内容有关的不适应，也应做出必要的安排。

（3）健康状况和运动能力的再评估：随着运动训练的持续，机体的运动能力提高；另一方面，身体的健康和疾病状况也可能发生改变。因此，针对个体的具体情况，需要定期对健康状况和运动能力进行再评估。

三、减重的运动处方及原则

对于普通健康成年人，为达到促进健康、维持体重的身体活动建议为每周 150 分钟中等强度身体活动或 75 分钟高强度身体活动，或两者的结合；每周 2~3 天抗阻运动；减少静态行为时间。单纯性肥胖患者运动干预的目标是增加能量消耗、减轻控制体重，保持和增加瘦体重、改变身体成分分布、减少腹部脂肪，改善循环、呼吸、代谢调节功能。运动处方的 FITT 推荐与健康成年人类似，但更加强调次数(每周至少 5 次),运动总量目标是每周 300 分钟中等强度运动或 150 分钟高强度运动,建议循序渐进逐渐达标。

减重目标的设计应切合实际,推荐 3~6 个月内减重 5%~10%。体重管理在于能量摄入与消耗的平衡。每周至少 150 分钟中等强度运动,以最大程度获得健康体适能的益处。逐渐增加至较大量的运动,如每周大于 250 分钟,以促进长期控制体重。

在系统评估后,减重的运动处方 FITT-VP 原则具体推荐如下:

1. 有氧运动

(1)频率:每周 ≥ 5 天中等强度运动,或每周 ≥ 3 天较大强度运动,或每周 3~5 天中等强度与较大强度运动相结合。

(2)强度:中低强度逐渐达到中、高强度。对健康状况不好的人进行小到中低强度的有氧运动。

(3)时间:中等强度运动每天累计 60 分钟,且每次至少 10 分钟,每周累计 300 分钟。或每天至少 30 分钟(每周不少于 150 分钟)的较大强度运动,或中等和较大强度相结合的运动。

(4)运动量:推荐每周 300 分钟中等强度的运动,或每周 ≥ 1 000MET-min,或每天至少中速以上步行 10 000 步。

(5)运动形式:有节律的、大肌肉群参与的、所需技巧低的、至少是中等强度的有氧运动。应该根据个人的年龄和健康状况、运动环境条件、身体技能水平、兴趣爱好尽可能选择适合自己的运动形式,有利于长期坚持。根据个人的减重目标,同时也可以进行有利于身体重点部位的锻炼形式,如游泳较适合全身性肥胖者,而普拉提适用于中心型肥胖者。可以用能量消耗相等的或相似的体力活动或运动来取代或交换,例如游泳可与慢跑、跳绳或骑车交换;打羽毛球可用排球、网球或跳舞来代替;快走可用打乒乓球、慢速度游泳或骑车来取代。

(6)进度:一般在计划开始的 4~6 周中,每 1~2 周将每次训练的时间延长 5~10 分钟。当规律锻炼 1 个月之后,在接下来的 4~8 个月里逐渐增加到上述推荐运动量。

2. 抗阻运动

(1)频率:每周对每个大肌肉群训练 2~3 天,并且同一肌群的练习时间应至少间隔 48 小时。如每周 2 天仰卧起坐,同时哑铃练习 2 天。

(2)强度:中等强度,每次至少练习 1 组,每组重复 10~15 次。

(3)类型:推荐多关节练习。

(4)推荐量:每个肌群练习 2~4 组,每组重复 8~12 次,组间休息 2~3 分钟。

3. 柔韧性训练

(1)频率:每周 2~3 天,每天练习效果更好。

（2）强度：拉伸至感觉到拉紧或轻微的不适。

（3）时间：大多数人静力拉伸保持 10~30 秒。每个柔韧性练习总时间为 60 秒。

（4）方式：缓慢拉伸大肌肉群。如弹力橡皮带和拉力器。

（5）模式：每个柔韧性练习都重复 2~4 次。

4. 减少日常久坐不动的行为　连续久坐时间不宜超过 1 小时,尽可能减少每天累计久坐行为时间。

四、注意事项

1. 在开始身体活动前,建议咨询医生,进行系统地评估,并充分考虑个体的兴趣爱好和技能水平,有利于制定适宜的个体化运动计划和目标,也便于以后的运动计划调整和效果评估。每一次增加或改变运动计划前,建议重新进行系统评估。

2. 肥胖或超重本身就是发生运动损伤的危险因素,因而对于体重特别重、日常又缺乏运动者,开始锻炼时更需采取保护措施。自行车、游泳等运动下肢关节的承重小,发生关节损伤的风险相对也小,鼓励进行这些活动。

3. 肥胖者运动中产热多,更容易发生脱水和中暑,在大量出汗的情况下,应合理安排补液。

4. 遵循能量平衡的原则,单纯靠运动减轻体重很难达到预期目标,须结合饮食控制才能实现成功减肥。减肥速度不宜过快,多数情况下,每周减少0.5~1kg 体重比较适宜。每天安排进行体力活动的量和时间应按减体重目标计算,对于需要亏空的能量,一般多考虑采用增加体力活动量和控制饮食相结合的方法,其中 50%（40%~60%）应该由增加体力活动的能量消耗来解决,其他 50%可由减少饮食总能量和减少脂肪的摄入量以达到需要亏空的总能量。

5. 建立一个减体重的长期计划很重要。在增加体力活动量时应循序渐进,先从一些日常活动开始,然后可以每天进行快步走、慢跑、打羽毛球、打乒乓球等活动,只有养成健康的生活习惯,并且长期坚持,才能更有效地避免减肥后的体重反弹。实施过程中,要依据情况的变化,不断调整饮食和运动行为。

第三节　避免运动损伤

一、常见运动损伤

运动损伤指在运动过程中或运动后发生的运动相关的机体损伤或疾病,与一般日常生活学习中的损伤不同。常见的运动损伤主要包括软组织损伤（如软骨损伤、肌肉损伤、肌腱损伤及韧带损伤）和骨骼损伤等。

1. 软组织损伤

（1）软骨损伤：软骨组织位于人体骨骼系统中的骨与骨之间,可以避免骨与骨之间的摩擦,延长骨的使用寿命,具有减少摩擦、吸收冲击力、分泌滑液、避免骨损伤的作用。关节软骨损伤在运动中非常普遍,主要由慢性关节应力或急性创伤性扭伤引起,往往会导致关节功能进行性损害,并限制相关运动和锻炼的参与。

国际软骨修复协会对于关节软骨损伤的分级标准,将缺损直径 >3cm 的软骨损伤称为关节软骨缺损（articular cartilage defect, ACD）,这一类的关节软骨缺损大多不能完全自身修复,还会进一步损伤周围正常的软骨组织及周围骨壁,引起关节炎症或者关节软骨塌陷,最终发展成为骨关节炎,从而形成关节损伤 - 关节软骨缺损 - 骨关节炎的疾病发展过程。随着社会老龄化和肥胖等不良因素的不断发展,骨关节炎的患病率将呈持续上升的趋势。应积极恢复软骨的创伤性损伤,在关节软骨缺损阶段阻断疾病的进一步发展,避免发展成为骨关节炎。

（2）肌肉损伤：正常情况下人体肌肉收缩形式分为动性收缩与静性收缩两类。动性收缩时关节会因肌肉收缩而活动,分为向心收缩和离心收缩两种。向心收缩指肌肉收缩时,肌肉长度不断变短。例如前臂屈曲,举起哑铃的动作就是肱二头肌收缩及肱三头肌放松和离心收缩。离心收缩指当肌肉收缩时,其长度不断被拉长。例如前臂伸直时,肱三头肌收缩,肱二头肌放松。

常见引起肌肉损伤的运动主要包括肌肉拉伤和肌肉挫伤。肌肉损伤最常见于大腿后肌群（腘绳肌）损伤。损伤后一般合并血肿,急性处理时要压迫止血,并冷敷以减少血流。运动时肌肉出现酸痛是正常反应,但一般不超过 48 小时。如 2~3 天后仍有酸痛,提示肌肉损害,可能这时要减少运动力量及运动时间,必要时改变运动方式。

软组织损伤也可以是慢性的。慢性损伤是较小的作用力长期作用于身体部位导致的。例如,长跑运动员持续数月每天高强度训练且休息不足,可能会对软组织造成过大负担而引起损害。慢性软组织损伤分为多种类型,包括滑膜炎、滑囊炎、肌炎和筋膜炎。滑膜炎多为慢性,是关节重复损伤的结果。滑囊炎一般会肿胀,在关节处形成小肿块。肌炎表现为肌肉酸痛、压痛和轻微肿胀,肌肉收缩时酸痛感明显。肌肉过度使用引起拉伤时,包裹在肌肉周围的筋膜可能增厚、肿胀并有疼痛感,筋膜的慢性炎症称为筋膜炎。

（3）肌腱损伤：肌腱是连接骨骼和肌肉的特殊结缔组织,肌腱外有一层薄膜保护,称为腱鞘,肌腱主要功能是对肌肉传递的负荷做出反应和适应,产生动作并维持关节的稳定性,故肌腱被称为运动时肌肉与骨之间的桥梁。运动时,肌腱便会滑动,过度的滑动摩擦会引起肌腱炎。

在运动过程中,高龄、性别、肥胖、糖尿病、高血压、氟喹诺酮和皮质类固醇的使用、既往肌腱疾病史和遗传性疾病史等内在危险因素,以及如机械负荷过大、错误训练、运动设备以及重复性运动等外部危险因素,均可能导致肌腱发生病理的改变,这种改变可由急性和慢性创伤共同造成。运动性肌腱损伤根据损伤发生的进程可以分为急性和慢性。

急性肌腱损伤在急速降速、着地或变换方向并伴随中等或大强度牵拉负荷的肢体活动中较为常见,是壁球、网球、足球和其他需要反复突然跳跃或冲刺的运动项目中最常见的伤病类型,常导致肌腱部分撕裂或完全断裂。慢性肌腱损伤是生理负荷范围内发生的重复性微损伤(肌腱变性,tendinosis)。肌腱炎(tendinitis)通常是指由于肌肉纤维过度使用,反复强烈牵拉而引起肌腱胶原纤维退行性病变,除了累及肌腱本身,还可以累及腱鞘。

肌腱急性损伤常见以下两种原因:①由于肌腱位置表浅,容易引起切割伤和刺伤;②如果运动强度超过肌腱的耐受程度,也会引起肌腱的急性断裂。过度使用引起的慢性肌腱损伤,如跟腱炎,是由于不停地重复动作,肌腱反复滑动,过度滑动摩擦引起的。

(4)韧带损伤:韧带是由胶原组织组成的,它的功能是将骨与骨连接起来,能被动地将关节稳定住。如伸膝时前交叉韧带可以防止膝关节过度伸直。韧带内有大量的运动神经末梢,可将关节位置、运动和疼痛等信息传到大脑,大脑将信息整合后,再将反馈信息传到关节周围的肌肉,指挥关节正确活动(这种感觉又叫本体感觉)。

每天正常活动能维持80%~90%韧带功能,通过健身牵拉活动可使韧带强度增加10%~20%。韧带损伤的急性损伤多见,如脚踝扭伤致外侧韧带损伤。韧带损伤固定几周后,其弹性就下降到损伤前一半。

韧带损伤恢复过程缓慢。如肌肉损伤,数周肌肉力量就能得到恢复,但韧带、肌腱和软骨则需数月时间来适应。

2. **骨损伤** 运动性骨损伤主要包括脱位和骨折。

(1)脱位:骨骼通过关节得以连接。脱位是指较大的作用力移动骨骼,使同一关节的两块骨骼末端不再位于一条直线上。脱位还会引起撕脱性骨折、拉伤、扭伤、血流中断和神经传导中断。脱位表现为畸形、疼痛和移动困难。

(2)骨折:依据撞击方式和骨折的形态将骨折分为骨骼折断、破裂、缺损或骨裂等。骨折后需要夹板或石膏固定6~8周,即骨折愈合所需的时间。

骨折的不同类型包括撕脱性骨折、应力性骨折(也称疲劳性骨折)、螺旋形骨折、纵形骨折、压缩性骨折、斜形骨折、粉碎性骨折、青枝骨折、横形骨折、凹陷性骨折、爆裂性骨折、病理性骨折、骨骺骨折等。

二、避免运动损伤的措施

1. **运动损伤的流行特点和危险因素** 运动损伤的发生率普遍较高,有研究提示某高校医院 2011 年 9 月 12 日—2012 年 6 月 30 日期间,外科门诊就诊的运动损伤 2 323 人次,占总人次的 40.47%。普通社区居民健身运动的运动损伤的较高比例也逐渐得到关注。

许多因素影响运动损伤的发生。常见原因有准备活动不充分、伤后康复不充分,即过早不适当运动、缺乏准备活动或准备活动不合理、运动期间的注意力不集中、身体疲劳、技术动作不正确等。肥胖本身也是运动损伤的危险因素之一。

运动损伤因运动形式或项目的不同而有所区别。运动损伤的部位与运动形式密切相关,以四肢和腰背部损伤高发。通常情况下,下肢的运动损伤相对较多,其次是躯干和上肢,头部的运动损伤相对较少。大众健身跑的运动损伤以膝关节损伤为主。肥胖儿童青少年在运动减肥过程中运动损伤发生主要部位是踝关节、膝关节,其次为前臂、腿部肌肉拉伤。

一般而言,普通人群运动损伤一般以轻度运动损伤多,大多为软组织运动损伤多,其中以肌肉、肌腱、韧带和关节囊损伤最多,其次是关节软骨、肩袖等损伤。并且由于局部过度负荷、多次细微损伤积累或由于急性损伤处理不当可转化为慢性损伤。并且,因治疗不当或带伤运动,也常常会造成运动损伤复发。

运动损伤的发生与环境条件也有关系。炎热和寒冷季节运动损伤的发生率明显高于气温适宜季节。光线不足、地面条件不好(如不平、过硬、湿滑等)、运动装备(如自行车头盔)不足等,均可能升高运动损的风险。

2. 避免运动损伤　避免运动损伤不只是运动中的保护措施,而应开始于制订运动计划前。开展身体活动促进健康、达到健康体重,并避免运动损伤,应做到:①评估健康状况;②评估身体活动能力和体质;③制订身体活动量目标和计划;④保障身体活动中的安全;⑤评估运动反应和调整身体活动计划。

具体实践中,应根据个人的具体情况、结合个人兴趣和生活环境,选择运动目标和安排锻炼计划,采取必要的身体活动过程有关的保护和风险控制措施。

(1)运动前做好准备

1)评估健康状况和运动能力:在增加身体活动促进达到健康体重前,对健康状况和运动能力进行科学评估。运动能力反映在个人的技能和体质水平等方面,是选择身体活动内容和安排身体活动量的基础。活动内容的选择应结合现有运动技能,活动量的安排应参照体质和现有活动量水平。体质的评估可以参照有关体质评价的标准和方法,也可以结合日常生活工作中现有活动内容和活动量做出粗略判断。

2)经咨询专业人员后制订运动计划:如前所述,完整的运动计划和运动处方包括循序渐进的运动频率、强度、时间和类型,以及目标运动量和进度。运动计划中应包括耐力活动、柔韧性练习、肌肉力量练习和平衡性练习。每一次的运动应包括完整的热身运动和放松运动、拉伸运动、力量锻炼等。而随着运动量的增加,应相应延长休息时间,随着体能的增强需相应增加总体的运动负荷。

其中,运动形式的选择一方面要考虑体重因素、运动技能水平、运动器材、防护装备、气候等条件,同时,适当的饮食对预防运动损伤也有重要的作用。

(2)每次运动前进行充分准备活动:充分的准备活动目的是给身体预热。热身运动以使体温增加的活动(如走或慢跑)开始。身体的各个器官、关节、肌肉适应运动状态,肌肉得到松弛,利于运动中的伸缩、扩展,可以减少运动损伤的机会。准备活动通常包括以下几项内容:

1)热身慢跑:通过走路或慢跑至少5~10分钟,至身体微微出汗。

2)专项练习:根据不同运动形式慢慢增加运动范围。也就是说,准备活动要包含具体运动形式中经常要进行的动作。如球类项目要进行专门的脚步练习和肩部活动等。

3)准备护具:选择适合运动形式的合身的运动护具和运动设备,包括合适的运动鞋袜。一般情况下,鞋袜应支撑脚部、吸收冲击并提供附着摩擦力如果有必要的话,简单的足部矫形器就可以矫正畸形。防护装备如运动专用的防护眼镜、头盔等。

4)准备活动后的拉伸活动:热身运动后,建议进行必要的伸展活动,有利于放松肌肉,预防运动后第二天的肌肉酸痛。

(3)运动中注意事项:运动过程中,应注意关注身体的感觉、环境条件、运动安全等。

1)精力集中:在运动中,一定要精力集中,对场地上的汗水、废弃物,如纸屑等遗落的地方都要注意,因为这些都是产生意外滑倒的地方,容易造成损伤。

2)注意场地状况:对场地什么地方有坑,什么地方有凸起以及场地周的障碍等,做到心中有数,以防止踝关节及膝关节扭伤。

3)注意天气变化:要随时了解天气情况,以适应晴天或者阴雨天(不同湿度和不同温度)对场地的影响,在服装、鞋袜、装备上都要适应天气变化。

4)注意运动过程中的失误摔倒:由于速度、高度、对抗等因素,要有心理上、行动上的准备。

5)运动不宜过度:运动过度会造成肌肉和关节受伤,遵循适度量力、循序渐进的原则,适量而且经常性的运动才最有益。若感到疲倦、身体不适或疼痛时,如发热、极度气喘、作呕、头晕等,应暂时休息,不要勉强运动,否则可能会发生意外,必要时应及早就诊。

6)要特别注意运动健身的最后阶段:这是最容易受伤的时间。因为这个时候精神、肌肉已经疲劳,最容易分散注意力,所以受伤多是在此时。要提醒自己,在运动结束前必须精神集中,避免受伤。

(4)运动后期要做整理运动:运动后需要时间恢复平静,让心率重归正常,是一种积极的休息方式,可以使精神、肌肉、内脏比较一致地恢复平静,提高恢复体力的效率。剧烈运动后进行"冷却"活动,可使心血管系统、呼吸系统功能仍维持在较高水平,有利于偿还运动时所欠的氧债。"冷却"活动使肌肉放松,促进乳酸快速分解和排泄,可避免由于局部循环障碍而影响代谢过程。

运动后慢跑(5~10 分钟)、呼吸体操及各肌群的伸展练习都是运动后较好的"冷却"活动,可以消除肌肉痉挛,减轻肌肉酸痛和僵硬程度,消除局部疲劳。这样,就可以使机体(特别是心脏和运动系统)在高速运动状态后缓缓地恢复到低速运动状态后回到静止状态。对预防运动损伤有良好作用。

此外,还应包括手法按摩、10~15 分钟 40℃温水浴、及时更换干爽的衣服、及时补充营养、充足睡眠。

(陈晓荣　常翠青)

参考文献

［1］中华人民共和国卫生部疾病控制司 . 中国成人超重和肥胖症预防控制指南 [M]. 北京 : 人民卫生出版社 , 2006.

［2］(美) 美国运动医学学会 . ACSM 运动测试与运动处方指南十版)[M]. 王正珍 , 等译 . 北京 : 北京体育大学出版社 , 2018.

［3］王正珍 , 徐峻华 . 运动处方 [M]. 2 版 . 北京 : 高等教育出版社 , 2018.

［4］中华人民共和国卫生部疾病预防控制局 . 中国成人身体活动指南 (试行)[M]. 北京 : 人民卫生出版社 , 2011.

［5］中国健康促进基金会 . 中华健康管理学 [M]. 北京 : 人民邮电出版社 , 2016.

［6］Robert S. Gotlin. 运动损伤的预防治疗与恢复 [M]. 高旦潇 , 译 . 北京 : 人民邮电出版社 , 2017.

［7］Lorin A. Cartwright, William A Pitney. 运动防护指南 : 运动损伤的预防、评估与恢复 [M]. 3 版 . 郑尉 , 译 . 北京 : 人民邮电出版社 , 2019.

［8］宋振华 . 健身运动损伤的预防与康复 [M]. 北京 : 人民卫生出版社 , 2014.

［9］2018 Physical Activity Guidelines Advisory Committee. 2018 Physical Activity Guidelines Advisory Committee Scientific Report [M]. Washington, DC: U. S. Department of Health and Human Services, 2018.

［10］World Health Organization. Global recommendations on physical activity for health (2010) [OL]. http://www. who. int/dietphysicalactivity/factsheet_recommendations/en/.

［11］AINSWORTH BE, HASKELL WL, WHITT MC, et al. Compendium of physical activities: an update of activity codes and MET intensities [J]. Med Sci Sports Exerc, 2000, 32 (9Suppl): S498-S504.

［12］AINSWORTH BE, HASKELL WL, HERRMANN SD, et al. 2011 Compendium of Physical Activities: a second update of codes and MET values [J]. Med Sci Sports Exerc, 2011 (43): 1575-1581.

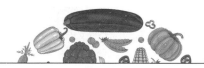

第六章
开具心理处方

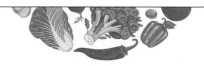

现代医学模式已从传统的生物医学模式转换为生物 - 心理 - 社会医学模式。健康的概念也不再局限于身体没有疾病，而是身体、精神和社会方面的完好状态。生物因素、遗传因素固然与疾病的发生密切相关，但心理因素及不良行为在疾病的发生发展中同样起着重要作用。心理状态对体重控制有重要的影响，积极的心态和思维方式有助于肥胖干预和减重效果的维持，而长期消极的心态则可能加剧肥胖，对患者的身心健康造成巨大的影响。因此，在肥胖干预过程中，除了控制饮食、加强运动外，医务人员还应把握患者个性特征及心理行为状态，进行积极有效的心理行为干预。同时接受膳食和心理干预的肥胖患者减重效果往往优于单纯接受膳食干预的肥胖患者。

第一节　肥胖患者常见的心理行为问题

肥胖一直是人们健康的一大威胁，它本身即是一种病态，还能引起各种代谢性疾病。导致肥胖的因素是多样的，心理行为问题也是导致肥胖的原因之一。有研究表明，肥胖者的心理状态和正常人群有显著差异，肥胖的人更容易出现孤独、焦虑、抑郁等心理问题，这些心理行为问题可影响减重效果。肥胖患者常见的心理行为问题有如下几种。

一、抑郁症

抑郁症（depression）是以显著而持久的心境低落、思维迟缓、认知功能障碍、意志活动减退和躯体症状为主要特征的一类心境障碍性疾病。肥胖患者抑郁症的发生率约为 55%，抑郁症患者中肥胖的发生率可达 58%，肥胖和抑郁之间存在显著的双向联系。肥胖儿童和青少年更易于患抑郁症和出现严重的抑郁症状。抑郁症的发生也存在性别差异,肥胖女性的抑郁症易感性比肥胖男性更高。在种族上,东方的肥胖群体比西方的肥胖群体更容易患抑郁症。

肥胖患者抑郁症的表现有焦虑情绪、兴趣丧失、无愉快感、精力减退或疲乏感、精神运动性迟滞、自我评价过低、自责或有内疚感、睡眠障碍,更严重者反复出现轻生的念头或自杀、自伤的行为。肥胖患者抑郁症的产生与对自身体型的不满有关。既往研究表明,儿童对体型的不满意程度与体重相关,体重越重,对体型的不满度越高,女孩表现得尤为明显;超重肥胖儿童对体型的不满度显著高于体重正常的儿童,超重女生比体重正常的女生表现出明显较高的抑郁症状评分。儿童的抑郁症状是成年抑郁的危险因素。肥胖的青少年以及大学生由于不满自身外表、在意别人的看法和遭受歧视等因素,往往具有较高的内隐自尊水平,承受更大的心理压力,以致在学习生活中出现诸多不适,更容易产生躯体化、强迫症状、焦虑、恐怖、精神病性敌对和偏执等。

二、自卑

自卑感是指在和别人比较时,由于低估自己而产生的情绪体验,是一种自己觉得"低人一等"的惭愧、羞怯、畏缩甚至灰心的情感。由于体型问题,肥胖患者长期自我认同感低下,认知存在多方面误区,从而忽视自身的优点和潜能,容易形成自卑心理。周围人的嘲笑、歧视和恶意诋毁会进一步加重肥胖患者自卑的形成。肥胖患者的自卑心理可表现为对一般事物过度敏感,容易胡乱猜疑甚至扭曲对方的话语,对负面评价会出现严重的内心冲突。由于自卑,肥胖患者平时沉默寡言不善与人交流,不轻易表达想法和情绪,自身价值感得不到满足,处于一种失衡状态。另外,自卑的肥胖患者心理承受能力较差,面对困难往往选择逃避。这些在肥胖青少年群体表现得更为明显。

三、社会适应能力下降

肥胖群体,尤其是肥胖儿童自我意识下降,对自身躯体外貌评价过低可间接影响日常的社交能力。研究显示,肥胖儿童的活动、社交、学习和社会适应能力均较体重正常儿童低下,且肥胖程度越重,社会适应能力越差。肥胖青少年也呈现出相似的趋势。这些人群在同学中缺少一般性交往,喜欢独处,不乐意交朋友,尤其是重度肥胖的女童。肥胖儿童及青少年在社交方面存在的种种心理问题主要为社交回避和社交焦虑。

社交回避(social avoidance)指社会交往时的行为表现,主要表现在倾向一个人独处,不喜欢或不愿意与他人进行交流。肥胖儿童随着肥胖程度的加重和年龄的增长,个性上趋于内向、不稳定,行为问题和社交回避的现象也随之增多。

由于在集体活动中受到冷落和嘲讽,肥胖儿童在社交活动中害怕与他人接触,不敢表达自己的观点和展现自己的才能,逐渐产生退缩、回避的心理,形成内向性格,喜欢一个人独处。

社交焦虑(social anxiety)是指当个体处在某一种或多种复杂的人际情境时,害怕被他人注视、评论,或担心自己举止窘迫、语言不合群而导致的紧张甚至是恐惧的情绪体验,其特点是对社交或行为表现情景产生强烈的、持续的恐惧。有研究显示,学龄期超重和肥胖儿童存在不同程度的社交焦虑。

四、孤独感

孤独感是一种由于缺乏良好人际关系引起的痛苦的、不愉快的主观情绪体验。肥胖儿童及青少年容易出现孤独感。有研究显示,单纯性肥胖儿童孤独感的平均得分高于正常儿童的平均得分。孤独感的产生与社交不良密切相关。肥胖儿童及青少年可能因长期被孤立或害怕被取笑而减少集体活动,在集体中也无法感受到归属感,这种长期的孤独状态不利于心理成长,在成年后容易出现社会适应不良。

五、进食障碍

进食障碍(eating disorders,ED)是以反常的摄食行为和心理紊乱为特征,伴发显著体重改变和/或生理功能紊乱的一组综合征。进食障碍与认知、情感及行为等心理障碍相关,患者常表现出低自尊、低自我评价、完美主义倾向、抑郁和焦虑等异常人格特征。当患者感到被人拒绝时,会产生低自尊的心理,并采取不恰当的应对方式。进食障碍患者的完美主义倾向会使他们视自己的体重和体型为缺陷,采取异常的进食方式来达到完美体型。进食障碍患者的自我评价很低,自我评价完全依赖于对自己身体的评价;另一方面这些患者也存在不同程度的体象障碍,对自身形象存在感知觉方面的障碍和歪曲认知。这些错误认知使患者每天花费大量的时间对食物、体重、体型等问题进行强迫性思考,导致异常进食行为的产生。

相关研究发现,6~13岁超重儿童往往会出现节食和/或暴食行为,20%~37%的肥胖青少年存在贪食、低自尊感、抑郁和焦虑等进食障碍相关的症状,这些生命早期的超重状态可能是日后发展为进食障碍的重要影响因素。一般而言,青少年时期是进食障碍的主要高发期,女生相较于男生更容易发生进食障碍。

进食障碍主要分为神经性厌食、神经性贪食和非典型进食障碍。

神经性厌食主要表现为患者主动拒食致体重明显减轻,伴有体象障碍、显著的行为偏差以及精神和心理紊乱。神经性厌食常引起严重营养不良、代谢和内分泌紊乱,也可出现间歇性发作性多食。一般神经性厌食在肥胖患者中出现较少。

神经性贪食是指反复发作的暴食行为,并有强烈控制体重的先占观念。发作性暴食是神经性贪食的主要特征,患者通过暴食可缓解因进食冲动所致的内心紧张,而事后感到悔恨内疚,甚至出现抑郁情绪,为抵消暴食引起的体重增加,常采用催吐、服用泻药或过度运动等方式来减轻体重。与神经性厌食不同,神经性贪食患者体重波动范围大。

非典型进食障碍是指存在异常进食行为,但未完全达到神经性贪食或神经性厌食的状态。相对神经性厌食和神经性贪食,非典型进食障碍的程度较轻,但处于这种状态的个体比例却是惊人的。非典型进食障碍的个体存在发展成神经性贪食 / 厌食的风险。

第二节 肥胖患者各类心理行为问题的影响因素

肥胖患者心理行为问题的形成原因是多方面的,目前了解到的影响因素有社会意识形态、家庭环境、生活方式、生物学因素和膳食结构等。医务人员深入了解患者心理行为问题产生的原因可有助于提高减重效果。

一、社会意识形态

近半个世纪以来,社会的主流审美观是"以瘦为美",肥胖往往受人诟病。在各种媒体的渲染下,崇尚苗条、追求苗条已成为一种流行时尚,而肥胖则是"懒惰""贪吃""丑陋"等负面评价的集合体。虽然"以瘦为美"的审美观对促进全民健康具有积极的意义,但大众对完美形体的追求普遍呈现出一种盲目性,对待肥胖个体过于苛责,缺乏理解和关心。在这种大环境下,肥胖患者一方面受社会审美的影响而难以自我接纳,另一方面可能也遭受来自周围人群的歧视、嘲笑和孤立,久而久之会形成各种心理行为问题。这在儿童和青少年较为常见。

二、家庭环境

家庭环境是各类心理问题出现的主导因素之一。家庭成员的人格特征、价值观念以及家庭成员之间的沟通相处方式等均对肥胖个体产生潜移默化的影响。肥胖患者的家庭往往具有一些共性:家庭氛围充满敌意、缺乏良好的沟通、对肥胖者过度苛责、经常忽视肥胖患者的情感需求等。肥胖患者在家庭中得不到情感支持,会进一步影响正常的社交关系。肥胖儿童和青少年如果长期得不到家庭的正向鼓励,容易出现抑郁、自卑,影响人格的形成。

三、生活方式

随着科技的发展和经济水平的提高,现代的工作和生活方式也发生了巨大的变化。发达的网络传媒、便捷的交通工具和便利的生活设施使人们在工作和生活中趋向于久坐不动,缺乏体育锻炼。此外,"宅""二次元"等各类亚文化盛行,人们更趋向于通过网络进行交流,寻找价值共同体,缺少面对面的社交模式。肥胖患者缺乏运动和正常的社交活动,会进一步促进各类心理问题的产生。

四、生物学因素

1. **脂肪因子表达下降** 肥胖患者体内相关脂肪因子的表达下降与抑郁症的发生有关。瘦素是由肥胖基因编码的肽类脂肪因子,主要作用于下丘脑,可抑制胰岛素的合成与分泌、控制食欲、增加交感活性、促进脂肪代谢和增加机体代谢产能,具有调节体重和能量代谢的作用,也具有抗抑郁功能。相关研究发现,瘦素可通过中脑和前脑的瘦素受体 b(Leptin receptor b,LepRb)影响情绪调节,而瘦素基因敲除小鼠可表现出明显的抑郁行为。此外,脂联素也是体内最重要且含量最高的脂肪因子之一,可增加胰岛素敏感性,在糖脂代谢中作用显著。动物研究发现,大脑中脂联素含量的提高可缓解实验动物的抑郁样行为。与正常人相比,肥胖患者体内瘦素和脂联素的水平通常较低,且存在不同程度的瘦素抵抗和胰岛素抵抗,这可能是导致抑郁的原因之一。

2. **低炎症状态** 肥胖患者机体均存在慢性低炎症状态。炎症是抑郁症、认知功能障碍、痴呆等神经系统疾病重要的病理生理机制。研究发现,IL-2、IL-6、IL-12、TNF-α 等炎性因子与焦虑样／抑郁样行为和认知功能障碍等精神异常症状直接相关。对小鼠腹腔注射 TNF-α 可增强伏隔核和内侧前额叶皮质 5-HT 和多巴胺转运体的活性,增强 5-HT 和多巴胺的代谢,削弱奖赏环路,导致抑郁相关的快感缺乏。肥胖患者外周循环的 TNF-α 可穿过血脑屏障,诱导认知功能障碍和抑郁样行为。

3. **神经系统结构和功能改变** 相关研究发现,肥胖患者大脑整体体积缩小,灰质萎缩,额叶、前扣带回、海马、丘脑、白质基底神经节和放射冠也存在萎缩现象。BMI 越高,大脑体积缩小的速度越快。大脑萎缩可直接影响情绪和认知功能。抑郁症常伴有静息心率加快、心率变异性降低和压力感受性反射失常等。类似的,肥胖的进展过程也存在这种交感 - 副交感动态平衡紊乱。神经系统结构和兴奋性功能的改变,可能是肥胖患者出现交感 - 副交感紊乱和抑郁症的原因。

4. **肠道菌群失调** 肠道菌群是一类定植在消化道表面的微生物。人体内肠道菌群数量庞大,与机体共生相互作用,构成一个复杂的生态系统,直接或间接地参与消化吸收、能量代谢和免疫调节等生理活动。目前研究证实,肥胖、肠道菌群和抑郁之间存在联系。健康人群的肠道菌群主要由厚壁菌门(firmicutes)、拟杆菌门(bacteroidetes)、变形菌门(proteobacteria)、放线菌门(actinobacteria)、梭菌门(fusobacteria)和疣微菌门(verrucomicrobia)的细菌构成,其中拟杆菌门和厚壁菌门的数量占 90% 以上。肥胖患者肠道菌群的多样性显著下降,拟杆菌门细菌丰度下降,厚壁菌门细菌丰度上升。抑郁症患者的肠道菌群表型也呈现出拟杆菌门细菌的丰度降低。动物研究显示,将抑郁症患者的肠道菌群通过粪菌移植技术定植到大鼠的肠道后,大鼠表现出明显的抑郁症状。另外,肠道菌群可通过调节神经递质(5-羟色胺、γ-氨基丁酸、去甲肾上腺素等)影响免疫系统,进而影响抑郁症的发生发展。

五、膳食结构

膳食结构和抑郁症的发生存在关联。有研究显示,长期进食富含饱和脂肪酸和反式脂肪酸的食物更容易出现抑郁症状。高脂饮食可诱发胰岛素抵抗,影响谷氨酸代谢,损伤突触传递过程,导致 N-甲基-D-天冬氨酸受体(N-methyl-D-aspartic acid receptor,NMDA)脱敏,促进抑郁的发生。C57 小鼠长期高胆固醇饮食可导致肝脏和前额叶皮层的 Toll 样受体 4(Toll-like receptors 4,TLR4)表达增加,出现绝望和焦虑的表现。长期缺乏 n-3 多不饱和脂肪酸会引发下丘脑-垂体-肾上腺(Hypothalamic-pituitary-adrenal axis,HPA)轴亢进,扰乱糖皮质激素受体信号通路,导致前额叶皮层的神经元萎缩,诱发包括抑郁在内的情绪与行为学改变。

第三节 肥胖患者的心理干预方法

现今社会对肥胖症的治疗存在不少误解,认为单纯通过节食、运动就可以解决体重问题,而忽视了心理干预。这种错误的观念导致许多肥胖症患者不能及时有效地采取治疗措施,最终不仅不能实现减重,还会引发更多的身体和心理问题。另外,肥胖患者常存在认知偏差,总认为体重减轻并没有自己想象的多。因此,早期对肥胖患者进行科学有效的心理干预治疗十分重要。

医务人员在接诊的过程中需及时发现并识别肥胖患者存在的心理问题,根据具体情况采取个体化的心理治疗方案。医务人员在实施减重治疗中应给予肥胖患者更多的支持和鼓励,如果患者心理问题严重,医务人员需引导其接受专业的心理治疗。常见针对肥胖患者常见的心理干预方法如下。

一、认知行为疗法

认知行为疗法（cognitive behavior therapy，CBT）是一种以认知治疗技术为基础，并由认知理论和行为治疗理论相互吸纳、补充而形成系统的心理治疗方法。认知行为疗法通过改变人的客观认知和信念，纠正不良情绪和行为。在接诊过程中，医务人员首先须帮助患者树立对肥胖的正确认识，纠正其认知上的误区，并给予患者情绪上的支持与鼓励；其次，运用行为疗法的手段，帮助患者建立合理的减重目标，引导患者进行自我监控（包括饮食、运动和情绪管理）。认知行为疗法是目前肥胖患者心理治疗最常用的方法，对减轻患者不良心理和减重效果的维持具有良好的作用。认知行为疗法也对合并进食障碍的肥胖患者具有较为显著的疗效。需要注意的是，在进行认知行为疗法的过程中不能操之过急，应循序渐进，更多地从患者角度出发，帮助患者重建合理的认知和行为。

二、辩证行为疗法

辩证行为疗法（dialectic behavior therapy，DBT）由传统认知行为疗法演变而来，强调接受与改变之间的平衡，是一种以辩证法为特征的新型心理疗法。该疗法以生物社会理论和辩证法为理论基石，在行为疗法的背景下，融合了精神分析动力学、认知疗法以及人际关系疗法等多种治疗方法，吸纳了东方哲学和佛教禅学的精髓，成为一种适应性广泛的心理治疗手段。

美国精神病学协会的实践指南中提到，辩证行为疗法可以用于严重抑郁症、成瘾症、暴食症和进食障碍等疾病的治疗。有研究显示，辩证行为疗法治疗青少年暴食症有效，能够显著减少进食障碍认知、限制饮食等的负面影响。辩证行为疗法对肥胖患者具有积极的作用，主要体现在减少进食相关的紊乱行为，尤其是暴食行为。辩证行为疗法也可减少精神病性敌对的症状。另外，辩证行为疗法对共病边缘型人格障碍的患者有较好的疗效，可以减少进食紊乱行为和自伤自杀行为，并提高情绪调节能力。从目前的经验看，辩证行为疗法对肥胖患者的心理治疗有独特的优势，可以有效控制与情感失调有关的进食紊乱行为，且患者的接受度较高。

三、支持性心理疗法

支持性心理疗法（supportive psychotherapy）是心理医生应用心理学知识和方法，采取劝导、启发、鼓励、支持、同情、说服、消除疑虑、保证等方式来帮助和指导患者认识当前面临的问题，使其发挥自身潜能和优势，正确面对各种困难和心理压力，从而达到心理治疗目的的一种心理治疗方法。支持性心理治疗的主要作用在于对肥胖患者的人格、应对方式、认知模式和情绪在治疗期间产生良性影响,提高患者对减重方案的依从性以及对医务人员的信任。支持性心理疗法可缓解肥胖患者的心理应激状态,提高其对减重的信心,改善生活质量。

四、心理动力学疗法

心理动力学疗法(psychodynamic therapy)主要是通过聚焦患者过去的经历,考察其行为方式和期待模式,解释患者的防御机制和移情作用。心理动力疗法通过理解和倾听来发现肥胖患者的内心冲突,明确问题与既往经历的联系,对移情行为进行分析,使肥胖患者用新的方式进行思考,从而达到治疗的目的。

心理动力学治疗肥胖有两种方式,一种是直接治疗,咨询师直接对肥胖患者进行心理辅导、治疗,不需要借助第三者。另一种是间接治疗,通过改善肥胖患者的外部环境来促进肥胖患者不良行为的改变。肥胖患者的外部环境涉及许多方面,主要是父母、朋友、亲属、邻里、同事和雇主等。

心理动力学治疗方法主要有支持、直接影响、探索 - 描述 - 宣泄。支持是指通过咨询师的了解、接纳和同感等方式减轻肥胖患者的不安,给予肥胖患者必要的肯定和认可,主要包括:专注、倾听、同理心、鼓励等。直接影响,是指咨询师通过直接表达自己的态度和意见促进肥胖患者不良行为的改变和心理困扰的消除。直接影响的具体方式主要有五种:强调、提议、忠告、坚持和干预。探索 - 描述 - 宣泄是指咨询师通过肥胖患者的描述和解释探索其问题,并为其情感宣泄提供机会,以便疏导其情绪冲突,改变不良行为。在采用探索 - 描述 - 宣泄治疗技巧时,咨询师需要注意:第一,帮助肥胖患者表达负面的感受,并提供机会让他们宣泄自己内心的愤怒和不满,以便减缓其心理压力。第二,帮助肥胖患者减轻意志控制,并鼓励他们表达各种被压制的感受,以便了解其未意识到的各种内心矛盾和冲突。第三,在为肥胖患者提供情感宣泄的机会时,咨询师需要区分两种不同的宣泄类型,建设性宣泄和破坏性宣泄。建设性宣泄是为肥胖患者表达负面或被压抑的情感提供机会,并促使他们更准确地认识、了解自己。破坏性宣泄是肥胖患者更加专注于情感的宣泄,通过情感的宣泄自怜或自虐,拒绝咨询师提供的任何帮助。

五、团体心理治疗

团体心理治疗(group psychotherapy)是指为了某些共同目的将多个当事人集中起来加以治疗的心理治疗方法。团体治疗的过程被认为是一个通过成员相互作用,来协助他们增进自我了解、自我抉择、自我发展,进而自我实现的一个学习过程。团体治疗广泛应用于各种疾病的治疗,包括各种心身疾病、精神心理疾病、肥胖症等。

团体心理治疗可以治疗肥胖患者的心理问题,比如抑郁和焦虑等。一般认

为,团体治疗的作用有以下几方面:

1. **希望重塑**　希望的重塑和维持对任何心理治疗来说都是至关重要的,团体心理治疗可以使肥胖患者重拾希望和自信。

2. **普遍性认同**　许多肥胖患者认为他们的不幸是独特的,只有他们有着某种恐怖的或者不能被人接受的问题、想法、冲动和幻想。他们极端的社会孤立使其独特感受被放大,从而无法与人深交,也无法信任别人。在团体中当肥胖患者看到别人也有相同困扰和生活经历时,发现自己并不孤单,会感到如释重负。

3. **教导式指导和直接忠告**　团体除了提供相互的支持外,也进行认知行为疗法,会识别肥胖患者对疾病的错误认知,传授给肥胖患者一些有关疾病的知识,并进行减重指导。

4. **利他主义**　团体治疗中,肥胖患者通过付出而收获,不仅从相互给予 - 接受的关系中受惠,也从给予的行为本身获益。团体中的肥胖患者比较容易接受同组患者的观点。

5. **行为模拟**　通过提供有价值的榜样,肥胖患者可以找到改善自己行为的依据,患者之间随时都可以相互学习。在团体治疗中,肥胖患者通过观察具有类似困扰患者的治疗而获益。

6. **团体凝聚力**　肥胖患者在小组中感觉温暖、舒心,有归属感、团体的价值感,并感觉到自身的价值,及被其他成员无条件接纳与支持。肥胖患者在有凝聚力的团体中的角色可很大程度上影响其自尊。肥胖患者在团体心理治疗中的社交行为可使患者的社会适应能力得到增强。

六、人际心理疗法

人际心理疗法(interpersonal psychotherpy,IPT)最早由 Gerald Klerman 及其同事在 20 世纪 60 年代后期为治疗抑郁症而提出。人际心理疗法通过分析患者精神症状与其人际关系问题之间的联系,制定相应的心理治疗策略,从而改善患者的心理和人际交往问题。在实际工作中,针对肥胖患者的心理干预不能仅停留在患者自身,还应从患者的人际关系着手。医务人员可要求患者的家人及其朋友陪同前来就诊,在实施心理干预的过程中帮助患者与家人和朋友重建良好的关系,使患者获得更多的心理支持。多项研究证实,人际心理疗法可改善肥胖儿童及青少年的人际关系,缓解抑郁、焦虑等不良心理问题。

七、药物治疗

当肥胖患者出现严重的心理问题时,可采取药物治疗。药物通常有两种——抗抑郁药和抗焦虑药。选择抗抑郁药时,应选用对体重影响较小的药物,主要有氟西汀、维拉唑酮、左旋米那普仑、沃替西汀等。选择抗焦虑药时,肥胖患者需达到诊断为焦虑障碍的标准,常见的抗焦虑的药物有苯二氮䓬类、丁螺环酮、文拉法辛、促肾上腺皮质激素释放因子拮抗剂、褪黑素受体激动剂等。一般主张单一用药,只有当两种作用机制不同的药物足剂量足疗程治疗无效时,才考虑使用两种作用机制不同的抗抑郁药物联合治疗。联合治疗时需密切关注药物间的相互作用。具体用药应在专业的精神科医师的指导下使用。

(孙桂丽)

参考文献

［1］姜乾金. 医学心理学 [M]. 4 版. 北京:人民卫生出版社, 2004.

［2］阿巴伯克力·乌斯曼, 艾克拜尔·艾力. 肥胖症与抑郁症相关性的研究进展 [J]. 中华肥胖与代谢病电子杂志, 2019, 5 (01): 37-40.

［3］余瑾. 学龄期超重及肥胖儿童社交焦虑现象的研究 [J]. 实用临床医学, 2012, 13 (09): 122-124, 134.

［4］张靖, 陈珏. 辩证行为疗法在进食障碍中的应用 [J]. 精神医学杂志, 2018, 31 (04): 312-315.

［5］林玉芳, 廖继武, 黄俏庭, 等. 肥胖症的精神药物和心理治疗研究进展 [J]. 中华肥胖与代谢病电子杂志, 2016, 2 (1): 46-48.

［6］QUEK YH, TAM WWS, ZHANG MWB, et al. Exploring the association between childhood and adolescent obesity and depression: a meta-analysis [J]. Obes Rev, 2017, 18 (7): 742-754.

［7］MANNAN M, MAMUN A, DOI S, et al. Prospective Associations between Depression and Obesity for Adolescent Males and Females-A Systematic Review and Meta-Analysis of Longitudinal Studies [J]. PLoS One, 2016, 11 (6): e0157240.

［8］KOOPMAN M, AIDY ES, MIDTRAUMA CONSORTIUM. Depressed gut?The micro-biota-diet-inflammation trialogue in depression [J]. Curr Opin Psychiatry, 2017, 30 (5): 369-377.

［9］BOEHME S, MILTNER WH, STRAUBE T. Neural correlates of self-focused attention in social anxiety [J]. Soc Cogn Affect Neurosci, 2015, 10 (6): 856-862.

［10］KRÖGER C, SCHWEIGER U, SIPOS V, et al. Dialectical behaviour therapy and an added cognitive behavioural treatment module for eating disorders in women with borderline personality disorder and anorexia nervosa or bulimia nervosa who failed to respond to previous treatments. An open trial with a 15-month follow-up [J]. J Behav Ther Exp Psychiatry, 2010, 41 (4): 381-388.

［11］TANOFSKY-KRAFF M. Psychosocial preventive interventions for obesity and eating disorders in youths [J]. Int Rev Psychiatry, 2012, 24 (3): 262-270.

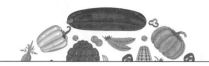

第七章
开具药物处方及手术管理

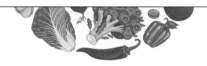

超重或肥胖者的所有治疗旨在减轻体重和改善整体健康状况。药物治疗及手术治疗只能作为生活方式治疗的辅助治疗,同单纯生活方式干预相比,辅助药物治疗能使患者减重更多、减重维持时间更长。对于存在可以通过减重改善合并的肥胖相关并发症的患者,生活方式治疗与药物治疗应考虑同时开始,且当患者的潜在获益大于风险时,药物治疗甚至手术治疗应该被提供给肥胖患者作为长期治疗。短期(3~6 个月)的减重药物并不能得到长期获益,因此临床医生在为每一位患者选择最合适的减重药物时,需综合考虑药物疗效、副作用、注意事项和患者存在的并发症及用药史,这些因素是个体化减重药物治疗的基础。

第一节 减重药物的应用与生活管理

一、减重药物种类与注意事项

目前在全球范围内正式获得批准临床应用的减重药物有奥利司他、利拉鲁肽、氯卡色林以及复方药物——芬特明 / 托吡酯和纳曲酮 / 安非他酮,属于孤儿药的美曲普汀。当前在我国,只有奥司利他已获得批准具有肥胖治疗适应证。

1. 脂肪酶抑制剂——奥利司他 奥利司他是消化道的脂肪酶抑制剂,1999 年 4 月 FDA 批准在美国上市。通过与脂肪酶丝氨酸残基结合形成无活性中间体脂基 - 酶络合物,可逆性抑制胃肠道脂肪酶如胃脂肪酶、胰脂肪酶、羧酸酯酶的活性,从而抑制膳食脂肪的消化吸收、增加粪便脂肪的排泄,有效抑制 25%~30% 的能量摄入。奥利司他作为长期减肥用药,目前国内有片剂和胶囊两种剂型,均为 120mg/ 片或粒,推荐每日总剂量为 360mg,分 3 次于餐前口服;减重效果较好,研究发现配合低能量饮食应用奥利司他治疗 1 年,约 50% 的患者减重幅度可达到临床显著(≥ 5%),平均减轻体重 5~10kg,比安慰剂组多减 3kg(95%*CI*:−3.9~−2.0kg)。

该药物有较好的安全性,很少出现严重不良反应(包括严重的肝肾功能损伤),但肠道耐受性较差,容易出现腹胀、排气排便次数增多、油性大便、脂肪泻、大便紧迫感,甚至大便失禁等不适。其中严重的脂肪泻和大便失禁可能是导致患者停药的主要原因,应与患者充分沟通后使用。另外,长期服用该药物需适当补充脂溶性维生素(维生素 A、维生素 D、维生素 E、维生素 K)和胡萝卜素,以预防脂肪吸收障碍相关的维生素缺乏,尤其是维生素 D 缺乏的报道较多。器官移植及服用环孢素的患者,需加强血药浓度监测,及时调整用量。患慢性吸收不良综合征或胆汁淤积症及对奥利司他或药物制剂中任何一种成分过敏的患者禁用。

2. GLP-1 受体激动剂——利拉鲁肽 胰高血糖素样肽 -1(GLP-1)类似物,2014 年 12 月 FDA 批准用作长期减肥药在美国上市。GLP-1 是消化道 L 内分泌细胞分泌的一种肠促胰岛素激素,可抑制胰高血糖素释放和胃排空。进食后机体 GLP-1 水平升高,可刺激胰岛的葡萄糖依赖性胰岛素释放,延迟餐后胃排空,增加饱腹感。此外,研究显示,利拉鲁肽可作用于下丘脑摄食中枢,增加饱食信号,降低食欲,减轻体重。目前研究结果认为其减重效果略优于奥利司他。在欧洲 19 个临床研究中心开展的一项随机对照试验中发现,试验组每日 1 次利拉鲁肽皮下注射(1.2、1.8、2.4 或 3.0mg),与安慰剂组或奥利司他组(120mg,每日 3 次)比较,试验第 1 年接受 3.0mg 利拉鲁肽组比安慰剂组多减轻体重 5.8kg,比奥利司他组多减轻体重 3.8kg;2.4/3.0mg 利拉鲁肽组受试者在试验第 2 年保持体重减轻达 7.8kg。目前推荐剂量 3.0mg,每日 1 次皮下注射,初始剂量为 0.6mg,持续 1 周。可以每周增加剂量(1.2mg、1.8mg、2.4mg)以达到推荐剂量 3mg。

该药物的胃肠道副反应常见,尤其是恶心(37%~47%)和呕吐(12%~16%),其次有腹泻、便秘、低血糖、食欲下降等;严重但不太常见的副反应包括胰腺炎、胆囊疾病、肾损害。在啮齿类动物的研究中发现,利拉鲁肽与甲状腺 C 细胞的良 / 恶性肿瘤发生相关,但尚无任何证据提示在人类肿瘤的发生发展中有相关作用。该药适用于较肥胖患者,但目前长期使用(>3 年)的安全性还需考查。

除了利拉鲁肽等短效 GLP-1 受体激动剂外,近年来人们还在积极研发新的 GLP-1 制剂,当前每周给药一次的 GLP-1 受体激动剂长效制剂已经上市,如度拉糖肽注射液,分别于 2014 年 9 月和 2019 年 2 月被 FDA 和中国批准用于成年人 2 型糖尿病患者的血糖控制,目前尚未明确指出可用于减重治疗。

3. 5- 羟色胺受体激动剂——氯卡色林 氯卡色林是选择性 5- 羟色胺 2c 受体激动剂,2012 年 6 月 FDA 批准其作为中长期减肥药使用在美国上市。能选择性作用于 5- 羟色胺 2c 受体来增强饱腹感、控制食欲,避免了 5- 羟色胺 2b 受体和 2a 受体引起的心脏瓣膜疾病等副反应。氯卡色林对中枢神经作用机制更加明确,针对性更强,安全性更高,为目前中枢作用类减肥药的又一个精准治疗药物。研究证实氯卡色林联合饮食和运动干预具有显著的减重效果,并且是安全和可以耐受的。应用氯卡色林(10mg,每日 2 次)治疗肥胖患者 52 周后,治疗组比对照组体重平均多减轻 3.3%(−5.8% 和 −2.5%),减重效果达到临床显著(≥ 5%)比例多 24.5%(47.1% 和 22.6%)。目前推荐每日总剂量为 20mg,分 2 次口服。

与氯卡色林治疗相关的最常见不良反应是头痛、头晕、恶心、上呼吸道感染、鼻咽炎等。但有文献认为长期服用该药可能会增加潜在患肿瘤、精神疾病和心血管疾病的风险,上述三种潜在的危险还在临床研究和验证当中。

4. **瘦素类似物——美曲普汀** 美曲普汀是一种瘦素类似物,2014 年 2 月由 FDA 批准在美国上市。作为第一个瘦素类药物,可以弥补瘦素的缺乏,抑制脂肪的代谢障碍。该药主要有恶心、呕吐、血糖下降、淋巴结异常等不良反应。同时 FDA 警告,美曲普汀不适用于没有确诊为先天性或获得性脂肪代谢障碍的肥胖症患者,相关方面的研究并不透彻。

5. **复方药物**

(1)芬特明 - 托吡酯:2012 年 6 月 FDA 批准芬特明和托吡酯的组合用药可作为长期使用的减肥药在美国上市,主要用于 BMI ≥ 30kg/m² 或 BMI ≥ 27kg/m² 且存在至少一个肥胖相关合并症的患者,尤其适用于不能耐受奥利司他或利拉鲁肽的患者,但对于有心血管疾病(高血压病或冠心病)者,不建议使用,在焦虑症、心脏病、未控制的高血压、甲状腺功能亢进(甲亢)、青光眼等患者及妊娠和哺乳期女性中禁用。

芬特明属去甲肾上腺素再摄取抑制剂,能刺激交感神经系统释放去甲肾上腺素(涉及调控食欲的神经递质之一)和多巴胺,并抑制这两种神经递质的再摄取而抑制食欲和诱导饱腹感。减重效果显著,但不良反应多,主要不良反应包括心血管系统症状,如血压升高、心悸、心动过速、心肌缺血等;中枢神经系统症状,如头痛、失眠、焦虑、多动、眩晕、欣快、精神异常等;消化道症状,如口干、味觉异常、腹泻、便秘等。托吡酯可作用于 γ- 氨基丁酸(γ-GABA)受体而作为抗癫痫药物,现用作减肥药可能与含有碳酸酐酶影响味觉同时增强 γ-GABA 的神经抑制作用降低食欲有关。两者组成的复方制剂芬特明 - 托吡酯(同一个胶囊)比两药单独应用减重效果更好,安全性更高,可长期应用。研究发现在应用该药物 56 周后,两个剂量(3.75/23mg 和 15/92mg)治疗组患者平均减重分别为 6kg 和 12kg,均显著高于安慰剂组的 1.9kg;延长治疗时间发现,第二年的药物减重效果明显不及第一年。目前推荐治疗方案:初始剂量为 3.75/23mg,持续 14 天后,调整为 7.5/46mg 维持治疗；若在用药 12 周后未达到减轻基础体重的 3%，则可以将剂量增加至 11.25/69mg，维持 14 天后增加至每日最大剂量 15/92mg。如果患者在服用最大剂量 12 周后体重减轻仍未达到临床显著（≥5%），应逐步减量至停药，因为突然停用托吡酯有可能会引起癫痫发作。

临床试验中发现该药物最常见副作用是口干（13%~21%）、便秘（15%~17%）和感觉异常（14%~21%），其次有失眠、心悸、头晕和味觉障碍等症状；治疗组受试者的精神类疾病（如抑郁症和焦虑症）和注意力障碍等不良事件发生率与药物剂量相关，同时发现相比于安慰剂组，治疗组血压略有改善，但心率明显提高。此外，由于托吡酯会产生肾结石，因此在有肾结石病史的患者中应谨慎使用；曾有报道该复合制剂有致畸作用，在孕期前 3 个月使用可能会增加新生儿唇腭裂的风险。

（2）环丙甲羟二羟吗啡酮（纳曲酮）- 安非他酮：2014 年 9 月 FDA 批准纳曲酮和安非他酮组合剂作为长期辅助减肥药在美国上市。但目前 AACE/ACE 肥胖治疗指南并不建议将该药物作为减肥的一线药物，可以为同时需要戒烟的肥胖患者开具处方。对于妊娠、未控制的高血压、癫痫发作、进食障碍及使用其他含安非他酮产品的患者，禁用该药物。

纳曲酮为阿片受体拮抗剂，用于治疗酒精和阿片类药物依赖；安非他酮为多巴胺和去甲肾上腺素再摄取抑制剂，用于治疗抑郁症和预防戒烟期间的体重增加；两者协同可控制食欲，减少过度进食行为。纳曲酮通过抑制激素对细胞的作用，减少能量摄入。安非他酮通过中枢作用，增加饱腹感，增加代谢，减轻体重，会产生恶心、便秘、头痛、失眠等不良反应，同时也发现该药对胎儿有致畸作用。目前该组合用药只用于较肥胖患者，汇总分析 4 个 III 期临床试验的结果发现，应用纳曲酮 / 安非他酮复方制剂治疗 1 年后平均体重减轻 4.7%，但血压改善并不明显。目前推荐治疗方案：起始每日一片（纳曲酮 8mg 和安非他酮 90mg），一周后剂量增加至每日两次，一次一片，四周后增至每日两次，一次两片。

该药常见不良反应包括恶心（30%）、便秘（15%）和头痛（14%），其次有失眠、呕吐、眩晕及口干等，平均发生率 7%~10%。关于纳曲酮 / 安非他酮的心血管安全性仍不能确定，其他潜在的副作用也还在观察阶段。

二、减重药物应用与生活管理的配合

改变环境和生活方式是预防超重 / 肥胖的关键，也是所有肥胖症患者的基础治疗，应贯穿始终。其中主要包括合理膳食、加强体力活动和锻炼、矫正引起过度进食或活动不足的行为和习惯。相当一部分患者通过这些措施可以达到治疗目标，但是在必要时以及特定患者也应该积极采取药物或者手术治疗手段以达到控制体重增加或减轻体重，减少和控制并发症的目的。

减重药物只是生活行为方式治疗的辅助治疗方法,不应单独应用,这一论点在国内外减重指南中作为 A 级证据级别被推荐。现有证据表明药物治疗有助于患者增强对行为治疗的顺应性,改善肥胖导致的并发症并提高生活质量,同时也有助于预防相关并发症的进展。尤其对于肥胖合并相关并发症的患者,药物治疗联合生活方式的干预,可作为首选治疗方案。《欧洲成人肥胖管理实践指南》建议,对于 BMI ≥ 30kg/m² 或 BMI ≥ 27kg/m² 且存在肥胖合并症的患者,可以在生活方式改变的基础上启用药物治疗。我国中华医学会内分泌学分会肥胖学组建议 BMI ≥ 28kg/m² 或 BMI ≥ 24kg/m² 且存在肥胖合并症的患者经过 3~6 个月的单纯控制饮食和增加活动量处理仍不能减重 5%,甚至体重仍有上升趋势的,可考虑启用药物辅助治疗。总之,在采取了充分的饮食、运动和行为治疗的前提下,加用抗肥胖药物有助于改善肥胖症患者的健康水平,尤其是单纯通过节食或锻炼减重失败的患者,可从减重药物处方中获益。

1. **合理膳食** 减少能量的摄入是减重治疗中最重要的部分,应在膳食营养素平衡的基础上减少每日摄入的总能量(建议减少 500~750kcal);合理的膳食结构既可满足人体对营养素的需要,又可提高患者的依从性,改善饮食习惯,减轻代谢性疾病的危险因素,得到临床获益。对于膳食结构的构成,AACE/ACE 肥胖治疗指南推荐地中海饮食、低碳水化合物、低脂肪、高蛋白、素食,还可考虑配方饮食进行膳食替代。

2. **体力活动** 运动是减重治疗中不可或缺的一部分,可通过减少机体的总脂肪、增加肌肉量而维持相对更健康的状态。AACE/ACE 肥胖治疗指南建议初始运动者应该逐步增加运动的量和强度,最终目标要求是中等强度运动、总运动时间 300 分钟 / 周(最少是 150 分钟),其中包括每周 3~5 次的有氧运动训练和每周 2~3 次的抗阻训练。若有专业的运动教练参与,根据患者体能情况制订个体化的锻炼方案,可以提高疗效。

3. **行为干预** 包括体重的自我监督、食物摄入和体育运动,明确且合理的目标设定,关于肥胖、营养和体育运动的教育,面对面会议和小组会议,刺激控制法,解决问题的系统化处理方法,调整认识法(例如认知行为治疗),动机性访谈,减少压力,行为约束,心理咨询,社会支持机构的动员等方法。所有超重 / 肥胖患者的生活方式治疗应该包含加强对低能量饮食计划和增加体育运动处方的依从性的行为干预,可以通过包含营养学家、护士、教育学家、体育运动训练员或教练、临床心理学家在内的多学科团队有效地落实。

4. **药物处方** 对过去和现在较流行的减肥药的分析,发现减肥药的种类虽然繁多,但长期使用的安全性尚不明确。国内肥胖治疗指南明确指出,儿童、孕妇和乳母、原有对该类药物有不良反应者、正在服用其他选择性血清素再摄取抑制剂者、用于美容目的者,不建议应用减重药物。

在减重药物治疗过程中,应定期随诊,及时调整治疗。AACE/ACE 肥胖治疗指南建议采用药物治疗 3 个月后对疗效进行评价。如果体重下降在非糖尿病患者 >5%,在糖尿病患者 >3%,视为有效,可以继续药物治疗,对于无效患者则宜停药,并对整体治疗方案重新评估。为避免可能出现的不良反应,对使用中枢性减重药物者的随访,起初至少每 2~4 周一次,3 个月以后可以改为每月一次。

此外,在临床实践中应特别注意以下几点:①对于冠心病及心律失常的患者,奥利司他和氯卡色林作为首选,而其他药物有潜在影响血压和心率的风险,不建议使用。②慢性肾脏病患者,在肾病的终末期不应使用减重药物,部分患者如用药指征很强,可考虑奥利司他和利拉鲁肽,但需警惕草酸盐肾病及呕吐、腹泻引起容量不足可加重肾损伤。对于轻、中度肾功能损害的患者,减重药物可使用,但部分药物需减量,同时密切监测肾功能变化。③严重的肝脏损伤患者,不应使用减重药物。④奥利司他、利拉鲁肽有潜在引起胰腺炎的风险,如有急性胰腺炎发作,需立即停药。

第二节 代谢手术的生活管理

一、代谢手术方式与适应证

1. **减重手术方式** 减重代谢外科经过过去 60 多年的不断发展,有 20 余种手术方式先后出现于临床实践,尽管手术设计方式千变万化,按减重机制分为三类:限制营养素摄入、减少肠道吸收以及两者结合;按解剖方式也分三类:仅对胃进行解剖改变、仅对肠道进行解剖改变以及同时改变胃和肠道的解剖结构。按照近期国际肥胖症及代谢病外科联盟(IFSO)发布的 2018 年全球数据以及美国代谢病与肥胖症外科学会(ASMBS)发布的 2019 年美国数据,全球范围内施行的减重手术数量,由多到少依次为:腹腔镜袖状胃切除术(laparoscopic sleeve gastrectmy,LSG)、腹腔镜 Roux-en-Y 胃旁路术(laparoscopic Roux-en-Y gastric bypass,LRYGB)、腹腔镜下可调节胃绑带术(laparoscopic adjustable gastric banding,LAGB)以及胆胰分流并十二指肠转位术(biliopancreatic diversion with duodenal switch,BPD-DS),具体手术方式见图 7-1。得益于医用材料和操作器械的进步,当前内镜下的减重治疗操作方兴未艾,已应用于临床的有胃内球囊术(intragastric balloon,IGB)、内镜下袖状胃成形术(endoscopic sleeve gastroplasy,ESG)、内镜下袖状套管置入、十二指肠空肠旁路术(endoscopic duodenal-jejunal bypass sleeve,EDJBS)、胃引流术(aspiration therapy,AT)和胃电刺激(gastric electric stimulation,GES)等。

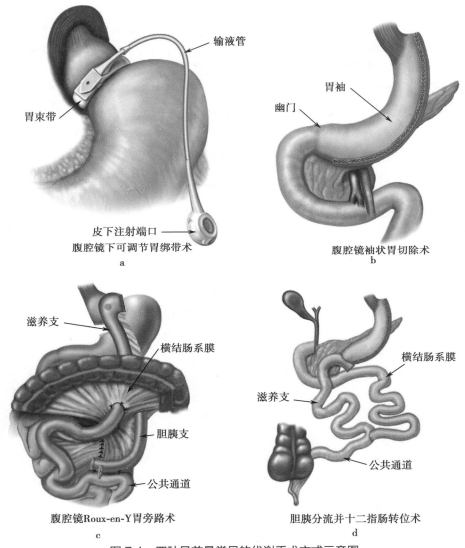

图 7-1　四种目前最常见的代谢手术方式示意图

图片由 Walter Pories，MD，FACS. 提供

（1）LSG：是仅缩小胃容积的手术方式，沿着作为胃内支撑的 32~36Fr 胃管，切除整个胃底和大弯侧胃，最终形成容积约 60~80ml 的袖状胃。该术式保持原胃肠道解剖结构，可改变部分胃肠激素水平，对肥胖患者的糖代谢及其他代谢指标改善程度较好。术后 2 年的多余体重减轻百分比（excess weight loss%，EWL%）平均为 65%~75%，绝大多数合并代谢综合征的单纯肥胖患者可以首选 LSG。

（2）LRYGB：是同时限制摄入与减少吸收的手术方式，其在贲门下方建立容积为 15~30ml 的胃小囊,旷置全部胃底,将其与一段 75~150cm 的小肠 Roux 支(也称食物支)吻合,中国肥胖及 2 型糖尿病外科治疗指南建议食物支与胆胰支长度之和应 > 200cm(可根据病人 BMI、T2DM 发病程度及具体情况调整)。该术式减重效果良好,术后 2 年的 EWL% 平均为 70%~80%,还可显著改善糖代谢及其他代谢指标。对于合并中、重度反流性食管炎或代谢综合征严重的肥胖患者,或超级肥胖患者,可考虑优先选择 LRYGB。

(3)BPD-DS:是以减少营养物质吸收为主的术式,在 LSG 基础上,保留胃幽门并在十二指肠上段将其横断,在距离回盲瓣约 250cm 处将小肠横断。十二指肠横断远端以吻合器闭合,十二指肠横断近端与小肠远端吻合,将小肠横断近端与回肠在距离回盲瓣 50~100cm 处进行吻合。该术式在减重和代谢指标控制方面优于其他术式,术后 2 年的 EWL% 平均为 80% 以上,缺点是操作相对复杂,且随着共同肠道长度缩短,发生营养缺乏的风险增加,并发症发生率及病死率均高于其他术式。BPD-DS 主要用于在能保证术后维生素和营养素补充前提下的超级肥胖患者(BMI>50kg/m^2)、肥胖合并严重代谢综合征患者或病史较长的 T2DM 患者。

(4)LAGB:是一种单纯的限制型手术,通过在胃入口的周围放置一个紧绷的、可调节的人工束带,而将胃上部隔出。优点是未切开胃或切除肠道,但由于其术后较高的修正率和体重反弹,目前已很少使用。

2. 减重手术适应证　《中国肥胖及 2 型糖尿病外科治疗指南(2019 版)》中建议单纯肥胖患者手术适应证:① BMI ≥ 37.5kg/m^2,建议积极手术;32.5 ≤ BMI<37.5kg/m^2,推荐手术;27.5 ≤ BMI<32.5kg/m^2,经改变生活方式和内科治疗难以控制,且至少符合 2 项代谢综合征组分,或存在合并症,综合评估后可考虑手术。②男性腰围 ≥ 90cm、女性腰围 ≥ 85cm,参考影像学检查提示中心型肥胖,经多学科团队(multidisciplinary team,MDT)广泛征询意见后可酌情提高手术推荐等级。③建议手术年龄为 16~65 岁。

T2DM(2 型糖尿病)患者手术适应证:① T2DM 患者仍存有一定的胰岛素分泌功能;② BMI ≥ 32.5kg/m^2,建议积极手术;27.5 ≤ BMI<32.5kg/m^2,推荐手术;25 ≤ BMI<27.5kg/m^2,经改变生活方式和药物治疗难以控制血糖,且至少符合 2 项代谢综合征组分,或存在合并症,慎重开展手术。③ 25 ≤ BMI<27.5kg/m^2 的患者,男性腰围 ≥ 90cm、女性腰围 ≥ 85cm 及参考影像学检查提示中心型肥胖,经 MDT 广泛征询意见后可酌情提高手术推荐等级。④建议手术年龄为 16~65 岁。年龄 <16 岁的患者,须经营养科及发育儿科等 MDT 讨论,综合评估可行性及风险,充分告知及知情同意后谨慎开展,不建议广泛推广;年龄 >65 岁患者应积极考虑其健康状况、合并疾病及治疗情况,行 MDT 讨论,充分评估心肺功能及手术耐受能力,知情同意后谨慎实施手术。

二、代谢手术并发症与诊疗

不同的减重手术术式,其围手术期及远期并发症的发生率略有差别。总体来说,随着手术器械和腔镜技术的不断成熟,减重手术的围手术期安全性显著提高,2016 年 IFSO 数据显示,欧洲较成熟的肥胖诊疗中心术后 30 天死亡率已降至 0.012%。但由于无论何种手术方式均涉及对胃肠道解剖学或生理学的改建,患者需要适应手术后新的胃肠生理状态,术后长期面临营养、手术和心理并发症发生风险增加,以及远期的减重失败、复重和合并症复发等问题。

1. 围手术期并发症

(1)术中损伤:部分超级肥胖的患者由于肥厚的腹壁和大量的内脏脂肪造成可视化困难、手术难度高,术中可能发生操作相关的并发症,如套管针损伤、脾撕裂、门静脉损伤等,非常少见。

(2)术后出血:早期出血通常发生在手术吻合口或缝线处,消化道内外均有可能,但大多数是胃肠道内。常见临床表现是心动过速,血细胞比容下降和黑便。这种出血一般无需手术干预,但可能需要输注血液制品和逆转抗凝作用;需要大量输血的持续出血患者,需要仔细的内镜检查和止血治疗;对血流动力学不稳定、不适宜行内镜治疗的出血或尽管凝血功能恢复正常但仍持续出血的患者,需要急诊手术治疗。

(3)瘘:LRYGB 的吻合口瘘或 LSG 的胃瘘,是减重手术最具挑战性的并发症之一。大多数瘘发生在术后第一周内,但也有患者发生在术后一个月。瘘的早期临床症状不易察觉,临床上需警惕低热、呼吸功能损害或不明原因心动过速(超过 120 次 / 分)等体征。影像学上可通过消化道造影或腹部 CT 证实。对于手术后的早期瘘,即使是临床怀疑有瘘,也推荐紧急手术探查,对于经验丰富的医生,通过腹腔镜方法对瘘进行手术探查和处理通常是可行的。处理原则:①应用广谱抗生素;②确认和修复缺损;③灌洗和控制感染;④感染区充分向外引流;⑤建立肠内营养途径。对于持续胃瘘的治疗,外科手术在技术上很困难而且经常失败。使用微创内镜修复技术的新方法对某些患者似乎是安全有效的,包括生物胶和在瘘处放置覆膜支架等。

(4)出口狭窄或梗阻:临床表现取决于梗阻的严重程度,典型表现是术后出现持续性恶心、呕吐、脱水、胃食管反流、吞咽困难,最终不能耐受经口进食。通过内镜检查或上消化道造影通常可以确诊。因组织水肿导致的急性吻合口狭窄,最初可采用保守治疗,置入鼻胃管减压直至水肿减轻;持续性梗阻治疗首选内镜下球囊扩张,对于小部分重复扩张后仍存在持续性狭窄的患者,需要手术修正。持续剧烈的呕吐,会严重扰乱正常进食并大大减少能量摄入,需要警惕水、电解质紊乱及 Wernicke 脑病,应静脉补充葡萄糖、电解质、维生素及微量元素,或补充性肠外营养支持,以避免营养不良带来的并发症和不可逆性神经损害。

(5)食物不耐受、恶心、呕吐:在任何涉及胃容量的功能或解剖学减少的术式中,术后对食物不耐受都是常见的问题。排除出口狭窄等解剖因素后,可能与进食速度过快或量过大有关,因为患者术后尚未适应新的进食模式,吞咽太快或进食量超过术后"小胃"容量时,常发生呕吐和上腹不适,此时停止进食或吐出胃内容物后症状会自行缓解,可无需特殊的医疗干预,但应加强饮食教育,在营养师协助下,建立新的进食习惯并尽快适应。大多数患者可在术后数个月内熟悉并识别"小胃"带来的早饱,并控制进食量和食物类型。患者普遍反映最容易产生不耐受的食物是肉制品、面包、米饭和意大利面等。术后随时间的推移,食物不耐受会逐渐减少,但从长远来看,患者也有可能会一直对特定的食物不耐受。由经验丰富的营养师进行教育支持,可以帮助患者获得更好的行为适应和 / 或使用替代食物。

(6)倾倒综合征和低血糖:倾倒是指由于高能量密度食物快速转运到小肠导致餐后出现的一系列症状,这些症状可能是非特异性的,但应用 Sigstad's 评分工具可以提高正确诊断率。Sigstad's 评分是基于该综合征不同症状的加权系数计算得到,大于 7 分时提示倾倒。先前观点认为倾倒综合征是 RYGB 的典型并发症(70%~75% 的患者在手术后第一年内会出现),但目前 SG 术后患者也有报道(40% 的患者于术后 6 个月内出现过)。在临床实践中,倾倒综合征的症状可分为早发型和迟发型,具体取决于摄食后出现症状的时间长短:早发症状一般发生在餐后约 10~30 分钟,而迟发症状多在食物摄入后 1~3 小时出现。迟发倾倒与反应性低血糖的发生密切相关,可能与胃肠激素和胰岛素分泌的变化有关。通常膳食调整的方法足以控制倾倒,具体方法包括少食多餐,避免在进食固体食物后的 30 分钟内摄入液体,避免单糖摄入,增加膳食纤维和复合碳水化合物的摄入,以及增加蛋白质摄入。在进食后约 1 小时饮用半杯橙汁(或服用等量糖的补充剂)也可预防迟发倾倒症状和反应性低血糖。

(7)伤口感染、伤口脂肪液化:伤口感染的体征包括不明原因发热、波动感、红斑或渗液。治疗包括切开受感染区以引流感染性积液或脓液、清创所有失活组织、若周围皮肤提示蜂窝织炎应使用抗生素。伤口脂肪液化,不易愈合。

(8)肺栓塞和深静脉血栓:肺栓塞仍是减重手术后围手术期内最常见的死亡原因,占死亡原因 50% 以上。与致死性肺栓塞相关的最常见危险因素包括严重静脉淤滞疾病、BMI>60kg/m^2、躯干性肥胖及肥胖低通气综合征。超级肥胖患者减重术后诊断肺栓塞非常困难,因为标准诊断方法(例如核素肺扫描、CT 血管造影、肺血管造影和 / 或下肢超声检查)很难实施。临床上高度怀疑的肺栓塞患者应立即抗凝;对于有抗凝禁忌的患者,可考虑在下腔静脉放置机械过滤器以减少继续发生血凝块栓塞的风险。

(9)肺部并发症:肺不张、呼吸衰竭等,肺不张在全身麻醉的各种类型手术后常见,在病态肥胖患者中更加常见。术后早期下床活动和刺激性肺量测定对于降低肺部并发症发生率很重要。术前明确患者存在显著阻塞性睡眠呼吸暂停并且开始持续正压通气治疗也可以降低术后肺部并发症的风险。

2. 术后远期并发症

(1)营养相关并发症

1)微量营养素缺乏:包括维生素和微量元素的缺乏,是减重手术后最常见和最迫切需要解决的问题之一。预防、发现和治疗这些缺乏症是肥胖症患者长期随访的基石。不同手术方式的解剖学特征和作用机制主要决定了减重手术后维生素和微量元素缺乏的发生率和严重程度。营养缺乏的发生也受非手术技术的因素影响,例如普通膳食及高营养密度食物的摄入情况和术后服用维生素和矿物质补充剂的依从性。此外,临床、社会、经济和心理因素也可能起作用。因此病人术后终生遵循合适的饮食搭配并需要补充维生素。维生素 B_{12} 缺乏更常见于减重手术后 2 年或更长时间之后,术后坚持补充并进行长期、规律的实验室监测是必须的。维生素 B_1 缺乏在减肥手术后很少见。但在反复呕吐的病人中,已有出现 Wernicke 脑病的报道,对于此类需接受静脉补液的患者,应注意补充维生素 B_1。减重术后钙和维生素 D 的吸收能力下降,文献报道在 BPD-DS 和 RYGB 手术后,尽管患者常规补充维生素 D,但维生素 D 缺乏的发生率很高。钙和维生素 D 同时缺乏的最重要后果是骨组织矿化不足。手术后建议每天规律补充 1 200~2 000mg/d 的元素钙和 400~800U 的维生素 D。伴或不伴贫血的铁缺乏在 RYGB、BPD-DS 术后均比较常见,SG 后也会发生,月经期女性尤其容易受到影响。早期缺铁可以没有任何症状,出现症状时可能表现为贫血、疲劳、易冷、喜食冰冷食物等。为避免铁缺乏的发生,需定期监测血清铁离子、铁蛋白、总铁结合力等生化指标,并同时加强对其他营养素的监测。一旦发生缺铁性贫血则应及时补充铁剂,治疗药物为口服硫酸亚铁、富马酸铁或葡萄糖酸铁,每日补充剂量为 150~200mg,同时补充维生素 C 以促进铁的吸收;对于无法耐受口服补铁或严重铁吸收不良的患者可选择静脉补铁。在 BPD-DS 术后患者容易出现铜和锌缺乏,RYGB 后铜缺乏症的病例也有报道,可表现为贫血、中性粒细胞减少、容易疲劳及神经损害等。

2)吞咽困难和/或呕吐:减重术后患者若吞咽太快或进食量超过手术后"小胃"容量时,常会发生呕吐和上腹不适,大多数患者能在手术后的最初几个月内学会识别由"小胃"带来的早饱感,并学会控制份量大小和食物类型,因此,在术后各膳食过渡阶段,由经验丰富的临床营养师进行指导是非常必要的。此外,SG 术后的残胃狭窄,可引起胃出口梗阻,表现为吞咽困难或呕吐,可通过上消化道造影检查确定诊断,必要时可经内镜扩张治疗或经鼻置胃肠三腔管进行胃减压和经空肠导管的肠内营养。呕吐剧烈的患者,还要警惕水、电解质紊乱及Wernicke 脑病,应予静脉输液补充葡萄糖、电解质,或部分肠外营养支持治疗,但需要加入多种水溶性和脂溶性维生素及微量元素,以纠正水与电解质紊乱,营养不足或维生素缺乏,以避免营养不良带来的并发症和不可逆性神经损害。

3)骨质疏松、骨折:减重手术后短期,患者的骨骼密度并未受到明显影响,但随着时间推移,在手术有效改善肥胖的同时,可能会对骨骼造成不良影响,包括骨量的减少、骨质疏松症及骨折风险的增高等。研究报告减重手术后 1 年内脊柱和髋部的骨密度即迅速下降,这可能反映了骨骼对体重减轻的适应性变化。目前缺乏关于减重手术后长期骨折风险的确凿证据,强烈建议所有患者都应该通过规律监测骨矿物质代谢的标志物以确定钙和维生素 D 补充的充足性。当患者血清钙、骨骼特异性碱性磷酸酶或骨钙蛋白、维生素 D、甲状旁腺素(parathyroid hormone,PTH)水平和 24 小时尿钙排泄率均正常时,通常认为补充足够。当患者血清 PTH 水平持续升高,而维生素 D 水平正常且血钙异常升高时,首先需怀疑是否存在原发性甲状旁腺功能亢进症。对于减重手术后已确诊骨质疏松的患者,可考虑用双膦酸盐治疗。但在开始双膦酸盐治疗之前,需要完全纠正患者的维生素 D 缺乏症,以避免严重的低钙血症、低磷血症和骨软化症。考虑到口服双膦酸盐吸收率低且有吻合口溃疡的风险,首选静脉注射双膦酸盐。推荐的静脉注射药物为唑来膦酸盐(每年 5mg)或伊班膦酸盐(每 3 个月 3mg),口服的双膦酸盐为阿仑膦酸盐(70mg/ 周),利塞膦酸盐(35mg/ 周或 150mg/ 月)和伊班膦酸盐(150mg/ 月)。目前对于静脉注射和口服双膦酸盐在减肥患者中对改善骨化方面的效果尚未得到明确证实。

(2)心理相关并发症:抑郁症可能是手术前的一种共存疾病,或者是术后的一种表现。在 RYGB 术后,5- 羟色胺再摄取抑制剂抗抑郁药物的生物利用度会降低;因此,精神疾病患者在 RYGB 术后可能有抑郁症状恶化的风险,严重时导致自杀,应予高度重视和密切监测。

(3)神经系统并发症:减重术后神经系统并发症由于其多样性、复杂性和潜在危害性而越来越受到关注,但具体的发生率很难确定。鉴于目前大部分均为回顾性研究,仍需要进行大范围、前瞻性的研究去评估该类并发症的真实发生情况。

减重术后神经系统损伤主要是由于缺乏维生素和微量元素所致,最常见的维生素缺乏是维生素 B_{12}、叶酸(维生素 B_9)和硫胺素(维生素 B_1)不足,其他与神经损伤相关的微量营养素缺乏包括维生素 D、烟酸(B 类维生素)、吡哆醇(B_6)、维生素 E 和铜。需要注意的是,神经系统并发症可在减重手术做完多年后才发生,由于手术时间久远,患者可能不会认为出现的这些并发症与做过的减重手术有关系,因此很容易漏诊。该类并发症的误诊和延迟处理可能会造成不可逆转的神经损害。只要采用系统的、多学科团队进行的密切术后营养管理、定期随访和特定营养素的常规筛查(维生素 B_6、维生素 B_{12}、维生素 D、维生素 E、叶酸、铁、硫胺素),以及营养补充剂,可以预防多种并发症。

(4)其他系统并发症

1)胆结石:研究报告多达 38% 的患者减重术后 6 个月内发生胆石症,其中近 41% 的患者有症状。快速的体重下降会通过增加胆汁的成石性而促成结石的形成。减肥手术后预防性地给予熊去氧胆酸(ursodeoxycholic acid,UDCA,一种合成的胆盐)6 个月疗程可使胆石症的高发率降低。

2)肾结石:大约 8% 的 RYGB 术后患者发现有肾结石。RYGB 术后患者易出现草酸尿增加,这会促进肾结石的产生,并可进展为草酸盐肾病甚至肾衰竭。因此,应建议该类患者术后尽量避免摄入草酸盐,必要时可预防性服用 UDCA300mg,一日 2 次,持续 6 个月,以预防胆石形成。

(5)术后体重减轻不足或体重反弹:减重手术后的体重减轻不足较常见,一直以来被描述为 EWL%<50%,但这个定义值得商榷,因为它没有考虑到肥胖相关合并症的改善以及手术对患者本身的健康益处。同时大多数手术后的患者都会面临复重的问题,研究发现有 20%~30% 的患者在 10 年内未能维持 20% 的减重效果。有些患者可能会有过量的体重反弹,但仍缺乏明确的标准来判定何时的复重才达到病态肥胖。

目前已有研究报道了诸多与减重手术后复重有关的临床因素,包括低水平的体育活动、不良的饮食依从性、零碎进食、心理社会压力和低水平能量代谢等。也有研究发现,患者的教育水平与减重手术后的体重减轻程度呈正相关,而低血糖症状的存在与减重手术后的复重有关。

三、代谢手术的生活管理

虽然减重手术的安全性和有效性已获得众多证据支持,但患者可能在手术后会面临一些新的、特殊的、多方面的临床问题。这些问题的潜在危害要求肥胖患者术后应接受终身的、以营养为核心的多学科团队的随访和管理,其中营养管理和长期饮食咨询需要专门营养技能且经验丰富的营养医生和营养师的干预。随访应包括筛查微量营养素缺乏症、骨骼健康和与营养相关非传染性疾病的监测,管理需加强患者术后健康的饮食习惯,例如进食缓慢、控制份量和满足蛋白质需求。

1. **术后短期饮食过渡** 大部分减重手术方式涉及缩减胃容量和 / 或形成胃小囊,因此手术后第一天时很难摄入固体食物,同时为避免或减少术后近期的反流和呕吐(这些症状可能会导致手术切口或吻合口瘘或严重的维生素 B_1 缺乏),术后短期内应当逐步改变食物性状,在营养师的指导下做好饮食过渡。通常情况下的术后饮食过渡计划从术后 24 小时内以低糖清流质开始,然后指导患者在术后 2~4 周内逐步、依次改变食物性状,再从清流食过渡到软食或糊状食物,最后是可咀嚼的固体食物。应训练患者充分咀嚼并在出院前接受由经验丰富的肥胖症管理营养师提供的有关术后饮食启动和进阶的明确指导方案。目前对于大部分的减重术式都有相应的饮食进阶方案,可以根据不同区域或个人的饮食偏好设计个体化的方案。

完成术后短期的饮食过渡后,患者应该定期接受注册营养师提供的关于长期饮食改变的营养咨询,以便达到减重手术的最佳效果并降低术后远期复重的风险。在一项随机临床试验中发现,手术后的前 4 个月接受定期饮食咨询的患者体重减轻略高于接受标准术后护理的患者,该差异没有统计学意义。饮食咨询组患者报告了一些饮食行为的显著变化,而这些行为被认为有助于成功地长期体重维持。饮食咨询的重点应该是帮助患者建立新的饮食行为以适应手术恢复过程以及满足健康营养膳食的原则。需要重点强调的是,胃容量限制的患者应学会吃"小餐"(可分成 3~6 餐),吞咽前充分咀嚼食物,进餐时不要同时饮用饮料(间隔超过 30 分钟)。

2. 蛋白质的摄入和额外补充　足量的蛋白质补充被认为是在任何情况下的体重快速减轻时对抗瘦体组织丢失的保护性因素。然而,减重手术后患者的蛋白质摄入量通常会减少。调查发现,所有涉及限制胃容量的减重手术方式后,尤其是在容易对高蛋白食物不耐受的手术后最初几个月,患者普遍更偏好选择低蛋白的食物。通常,术后大部分的食物不耐受症状会随着时间推移而减轻,同时蛋白质摄入量趋于增加,但即使如此,术后第一年的蛋白质摄入量可能仍低于指南的推荐量,而该阶段是大部分的体重减轻时期。因此,膳食咨询时应着重解决蛋白质摄入问题,尤其是在手术后的第一个月。当前中国肥胖及 2 型糖尿病外科治疗指南推荐每天最低蛋白质摄入量 60g/d,可高达 1.5g/(kg·d)(以理想体重计算),个别情况下可能需要更高的蛋白质摄入量[2.1g/(kg·d) 理想体重]。术后早期饮食过渡阶段,可补充液体蛋白质(30g/d)以保证足够蛋白质摄入。

3. 微量营养素补充　RYGB 和 SG 术后患者的每日推荐补充:包括两种成年人多种维生素加矿物质补充剂(含铁、叶酸和硫胺素),1 200~1 500mg 元素钙(在饮食和柠檬酸盐补充剂中分开剂量),至少 3 000IU 维生素 D(滴定至治疗性 25- 羟基维生素 D 水平 > 30ng/ml),维生素 B_{12} 维持正常水平。胆胰分流术和十二指肠转位术后患者,应在该方案中加入常规补充足量的脂溶性维生素。在胃束带的情况下,建议的每日补充剂可以减少至成年人多种维生素加矿物质补充剂并且至少含有或不含 1 200~1 500mg 元素钙的 3 000IU 维生素 D(滴定至维生素 D 水平)(饮食中和分次剂量的柠檬酸盐补充剂)。术后初期(3~6 个月),患者每日营养补充全部以可咀嚼的形式给予,包括 2 种成年人多种维生素制剂加上矿物质补充剂(每种包括铁、叶酸、维生素 B_1),1 200~1 500mg 钙(以饮食及柠檬酸盐的形式补充),至少 3 000IU 维生素 D(25- 羟基维生素 D 滴度 >30ng/ml),维生素 B_{12} 可舌下、皮下、肌肉内给药来维持正常水平。

术后维生素和微量元素的常规补充方案,并不能保证完全预防营养素的缺乏,主要是由于个体间存在对微量营养素的吸收、需求和顺应性的差异。因此,建议定期进行营养素缺乏情况的实验室监测,并相应地对有明显微量营养素不足或缺乏的患者进行个体化补充。对于 RYGB、BPD 和 DS 患者,应在手术前进行双能 X 线骨密度仪(dual-energy X-ray absorptiometry,DEXA)检查骨密度,术后每两年监测一次。然而,对于极度肥胖的患者,在手术前进行的可行性及其结果的可靠性,可能都是有风险的。

4. 充足规律的运动　研究证实,减重手术后体重减轻的量和体育锻炼水平之间呈正相关关系,而且规律的运动被认为是维持体重的关键因素。EASO 发布的减重术后管理指南建议,鼓励患者在减重手术恢复后应立即开始规律地体育锻炼。最初术后 1~2 周可以散步为主,尽量避免太过剧烈的运动;随着机体适应和饮食习惯的建立,根据自身情况逐步加大运动的强度和时间,一般应在术后 3 个月内达到目标运动量,建议患者运动方式以有氧运动为主,时间为每周 300 分钟,最低运动时间 150 分钟;同时每周进行 2~3 次力量训练。

四、代谢手术的减重维持

机体存在多种机制调控能量平衡以维持自身体重相对稳定,而术后体重反弹是减重术后患者远期最重要的问题之一,所以减重后的维持非常重要。

除了坚持饮食控制和体育锻炼以外,研究表明,患者术后随访的依从性与降低术后不良事件、体重减轻更多、合并症减少相关。因此,医务人员和营养师应向减重手术患者提供细致的术后随访计划和减重后的维持方案,保持与患者的规律接触,指导其保持低能量饮食和适度强度的体力活动。

全程坚持体重管理技能(特别是自我定期测体重的患者)与减重手术后成功的体重结果相关。因此,医务人员应在围术期即教会并鼓励患者参与自己的体重管理,而且适当的心理辅导,能帮助其在减重手术后始终坚持改变了的生活方式。

另一种方法建议针对术后复重的患者,远程提供基于接受的行为干预,随着互联网时代对健康产生的深远影响,越来越多的研究表明网络干预对维持减重(尤其在 2 年以内)有效。

对于术后已有体重反弹的患者,应用减重药物或许是可行的。一项回顾性研究报告了一项多学科专业医学肥胖治疗中心在减重手术后控制复重的早期结果(6 个月),发现抑制食欲的药物可能对重新开始减肥有效。基于 2017 年对

319 例患者的回顾性研究结果，托吡酯可能会被考虑用于 RYGB 或 SG 术后的体重恢复。

（陈　伟　薛长勇）

参考文献

［1］中华人民共和国卫生部疾病控制司，中国成人超重和肥胖症预防控制指南 (试行)[M]. 北京 : 人民卫生出版社，2003.

［2］中华医学会内分泌学分会肥胖学组，中国成人肥胖症防治专家共识 [J]. 中国内分泌代谢杂志，2011, 27 (9): 711-717.

［3］中华医学会肠外肠内营养学分会营养与代谢协作组，北京协和医院减重多学科协作组 . 减重手术的营养与多学科管理专家共识 [J]. 中华外科杂志，2018, 56 (2): 81-90.

［4］中国超重 / 肥胖医学营养治疗专家共识编写委员会，中国超重 / 肥胖医学营养治疗专家共识 (2016 版)[J]. 中华糖尿病杂志，2016, 08 (09): 525-540.

［5］中华医学会外科学分会，甲状腺及代谢外科学组，中国医师协会外科医师分会肥胖和糖尿病外科医师委员会，中国肥胖及 2 型糖尿病外科治疗指南 (2019 版)[J]. 中国实用外科杂志，2019, 39 (4): 301-306.

［6］American College of Cardiology/American Heart Association Task Force on Practice Guidelines, Obesity Expert Panel, 2013. Expert panel report: guidelines (2013) for the management of overweight and obesity in adults [J]. Obesity (Silver Spring), 2014, 22（Suppl 2): S41-S410.

［7］APOVIAN CM, ARONNE LJ, BESSESEN DH, et al. Pharmacological management of obesity: an endocrine society clinical practice guideline [J]. J Clin Endocrinol Metab, 2015, 100 (2): 342-362.

［8］GARVEY WT, MECHANICK JI, BRETT E M, et al. American Association of Clinical Endocrinologists and American College of Endocrinology comprehensive clinical practice guidelines for medical care of patients with obesity [J]. Endocr Pract, 2016, 22(Suppl 3): 1-203.

［9］MECHANICK JI, APOVIAN C, BRETHAUER S, et al. Clinical practice guidelines for the perioperative nutrition, metabolic, and nonsurgical support of patients undergoing bariatric procedures-2019 update: cosponsored by American Association of Clinical Endocrinologists/American College of Endocrinology, The Obesity Society, American Society for Metabolic & Bariatric Surgery, Obesity Medicine Association, and American Society of Anesthesiologists [J]. Surg Obes Relat Dis, 2020, 16 (2): 175-247.

［10］BUSETTO L, DICKER D, AZRAN C, et al. Practical Recommendations of the Obesity Management Task Force of the European Association for the Study of Obesity for the Post-Bariatric Surgery Medical Management [J]. Obes Facts, 2017, 10 (6): 597-632.

［11］PARROTT J, FRANK L, RABENA R, et al. American Society for Metabolic and Bariatric Surgery Integrated Health Nutritional Guidelines for the Surgical Weight Loss Patient 2016 Update: Micronutrients [J]. Surg Obes Relat Dis, 2017, 13 (5): 727-741.

［12］BUSETTO L, DICKER D, AZRAN C, et al. Practical Recommendations of the Obesity Management Task Force of the European Association for the Study of Obesity for the Post-

Bariatric Surgery Medical Management [J]. Obes Facts, 2017, 10 (6): 597-632.

［13］MONTASTIER E, CHALRET D R M, TUYERAS G, et al. Long-term nutritional follow-up post bariatric surgery [J]. Curr Opin Clin Nutr Metab Care, 2018, 21 (5): 388-393.

［14］SRIVASTAVA G, BUFFINGTON C. A Specialized Medical Management Program to Address Post-operative Weight Regain in Bariatric Patients [J]. Obes Surg, 2018, 28 (8): 2241-2246.

［15］HOOD MM, CORSICA J, BRADLEY L, et al. Managing severe obesity: understanding and improving treatment adherence in bariatric surgery [J]. J Behav Med, 2016, 39 (6): 1092-1103.

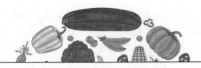

第八章
医学减重的管理

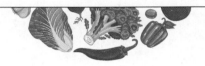

对于施行医学减重的医生来说,设计并交付患者一份个体化减重的营养、运动方案,是帮助患者启动"减肥大业"的第一步。减肥之路,像一场障碍赛跑,医生的首诊,是把患者扶到正规跑道上、避免走弯路、错路;然而,患者在正确的道路上到底能坚持多久,这就依赖于医生对患者减重的长期管理。很多医生会奇怪,为什么患者不听自己的话认真执行医嘱?为什么患者不来复诊?为什么患者减着减着就放弃了?这是因为,患者离开诊室之后,只是万里长征的开始,他们可能面临着下面种种障碍。医生应和患者一起提前预见这些来自社会、医院、患者本人及其家庭的障碍,全程管理才能帮助患者最终完成减肥大业。

第一节 医学减重的障碍与应对

一、社会层面的减重障碍与应对

1. 社会现象一 随着短视频产业的兴起,涌现出很多非专业明星、网红等错误宣传,他们最喜欢用某种"超级食物""七天食谱""过午不食"等类似字眼吸引眼球,可以说是"明星网红一张嘴,医生辟谣跑断腿"。医生苦口婆心、费尽心力教给患者的减肥方案,有时候抵不过明星网红的一条微博或者短视频。

【应对】大道不畅,小道必猖。专业的医生应积极通过各类媒体,宣传正确的减肥观点,树立专业权威的形象,只有这样,百姓才有机会获得正确知识的渠道并且内心坚定地跟随医生的步伐而不动摇。

2. 社会现象二 街边、商场随处可见的"轻轻松松不用节食保瘦几斤"的商业机构,让患者走出诊室之后的内心蠢蠢欲动。肥胖大多因为懒惰的习惯而形成,如果医生的减重方案过于复杂,而那些街头机构又迎合了他们懒惰的心理,几句极具吸引力的广告语,很容易把患者又拉进商店。

【应对】扩大医学营养减重在社会上的影响力,加强"减肥没有任何捷径""肥胖的背后都是病,有病一定要到医院"的科普宣传;同时,让所有首诊和复诊的患者更容易获得医生在线上线下的帮助;最后,医生的方案是便捷、易懂的,这样,还有哪个肥胖患者会误入歧途呢!

3. **社会现象三** 肥胖,与个体在社会中的工作性质和工作环境密切相关。有的人,工作需要饮酒促进人际关系;有的人,工作压力过大导致暴饮暴食;有的人,工作时间不规律导致饮食不规律,夜间进食白天睡觉等,这些工作原因,都有可能是其肥胖的原因和减肥道路的障碍。

【应对】首诊制定减重方案前,医生很有必要了解患者的工作属性,给予个体化、灵活的减重方案,这样才有利于患者遇到工作障碍时灵活调整,不至于丧失信心。遇到避免不了应酬的人,医生应告知患者如何轻断食以及饮酒的上限;遇到因为工作压力而暴饮暴食的人,医生应教给他们其他缓解压力的方法,比如运动、音乐、找人监督;遇到工作时间不规律的人,医生应协助患者制定一个适合他的工作时间的减重方案。

二、医院层面的减重障碍和应对

1. **医院现象一** 营养专业人员不足,使得每位肥胖患者平均就诊时间有限,在诊室内个体化沟通交流的充分性得不到保证,使得他们在生活中对于减重方案的执行落实大打折扣。

【应对】增加每个患者的就诊时间,增加有效的个体化沟通。

2. **医院现象二** 医院营养科不重视营养专业知识科普,患者执行时困难重重,影响减重的依从性。

【应对】筛选肥胖患者最常见的生活问题,进行科学普及工作。既能满足大众需求,又能节省医生重复性工作时间,大大提高了工作效率。同时,积极地参与科学普及工作,可以极大地促进当地医院营养科室的公众形象和社会口碑,有助于促进患者的依从性。

3. 医院现象三 缺乏专业的诊后管理人员长期管理肥胖患者。减肥的过程,其实是改变生活方式的过程,在彻底改变一个习惯的过程中,患者非常需要有人持续地鼓励他、监督他、纠正他。但是现在的情况是,有的患者回到社会和家庭后,便似乎失去了与医生沟通的纽带桥梁,同时也失去了动力和监督。

【应对】应安排专人和专业的随访电子工具,实现对诊后患者的远程家庭管理、定期随访,医生本人也应主动参与到这个过程中,这对于了解患者的生活细节问题、情绪状态等非常重要。当患者感受到这份持续的关心和鼓励,就会更有动力坚持下去,促进良好习惯的养成。

三、患者自我认知和管理层面的减重障碍和应对

患者对于自己身材、疾病的认知,在很大程度上决定了减肥的效果。很多肥胖的患者,只是抱着尝试的心理来到营养科,但是并没有真正地痛下决心减重。一个无视自己的油腻身材、无视肥胖带来疾病的人,必然不会充分认识到一个科学的减重方案是多么珍贵,反而会认为减重是一件剥夺了他享受生活、享受美食的痛苦的事情。

【应对】人的一切行为都是受大脑控制的,医生在开具减重的营养和运动处方之前,更应该首先给患者开具心理处方,对患者进行认知行为干预,共同去挖掘一下问题的答案:你为什么来减肥?肥胖到底会影响你的哪些生活和健康?你瘦了之后,会有哪些彻底的改变?以此,医生充分帮助患者去挖掘深层次减重动机,只有痛彻的领悟,才能有坚定的决心和高级的自律,在执行减重方案时,才会有更好的依从性。

四、患者家庭环境中的减重障碍和应对

有的患者,只要一回到家庭中,就很难控制饮食,成为长期减肥道路上的巨大障碍。主要原因,可能是家人没有意识到患者肥胖的危害和严重性,所以不能给予患者足够的生活上的支持和鼓励;可能是家人均有不良的生活习惯,类似的生活习惯导致类似的体型和慢性病,如果患者一个人减重,会导致全家无法一

起进餐,所以导致患者减重的依从性下降。

【应对】帮助患者一起改变家人的认知,创造良好的家庭环境。我们常看到全家人共同的努力,是肥胖患者坚持减重的最大动力,那些减重效果最好的人,通常背后有一个和谐、支持的家庭。

第二节 医学减重管理技巧

一、动机式访谈

目前我国的健康教育,主要致力于连续性教育、家庭教育、强化式教育和个体化教育等模式的研究,但是均以传统健康教育方法为主,也就是讲授或说教方式。而这种健康教育模式对深度挖掘患者行为改变过程中的矛盾情感,帮助患者建立行为改变的动机关注较少。国外主要为 PDCA(计划 Plan、实施 Do、查核 Check、处置 Action)循环管理模式、授权理论模式、动机性访谈及聚焦解决模式等,正是以患者为中心、强调其行为改变和自我管理能力,因此引起了国内外学者的广泛关注,成为近年来主要的健康教育模式。

动机性访谈(motivational interviewing,MI)最早由 Miller 教授于 1983 年提出,其理论随后由 Miller 和临床心理学教授 Rollnick 共同发展完善。MI 被定义为是"一种直接的,以患者为中心的人际沟通指导方法,通过帮助患者发现并克服其自身矛盾心理,从而引发患者产生行为上的转变。"根据 Prochaska 和 Diclemente 的跨理论模型(transtheoretical model)理论,患者在行为改变的过程中,会经历前意向阶段、意向阶段、决策阶段、行动阶段和维持阶段五个阶段。MI 理论认为,在这五个行为改变阶段中,患者经常会处在改变与不改变的矛盾情感里。因此,采取相应访谈策略,避免访谈过程陷入说教而导致了遭遇患者抗拒的心理,是 MI 的关键。由此,Miller 和 Rollnick 教授共同总结出 MI 四项核心原则:表达共情、发展差异、化解阻抗和支持自我效能。

1. **表达共情** 表达共情的目的,是使患者意识到自己的处境和困难可以被理解、接受和关注。通过应用反馈式倾听技巧,不评判、批评或责备,以尊重的态度了解患者的渴望。如:"您现在因为肥胖导致了糖尿病,有什么担心的吗?""我特别怕得糖尿病足,我爱跳舞,但我老伴不喜欢,我怕到时候老伴不管我",我们不能说"不会的,您老伴不是那样的人",而要以完全接纳的态度,与患者交谈,产生共情,我们可以说"阿姨,我也非常喜欢跳舞,我知道脚对于舞者的重要,我很理解您的担忧"。

2. **发展差异**　探索、发现并扩大患者不良健康行为,与其追求人生目标与价值信念间不一致的矛盾冲突,引发患者意识到不良健康行为后果,对是否改变自身行为产生思想斗争。激发患者内在动机推动其行为改变,使其能维持更持久的行为改变,不能借助施压、强迫等外在压力。如:"我觉得我现在的状态挺好的,我都这么大年龄了,胖瘦无所谓,胖点还显得富态呢",我们不能说"您现在的体重非常不利于健康,应该减肥",而要说"您是否想过,如果这样不对体重进行管理,您的身体会发生什么变化呢"。

3. **化解阻抗**　通过反馈式倾听、发展差异,邀请患者一同探讨新的可能和解决问题的办法、策略和技巧。避免与患者发生争辩或针锋相对的质问,防止其产生防卫心理,防止增加抗拒健康行为的可能性。如:"刚才您说刚开始得糖尿病时曾经尝试过减重,但是没见到什么效果就放弃了,您是否想过,是什么原因导致减重失败了呢,是方法不对吗,是没坚持下来吗,还是什么其他原因",不能说"是您没坚持下来吧"。

4. **支持自我效能**　通过肯定患者已建立的健康行为的成功经历,向患者解释其他人改变行为的成功经历,提高患者战胜困难的信心。不能替患者做决定,个体行为和关于行为改变所做的决策都应由患者自主选择。始终强调患者本身,而不是医务人员替患者选择和履行改变行为的计划。如"您曾经尝试过减重,这说明您对身体健康还是很重视的,我的另外一个患者,和您的情况差不多,通过她自己的努力和医生的指导,现在成功减重 10 多斤,感觉身体没原来那么疲乏,走路也轻快了",不能直接说"我建议您少吃些主食,多做些运动",可以引导患者,如"我刚才听您叙述,您每天都要吃 2 斤主食,有什么办法能减少一些吗?"通过患者主动思考,更能使患者建立成功的信心,为之后坚持饮食控制方案打下心理基础。

二、功能意象训练

一项 141 名参与者的心理学研究,受试者被分配到这种技术,让咨询师支持某人发展、突出和表达他们对改变的需求或动机,以及他们想要改变的原因或动机式访谈(MI)。研究结果显示,体重过重的人使用为功能意象训练(functional imagery training,FIT),比单独使用 MI 谈话疗法的人平均减重多 5 倍。在 6 个月内,FIT 使用者的腰围又减少了 4.3cm,并且在干预结束后可以继续减重。

FIT 比 MI 更进一步,它利用多感官意象来激发减重者的动机意象,直到这种动机意象成为一种认知习惯。

为什么 FIT 能更好地帮助到减重者?因为大多数人其实本来就知道,减肥需要管住嘴迈开腿,但在很多情况下,人们根本没有足够的动力去听取和执行这个建议。所以,FIT 的主要目的是鼓励肥胖者提出他们自己对减重成功后的看法和感受,运用所有的感官去想象"你变瘦了以后,生活会有多好""减肥能让你做什么你现在做不到的事情"等,以此激励他们,即便遇到困难,也要为了实现这个变化而去努力。

三、利用羊群效应,树立减重榜样

羊群效应理论(the effect of sheep flock),也称羊群行为(herd behavior)、从众心理。羊群是一种很散乱的组织,平时在一起也是盲目漫无目的地行走,但一旦有一只头羊奔跑起来,其他的羊也会跟随领头羊奔跑。因此,"羊群效应"就是比喻大多数人都有一种从众心理。减重亦可如此,将所有减重的人聚集在一起(用团体面诊代替一对一面诊、诊后随访工具帮助患者建立社群),其中会有减重很用心、很标准的人起到头羊的模范和榜样作用,带领大家一起减重。

四、利用南风效应,帮助患者创造良好的减重环境

法国作家拉封丹曾写过一则寓言,讲的是北风和南风比威力,看谁能把行人身上的大衣脱掉。北风首先来一个冷风凛凛、寒冷刺骨,结果行人为了抵御北风的侵袭,便把大衣裹得紧紧的。南风则徐徐吹动,顿时风和日丽,行人因为觉得很暖和,所以开始解开纽扣,继而脱掉大衣。结果很明显,南风获得了胜利。拉封丹这则寓意深刻的寓言后来成为社会心理学的一个概念,被称之为"南风效应""南风法则"或"温暖法则"等。营造一种舒适的氛围,使人的积极性和创造性得以发挥,达到人们预定的目标。为大家营造出一个良好的减重氛围会提高大家减重的积极性,增加减重成功率。

第三节 减重后的体重维持

俗话说"图功易,成功难;成功易,守功难",计划减重、达到减重目标、维持减重效果是一个密不可分的过程。《中国超重/肥胖医学营养治疗专家共识(2016年版)》指出治疗后减重的维持同样非常重要。

减重后体重维持的定义目前尚不统一,多数学者认为是"较初始体重下降10%以上并且维持至少1年"或者"较初始体重下降5%以上并且维持至少2年"。人体存在多种机制调控能量平衡以维持自身体重相对稳定,通常减重计划结束后1年,大部分人会恢复已减掉体重(复重)的30%~35%,而4年内则基本恢复到减重前水平。除了认知-行为因素会导致反弹和复重以外,有研究显示减重后复重的生理性机制,可能是减肥后的脂肪细胞收缩引起细胞内外压力的变化,细胞外基质重塑,进而通过炎症反应和分泌脂肪细胞因子等机制引起体重反弹。因此,体重维持是减重管理中面对的一大挑战和难题。

一、减重后体重维持阶段对医生的具体要求

世界胃肠病学会对肥胖管理制定的全球指南（WGO）强调，为了维持减重效果，医务人员和营养医师应向患者提供面对面或电话随访的减重维持计划，保持与患者的规律接触（每月或更加频繁），帮助其进行高强度体力活动（如200~300分钟/周），规律监测体重变化（如每周或更加频繁），并保持低能量饮食（维持更低体重所必需）。随着互联网时代对健康产生的深远影响，越来越多的研究表明网络干预对维持减重有效。因此，《中国超重/肥胖医学营养治疗专家共识（2016年版）》对于减重维持阶段提出的推荐意见表8-1。

表8-1　减重维持阶段证据及推荐意见

推荐	证据级别	推荐意见
1. 医务人员应向减重者提供细致的减重后维持计划	3	C
2. 生活方式和行为干预措施（包括饮食控制和/或代餐、体育锻炼、保持减重小组间人员交流等），配合药物治疗，对防止复重有效	2a	B
3. 应适当进行减重者的心理辅导	4	D
4. 网络干预对维持2年内减重效果有效	2b	B

二、识别减重后容易成功维持体重的人，进行积极鼓励和支持

多项科学研究试图寻找那些减重后成功维持体重的人，了解他们具备哪些特征和自我管理方法。结果看到，那些具有已经实现了减重目标的；初始体重相对较大者；在维持阶段能够继续坚持体力活动和运动者；能规律饮食，坚持吃早餐者；坚持低能量饮食、少吃高脂肪食物、多吃健康食品者；减少吃零食的次数者；在体重维持阶段灵活控制饮食而不是苛刻要求自己的饮食者；持续进行自我体重监控者；有良好的面对和处理压力、负面情绪的能力，不会因为情绪而进食和暴食者；有坚定的减肥动机，主动减重，相信自己通过努力一定可以实现理想体重者；拥有稳定的生活状态者；与医生保持密切联系，坚持密切随访者能够更有助于维持体重，建议在医学减重过程中关注和培养减重者的良好习惯。

三、识别减重后容易复重（反弹）的人，进行多维度干预

也有研究探寻那些减重后容易复重（反弹）的人，了解他们有哪些特征和导致失败的原因。结果显示，那些迫于家人和医生的压力而被动减重者；不理解减重维持期应进行的行为改变；没有进行规律运动，拥有久坐不动的生活方式

者；通过完全断食来进行体重维持者；通过饥饿减肥、盲目节食来进行体重维持者；通过反复减肥、却反复反弹（减肥增重环，weight cycling；也叫溜溜球效应Yo-yo dieting）者；容易情绪性进食和压力性进食者；缺乏家人和社会的支持者；性格被动，处理问题不积极者；解决问题的能力较低者及缺乏自信者更容易体重反弹。

因此，按照 WGO 和《中国超重/肥胖医学营养治疗专家共识（2016年版）》的要求，同时识别减重后体重成功维持的人进行积极鼓励和支持，以及识别减重后容易复重（反弹）的人，进行饮食、运动、行为管理、情感认知特征多维度干预，能更大程度上实现肥胖患者减重的长期维持。美国著名的"国际体重控制注册研究"表示，长期减重不反弹是可以实现的，并且随着时间的延长（超过6年），即所谓习惯成自然，肥胖患者体重维持会变得简单，在这个过程中，需要医生 - 患者 - 家人 - 社会共同的努力。

（窦 攀）

参考文献

［1］ ROLLNICK S, MILLER WR. What is motivational interviewing?[J]. Behav cogn psychoth, 1995, 23 (4): 325-334.

［2］ SOLBRIG L, WHALLEY B, KAVANAGH DJ, et al. Functional imagery training versus motivational interviewing for weight loss: a randomised controlled trial of brief individual interventions for overweight and obesity [J]. Int J Obes (Lond), 2019, 43 (4): 883-894.

［3］ MATHUS-VLIEGEN L, TOOULI J, FRIED M, et al. World Gastroenterology Organisation global guidelines on obesity [J]. J Clin Gastroenterol, 2012, 46 (7): 555-561.

［4］ NEVE M, MORGAN PJ, JONES PR, et al. Effectiveness of web-based interventions in achieving weight loss and weight loss maintenance in overweight and obese adults: a systematic review with meta-analysis [J]. Obes Rev, 2010, 11 (4): 306-321.

［5］ K ELFHAG, S ROSSNER. Who succeeds in maintaining weight loss?A conceptual review of factors associated with weight loss maintenance and weight regain [J]. Obesity Reviews, 2005, 6 (1): 67-85.

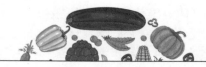

第九章
医学减重的相关并发症

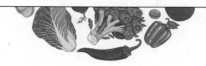

医学减重是在医学监督下为肥胖者实现安全减重的目标,除了实现理想的减重目标外,更重要的是在医疗模式下确保肥胖者的安全。一方面由于肥胖者容易合并慢性并发症,制定减重方案应考虑多方面脏器功能异常问题,比如合并肾病、脂肪肝等,另一方面则是在减重过程中出现的营养不良、脱发、失眠、便秘等一系列健康问题,常常影响减肥计划的实施,需要从各个专科专业角度提出适宜的诊疗方案,预防并干预可能出现的健康问题。

第一节 营 养 不 良

一、概述

营养不良(malnutrition)即营养不足,指由于摄入不足或利用障碍引起的能量或营养素缺乏的状态,进而引起机体成分改变,生理和精神功能下降,导致不良临床结局。营养不良经营养不良评定可以确定。营养不良是导致疾病发病率和死亡率增加(如慢性阻塞性肺疾病、脑血管疾病等)、生活质量下降、住院次数和时间增加以及医疗费用增加的主要原因。据统计,2007 年全球有 9.23 亿人营养不良,因营养不良而死亡的儿童占全部死亡儿童的 45%。在中国,营养不良状况已明显改善,根据《中国居民营养与慢性病状况报告(2015 年)》显示:我国成年居民营养不良患病率仅为 6.0%,该数值比 2002 年降低了 2.5%。其中农村的营养不良发生率高于城市,尤其贫困山区较为突出,由不良减重导致的营养不良目前还没有准确数据。

二、发病原因

膳食结构不合理、不良饮食习惯、性别等可以导致营养不良。不少人为了减肥不吃肉类、主食,不平衡的膳食结构会引起人群营养不良。不良的饮食习惯如偏食、挑食可能导致蛋白质、维生素、矿物质等的摄入不足,造成营养不良。此外,部分女性盲目追求身体苗条、过度节食等也是导致营养不良的原因。

三、预防及处理措施

1. 预防措施

(1)应加强宣传营养对健康的重要性,避免因不良减重造成营养不良。

(2)提倡合理膳食,科学喂养,尤其适用于婴幼儿及儿童患者。

2. 治疗措施

营养补充的原则是:满足机体 90% 液体目标需求,70%~90%能量目标需求,100% 蛋白质和微量营养元素目标需求。能量补充,初起一般按照20~25kcal/(kg·d)的标准补充,再个体化调整;蛋白质目标需求是 1~2g/(kg·d)。

(1)饮食补充 + 营养教育:营养不良患者每日营养素摄入可根据其营养状态、体力活动量、疾病状态及耐受性进行个体化调整。总能量的 20%~30% 来自脂肪(同时限制饱和脂肪酸和反式脂肪酸的摄入量),45%~60% 来自碳水化合物,15%~20% 来自蛋白质。营养教育包括营养咨询、饮食指导及饮食调整。轻度营养不良患者使用饮食补充 + 营养教育治疗即可能完全治愈。

(2)营养支持:营养支持途径包括肠内营养(enteral nutrition,EN)、肠外营养(parenteral nutrition,PN)以及肠内联合肠外营养支持。其中肠内营养包括口服营养补充(oral nutritional supplements,ONS)和管饲(tube feeding,TF)。营养不良者首选的营养方式是 EN。

1)口服营养补充:ONS 是一种富含能量和营养的产品,在进食不能满足日常能量需求的情况下,ONS 能够增加膳食摄入量。当患者进食量不足目标需要量的 80% 时,推荐使用 ONS。

2)管饲:昏迷、吞咽障碍经口摄入不能或不足、经口摄入＜目标量 50%~60%的患者需要考虑管饲。

3)肠外营养:当患者肠道不耐受,或因各种原因不能进行 EN,如严重消化吸收障碍、顽固性呕吐、严重应激状态等,或 EN 不能达到目标量的 60% 时,可考虑选用 PN。

第二节　贫　　血

一、概述

贫血是指人体外周血中红细胞容量减少,当低于正常范围的下限时则不能对组织器官充分供氧,将引起一系列症状,甚至导致进一步的器官病变,这一临床综合征被统称为贫血。国内诊断贫血的标准为：在海平面地区，成年男性血红蛋白（Hb）<120g/L；成年女性（非妊娠）Hb<110g/L；孕妇 Hb <100g/L。依据 WHO 1993—2005 年维生素和矿物质营养信息系统估计，全球贫血患病率为24.8%，影响 16.2 亿人。贫血分为缺铁性贫血、巨幼红细胞性贫血、自身免疫溶血性贫血、再生障碍性贫血等类型。

二、发病原因

与不良减重相关的贫血类型主要是缺铁性贫血和巨幼红细胞性贫血。红细胞和血红蛋白生成所需的微量营养素摄入不足是导致贫血的主要原因。

铁是血红蛋白重要组成部分，是红细胞生成所必需的一种关键营养素。当膳食铁摄入量不能满足需要时（例如节食减肥），或摄入大量植酸盐或酚类化合物而导致吸收障碍（例如长期素食），或铁的损失超过铁的摄入量（例如月经期节食）会引起缺铁性贫血。

巨幼红细胞性贫血是由于维生素 B_{12} 缺乏和 / 或叶酸缺乏，这些营养素的缺乏会影响 DNA 合成、细胞分裂和红细胞生成。维生素 B_{12} 缺乏最常见的原因是营养素的饮食摄入不足，特别是动物源性食物的摄入不足。叶酸缺乏在依赖未经发酵的小麦或大米作为主食，并且较少食用豆类和绿叶蔬菜的人群中更为常见。

三、预防及处理措施

1. **营养治疗**　针对营养治疗的措施主要是饮食多样化以及提高微量营养素的生物利用度。

（1）增加富含铁的食物，比如红肉类、动物肝脏、鱼类、禽类等。

（2）在饮食中添加富含维生素 C 的水果和蔬菜（如柑橘类水果），以增加对非血红素铁的吸收。维生素 C 会随着烹调而降解，因此鼓励食用维生素 C 含量高的未经烹调（或轻度烹调）的水果和蔬菜，如酸枣、柠檬、青椒等。

（3）确定和推广文化上适当和可行的食品加工和制备方法，以提高生物利用度和吸收。如对食物进行发酵，因为发酵过程中形成的酸性环境可以促进铁的吸收。

（4）避免将铁吸收抑制剂与铁含量高的膳食结合在一起，如饮茶和喝咖啡的时间与用餐时间错开。

2. **药物治疗**

（1）缺铁性贫血的治疗原则是查明缺铁的原因，分类对症治疗，包括口服铁剂、注射铁剂、红细胞输注。

1）口服铁剂：一旦储存铁耗尽，仅通过食物难以补充足够的铁，通常需要补充铁剂。口服补铁有效、价廉且安全。为了避免食物抑制非血红素铁的吸收,建议进食前 1 小时口服铁剂,与维生素 C 共同服用,以增加吸收率。口服铁剂应避免与抗酸类药物同时服用。

2) 注射铁剂:不能耐受口服铁剂、依从性不确定或口服铁剂无效者可选择注射铁剂。注射铁剂可更快地恢复铁储存,升高血红蛋白水平。随机对照试验结果表明,静脉注射铁剂能使血红蛋白水平快速并持续增长,其疗效优于口服硫酸亚铁。注射铁剂的用量根据下列公式计算:总注射铁剂量(mg)= 体重(kg)×(Hb 目标值 –Hb 实际值)(g/L)× 0.24+ 储存铁量(mg),储存铁量 =500mg。

3) 红细胞输注:影响生理功能的急性或严重缺铁性贫血可采用红细胞输注治疗,如血红蛋白浓度 <60g/L,或孕妇血红蛋白浓度 <70g/L,产妇分娩时有明显失血,老年或心脏功能差的患者 <80g/L。

(2) 巨幼红细胞性贫血患者的药物治疗

1) 叶酸:对于叶酸缺乏引起的巨幼红细胞性贫血,每天口服叶酸 10mg,有明显的治疗效果,如因胃肠道反应而造成叶酸吸收不良者,可肌内注射10~30mg。

2) 口服甲钴胺或肌内注射维生素 B$_{12}$:甲钴胺属于维生素 B$_{12}$ 的口服制剂,具有辅酶活性作用,可加快成红血细胞的成熟和繁殖速度,利于红细胞生成,能显著改善巨幼红细胞性贫血的临床症状。肌内注射维生素 B$_{12}$ 可经过血液循环实现外源性补充的目的。两种药物的疗效相当,可根据患者情况进行选择。

第三节 脱 发

一、概述

广义的脱发包括生理性脱发和病理性脱发。生理性脱发是毛发为了维持退行期与生长期的平衡而发生的正常脱落,一个健康成年人一天掉 50~60 根头发属于正常现象。病理性脱发是指由遗传、免疫、应激、服用某些药物、内分泌失调等因素导致头发的非正常脱落,造成头发稀疏,每天掉的头发量通常超过 100根。通常所说的脱发是指病理性脱发。病理性脱发会给患者造成一系列负面心理影响,包括焦虑、自尊心低下、对衰老的担忧和无助,以及对事物的兴趣降低等,其中在女性中尤为明显,并降低患者的生活质量。

二、发病原因

头发的主要成分是角质蛋白质,此外,锌、铁、铜等微量元素含量也较高。不良减重由于摄入减少,导致能量、蛋白质、矿物质和/或维生素等的缺乏,头皮得不到应有的营养,致使头发因严重营养不良而脱落。其中,微量营养素是正常毛囊周期中的主要元素,在毛囊球中迅速分裂的基质细胞的更新中发挥重要作用。现阶段的研究发现,多种微量营养素的营养状况与脱发存在关联。Rushton等人的研究结果显示,女性脱发患者的血清平均铁蛋白浓度显著低于正常人,血清铁蛋白浓度降低是女性脱发的一个因素,并且10多年后Kantor等人也证实了这一关联。沙特阿拉伯的一项研究表明,低25-羟维生素D水平的人群更易发生脱发。Beoy等的研究提示,脱发者每天补充100mg维生素E,与安慰剂组相比,头发数量显著增加。Rushton等的研究证明,慢性休止期脱发患者每天补充铁(72mg)和L-赖氨酸(1.5g),治疗6个月后处于休止期头发的百分比显著下降。

三、预防及处理措施

1. 减重过程中预防脱发发生　采用科学减重的方法,不盲目节食减肥,应合理摄入各类营养素,保证头皮的充足营养。

2. 减重过程中的脱发处理

(1)营养治疗

1)补充维生素:维生素E可抵抗毛发衰老,促进细胞分裂,使毛发生长。《中国居民膳食营养素参考摄入量 第4部分:脂溶性维生素》(WS/T 578.4—2018)推荐我国成年人(包括孕妇)的维生素E推荐摄入量(RNI)是14mg α-TE/d,乳母是17α-TE/d。成年人(包括孕妇、乳母)可耐受最高摄入量(UL)为700mg α-TE/d。维生素E含量丰富的食物有植物油、杏仁、榛子、核桃、瘦肉、乳类、蛋类、牛油果等。

2)补充矿物质:Hard证明铁补充剂在非缺铁性贫血的脱发女性中有积极作用。《中国居民膳食营养素参考摄入量 第3部分:微量元素》(WS/T 578.3—2017)推荐成人膳食铁的推荐摄入量(RNI)为男性12mg/d,非孕女性20mg/d,孕妇(1周~12周)20mg/d,孕妇(13周~27周)24mg/d,孕妇(≥28周)29mg/d,乳母24mg/d,全人群可耐受最高摄入量(UL)为42mg/d。铁含量丰富的食物有红肉类、动物肝脏、血制品等。

3)补充蛋白质:一项针对脱发女性进行的双盲实验表明,相当大比例的脱发女性对L-赖氨酸和铁疗法有正向反应。因此,减重过程中在保证铁摄入充足的前提下应增加蛋白质的摄入,保证头发生长的基本营养。

(2)药物治疗:一般而言,治疗越早,疗效越好。局部应用米诺地尔(浓度为2%~5%)和口服非那雄胺是唯一被美国FDA认证、可以用于治疗18岁以上男性患者脱发的方法。浓度为2%的米诺地尔,可以用于治疗18岁以上的女性脱发患者。

（3）手术治疗：如果无法保证长期用药，可以考虑毛发移植，将非脱发区域（如后枕部）的毛囊提取并处理后移植至脱发区域。毛发移植治疗脱发是目前见效较快、疗效持久、较为理想的治疗方法。

（4）其他：对于上述治疗无效者还可适当考虑使用发片、假发等改善美观。

第四节　乏　　力

一、概述

乏力是多种疾病的常见症状，既可指客观肌力下降导致的乏力，也可指主观感觉上的乏力（难以／无法开始活动、易疲劳、精神疲劳等），或是难以抑制的睡意。乏力按原因分类包括生理性和病理性。生理性原因包括劳累、精神压力、睡眠不足、时差等；病理性原因包括急慢性躯体疾病、精神疾病、不良减重、药物毒性及成瘾物质使用等。研究表明，在 3 个月内体重减轻的人，其体重减轻的程度与出现乏力症状呈正相关。一项关于在校女大学生不良体重控制行为及其影响因素的调查显示，有不良体重控制行为者乏力出现率显著高于无此行为者。

二、发病原因

营养不良或减肥药物可以导致不良减重者的身体乏力。营养不良和乏力之间可以相互作用，乏力可能会通过影响食欲和进食间接限制饮食摄入，造成蛋白质等营养物质摄入不足，从而加重营养不良，形成恶性循环。减肥药物通过抑制食欲或抑制胃肠道吸收功能发挥作用，造成营养物质摄入不足或吸收障碍，长此以往容易导致电解质失衡、厌食、乏力等症状。

三、预防及处理措施

1. **膳食治疗**　研究表明含有高剂量 ω-3 脂肪酸、维生素 D 和高质量蛋白质的膳食，增加水果和蔬菜摄入量、食用可可和黑巧克力对乏力的治疗有积极作用。同时，益生菌可能通过减少促炎性细胞因子并改善肠道菌群和黏膜屏障功能而改善乏力症状。

2. **新药治疗**　研究显示 NADH（nicotinamide adenine dinucleotide）还原型辅酶 I 以及与辅酶 Q10（coenzyme Q10，CoQ10）联合使用可以改善乏力症状。NADH 是一种辅酶，它可以通过补充细胞中耗尽的 ATP 来刺激能量的产生。有研究显示，治疗 8 周后，与安慰剂组相比，辅酶 Q10+NADH 治疗组的 NADH 水平显著升高。

第五节　便　　秘

一、概述

便秘是功能性胃肠道疾病,包括排便少、便硬、排便困难、排便时间长、肛门堵胀、便不尽感等的一组症状,伴有或不伴有腹痛、腹胀、恶心、便血等。根据病理生理改变,便秘可分为正常传输型便秘(normal transit constipation,NTC)、慢传输型便秘(slow transit constipation,STC)、排便障碍型便秘和混合型便秘。在全球范围内,便秘患病率估计在 1%~80%,全球合并患病率为 14%,严重影响着便秘人群的生活质量,造成巨大经济负担并占用大量卫生资源。

二、发病原因

不良减重导致的便秘多是由过度节食导致进食量不足、膳食纤维摄入不足、饮水量不足引起。进食量不足一方面可以通过胃结肠反射使肠中食物残渣减少,结肠壁产生的刺激减弱,直肠壁受到的压力减少,排便反射减弱而引起便秘;另一方面,可使肠道细胞的更新和修复速度下降,运动能力减弱,进而引起便秘。研究表明,膳食纤维摄入不足会增加结肠运输时间,引起便秘。饮水不足导致机体缺水,肠道会吸收更多水分补充体液,从而使大便干结,造成便秘。

三、预防及处理措施

1. 膳食干预

(1)膳食纤维:增加膳食纤维的摄入可以改善便秘。便秘患者推荐摄入膳食纤维 25~35g/d。富含膳食纤维的食物有:谷物(如荞麦、燕麦等)、蔬菜(芹菜、菠菜等)、水果(如柑橘)等。

(2)纤维补充剂:有研究表明,食用可溶性纤维(每天约 10μg 的车前草或 20g 的菊粉和麦芽糊精的混合物)可以改善便秘症状,不可溶性纤维补充剂也可以改善慢性便秘患者的肠道症状。

(3)多饮水:增加水分的摄入,推荐饮水量 1.5~2.0L/d。

2. 药物治疗

(1)容积性泻药:容积性泻药通过滞留粪便中的水分,增加粪便含水量和粪便体积,使粪便变得松软、易于排出,起到通便的作用,主要用于轻度便秘患者的治疗,代表药物有聚乙二醇 -4000。用药过程中应注意补充适量水分,以防肠道机械性梗阻。

(2)渗透性泻药:渗透性泻药产生的肠腔内渗透压梯度可促进水和电解质分

泌,从而降低粪便的硬度、增加粪便体积,继而促进肠道蠕动。可用于轻、中度便秘患者,药物包括乳果糖、甘露醇、硫酸镁等。

(3)刺激性泻药:作用于肠神经系统,增强肠道动力和刺激肠道分泌,包括比沙可啶、蓖麻油、蒽醌类药物、酚酞等,这类药物临床应用广泛,通便起效快。

(4)润滑性药物:润滑并刺激肠壁,软化粪便,使其易于排出,包括甘油、液状石蜡、多库酯钠等,可以口服或灌肠。

(5)促动力药:作用于肠神经末梢,释放运动性神经递质、拮抗抑制性神经递质或直接作用于平滑肌,增加肠道动力,对慢性传输型便秘有较好的效果。目前常用的促动力药物有多巴胺受体拮抗剂和胆碱酯酶抑制剂伊托必利、5-羟色胺4受体激动剂莫沙必利和普芦卡必利。

3. 生物反馈疗法　生物反馈疗法是利用计算机,通过放松盆底肌训练、排便模拟训练和直肠敏感性训练的信息反馈改善直肠感觉及排便动力异常,协助患者建立排便的正常生理功能,以达到治疗的目的。生物反馈疗法是一种有效、无副作用的方法。既往研究报告显示,通过神经肌肉训练,视觉和言语反馈,生物反馈疗法可能对便秘治疗有效。

4. 手术治疗　如果便秘患者采用以上治疗失败,可以采取手术干预措施。对于难治性慢传输型便秘的患者可以选择结肠切除术或回肠直肠吻合术的治疗方式。除慢传输型便秘外,对于患有排便障碍的患者,在手术前应考虑采用生物反馈进行骨盆底再训练。此外,需要建议患有严重直肠套叠的患者进行修复和骨盆底再训练。

第六节　失　　眠

一、概述

失眠症是以频繁而持续的入睡困难和/或睡眠维持困难并有主观不满意为特征的睡眠障碍,概括一下就是睡不着、醒得早、睡不好。全球有 10%~15% 的成年人符合失眠的诊断标准。2006 年中国睡眠研究会在国内 6 个城市进行的一项研究表明,成年人在一年内有过失眠经历的比例高达 57%。失眠不仅与肥胖、功能性胃肠疾病(胃痛、肠易激综合征、消化不良、反流性食管炎等)、糖尿病、高血压病、冠心病、脑梗死等直接相关,还可引发焦虑症、抑郁症等精神疾患;反之,抑郁症也是失眠最常见和主要的原因。高达 2/3 的抑郁患者在发作之前出现过失眠或早醒,在抑郁治疗成功后失眠还可能持续存在。失眠持续且未得到治疗的患者,新患抑郁症或复发的概率会增加 2~10 倍。失眠严重损害患者身心健康、影响生活质量、影响工作效率,甚至可能造成安全隐患(如交通事故)。

二、分型和诊断

临床上将失眠亚型分为入睡困难型、睡眠维持困难型、早醒型或三者混合型，常通过失眠严重指数（insomnia severity index，ISI）量表中患者自评的临床症状严重程度为参考依据。失眠与抑郁、焦虑有紧密的联系，对生活事件以及对睡眠本身的担忧都可能导致入睡困难。不规律的作息会引发生物节律的失调，导致入睡困难和睡眠维持困难。

美国精神疾病诊断与统计手册（DSM-Ⅴ）描述失眠症有以下特点：

1. 临床表现为入睡困难，睡眠维持困难，睡眠中觉醒难以再睡，或者早醒。

2. 症状每周发生 3 次以上，持续时间 3 个月以上，导致患者自身痛苦或困扰，以及白天社会功能受损（包括学习、职业、人际交往等）。

3. 排除其他疾病、其他睡眠障碍、神经障碍以及药物和其他物质导致睡眠问题。

而根据国际睡眠障碍 ICSD.3，慢性失眠症诊断标准如下，且标准 A 都必须满足：

A. 患者存在下列 1 条或以上：①入睡困难；②睡眠维持困难；③早醒；④到时不肯睡觉；⑤没有父母或照顾者干预难以入睡。

B. 患者存在下列与夜间睡眠困难相关的 1 条或以上：①疲劳或萎靡不振；②注意力、专注力或记忆力下降；③社交、家庭、职业或学业等功能损害；④情绪不稳定或易激惹；⑤白天瞌睡；⑥活动过度、冲动或攻击性；⑦动力、精力或工作主动性下降；⑧易犯错或易出事故；⑨对自己的睡眠质量非常关切或不满意。

C. 这些睡眠 / 觉醒主诉不能完全由不合适的睡眠机会（如充足的睡眠时间）或环境（如黑暗、安静、安全、舒适的环境）解释。

D. 上述情况至少每周出现 3 次。

E. 上述情况持续至少 3 个月。

F. 上述情况不能被其他的睡眠障碍更好地解释。

短期失眠症的诊断标准与慢性失眠症类似，但病程少于 3 个月，且没有频率的要求。失眠的严重指数及临床诊断流程见表 9-1 和图 9-1。

三、发病原因

对于超重或者肥胖的患者而言，恰当的减重能够减轻睡眠呼吸暂停综合征、改善机体缺氧、改善代谢、增强心肺功能、舒缓压力、有助于重塑体型、增加自信。通过以上的途径，恰当的减重能够有效地改善睡眠。2012 年约翰斯·霍普金斯大学医学院公布的随机对照研究，纳入了 77 名体重超标且伴有睡眠障碍的 2 型糖尿病或糖尿病前期患者,对照组提供低能量饮食干预,实验组则在低能量饮食的基础上增加了体育锻炼。通过对试验前后睡眠情况的调查(包括呼吸暂停、疲惫、失眠、睡眠不宁、睡眠过量和服用安眠药等),发现随着体重的减轻和腹部脂肪的减少,睡眠质量平均提升了 20% 左右。

但不恰当的减重方法却可能导致甚至加重失眠。比如一些减肥药中含有安非他命或者咖啡因,这些成分能够控制食欲,但同时会造成中枢神经过度兴奋而难以入睡,严重者会出现妄想、幻觉、情绪不稳定等。另外,极端的节食减肥相关的营养失调,导致低血糖、甲状腺功能亢进,也会导致失眠。再比如为了减重,心理负担过大造成了焦虑和抑郁,同样影响睡眠。还有一旦因长期极端节食诱发精神性厌食症,心理和生理均严重失衡,失眠的风险就更高。

表 9-1　失眠严重指数评定量表

填表人:　　　　　　填表日期:　　　　　　　　第 ____ 次评定

对于以下问题,请您圈出近 1 个月以来最符合您的睡眠情况的数字。

1. 入睡困难	无	轻度	中度	重度	极重度
	0	1	2	3	4
2. 睡眠维持困难	无	轻度	中度	重度	极重度
	0	1	2	3	4
3. 早醒	无	轻度	中度	重度	极重度
	0	1	2	3	4
4. 对您目前的睡眠模式满意 / 不满意程度如何?	非常满意	满意	不太满意	不满意	非常不满意
	0	1	2	3	4
5. 您认为您的失眠在多大程度上影响了你的日常功能?	无	轻度	中度	重度	极重度
	0	1	2	3	4
6. 您的失眠问题影响了您的生活质量,您觉得在别人眼中您的失眠情况如何?	无	轻度	中度	重度	极重度
	0	1	2	3	4
7. 您对目前的睡眠问题的担心 / 痛苦程度如何?	无	轻度	中度	重度	极重度
	0	1	2	3	4

结果解读:

总分是 _____

总分范围是 0~28 分。0~7 分没有临床上显著的失眠症,8~14 分域下失眠症,15~21 分临床失眠症(中重度),22~28 分临床失眠症(重度)。

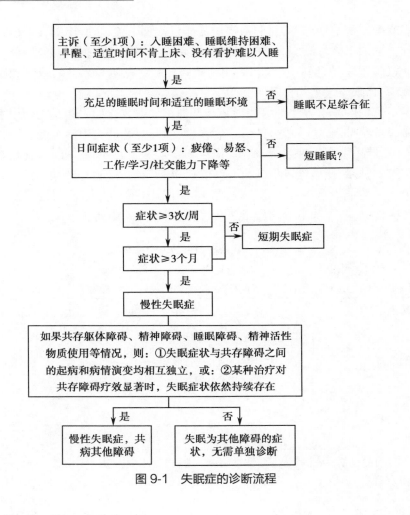

图 9-1 失眠症的诊断流程

四、预防及处理措施

首先要明确引起失眠的原因,排除其他疾病因素。失眠症的治疗包括生活方式调整、心理治疗、药物治疗、中医治疗等。

1. 生活方式调整

(1)饮食与营养:晚饭不要吃得过晚、过饱;不要吃喝过于刺激的食物,如酒精、咖啡、茶、辛辣食物等;不要吃油腻或者煎炸等不易消化的食物;晚餐或睡前可选择一些助眠食品,如牛奶、酸奶、莴笋、桂圆、核桃、莲子、苹果、橘子、香蕉、橙子、梨等;适当补钙、补镁(如绿叶蔬菜),以及 B 族维生素(如用杂粮替代部分白米白面,或者口服复合维生素 B);睡前不要喝太多水,避免起夜干扰睡眠;避免服用影响睡眠的药物,如含有甲状腺素、可卡因、皮质激素和抗帕金森病成分的药物以及含有安非他明或者咖啡因的减肥药等。

(2)睡眠和起居方式调整:无节制的上网、打牌、娱乐等是造成失眠常见的原因,夜班也会引起生物钟节奏变化,导致失眠,所以应不熬夜或少熬夜。同时避免睡前的过度疲劳或过度兴奋,上床之前半小时应在安静中度过,尽量将烦恼和计划放在一边。白天应当有至少半小时的体育锻炼,在阳光下进行更好。

睡眠环境,如居室太大或太小,温度过冷或过热,环境噪声太大,及光线过强均会干扰睡眠。有时睡眠环境的改变,甚至是床铺的变化,也会影响睡眠。如果存在上述因素,应予以调整。

2. **心理治疗**　有研究认为,80% 的失眠是由于心理因素引起,而心理与行为互相影响。所以改变对减重和睡眠的不良认知和不当行为,增强患者的信心至关重要。心理和行为治疗是首选的治疗方法,失眠认知行为疗法的长期疗效优于药物疗法。

(1)认知治疗:发现并纠正对睡眠的错误认知。偶尔失眠不要紧张,对身体没有太大的影响。尽量按时作息,不要提前睡觉,早晨准时起床,不在床上做与睡眠无关的事,比如思考、看电视、操作电脑和手机。如果有重要的事情,担心入睡后会忘记,可以记录下来。

(2)睡眠限制:适当缩短夜间睡眠时间,提高睡眠效率;尝试禁止或减少白天睡眠的时间,增加夜间睡眠的驱动力。

(3)睡前放松:尽量降低睡前的紧张与警觉,比如使用音乐疗法或催眠疗法。用轻柔舒缓的音乐、放松和想象去降低交感神经兴奋性,舒缓压力,改善睡眠。也可尝试睡前洗热水澡、热水泡脚、香薰疗法、按摩脊柱、进行呼吸练习、瑜伽或祈祷。

(4)光照疗法:通过光刺激影响下丘脑控制昼夜节律的视交叉上核,抑制松果体褪黑素的分泌。光照疗法是一种自然、简单、低成本的治疗方法。

3. **医院就诊和药物治疗**　如果生活方式调整、心理疏导效果都不理想,应当及时给予药物治疗。如果失眠持续 2~4 周,应寻求专科治疗,早治疗效果更好,个人痛苦更少,还可以降低诱发其他疾病的风险。FDA 批准的失眠药物包括苯二氮䓬类药物、非苯二氮䓬类药物、褪黑素受体激动剂、多塞平和食欲素受体拮抗剂等。注意,此类药品大多属于精神类,其用药、换药、停药等过程必须遵照专科医生的指导。

4. **中医治疗**　有人担心西药治疗失眠出现依赖性及不良反应,中医药治疗也有独到之处。常用的方法包括中药足浴、穴位贴敷、针灸按摩(常用穴位如神门、内关和三阴交等);常用方剂有酸枣仁汤、交泰丸、参芪五味子片等。有中医药治疗意愿的患者,建议到中医专科医院辨证施治。

第七节 月 经 失 调

一、概述

月经失调（menstrual irregularity）指的是妇女月经周期或出血量的紊乱，临床上包括不规则出血、月经量变化（每次月经量少于 10ml）、周期变化（多次月经周期改变超过 7 天）、闭经（amenorrhea）等。

因长期不当减重引起的月经失调，主要症状表现为月经量减少，周期推迟，严重者则表现为闭经。减重期间的女性往往对月经的变化察觉度低，直到出现闭经才引起重视。闭经分为原发性闭经（primary amenorrhea）和继发性闭经（secondary amenorrhea）。原发性闭经是指女性 18 岁以上或第二性征发育成熟两年以上仍无月经来潮；继发性闭经，通常发生在正常月经周期建立 24 个月后出现 3 个月以上的停经或长达 6 个月以上的月经异常。

继发性闭经的致病因素复杂，除了器质性病变或其他病理性诱发因素外，多见因摄取能量不足导致的功能性下丘脑性闭经（functional hypothalamic amenorrhea，FHA）。相关研究最早、最多是在女性运动员中，闭经与饮食障碍、骨质疏松三项被美国运动医学学会（American College of Sports Medicine，ACSM）称为女性运动员的危险三角（female athlete triad，FAT）。而如今，FHA 越来越多见于通过极端手段（如过度节食、超负荷运动）减重的女性群体中。因不当减重导致闭经的女性大都伴有饮食障碍。饮食障碍（eating disorders）包含的范围很广，如饮食减量、暴食、催吐、滥用泻药等，但多数还未构成神经性厌食症（anorexia nervosa）。继发性闭经可能成为神经性厌食症的前兆。众所周知神经性厌食症治愈率低（完全治愈率为 50%）但死亡率高（数据显示死亡率高达 21%），因此当患者出现因不良减重导致的月经失调或闭经时一定要提高警惕，及时干预治疗。

二、发病原因

一次常规的月经周期起始于下丘脑脉冲性释放促性腺激素释放激素（gonadotropin-releasing hormone，GnRH）。GnRH 作用于促进脑垂体前叶分泌黄体生成素（LH）和卵泡刺激素（FSH）以促进排卵；卵细胞释放的雌激素和黄体释放的孕酮（progesterone）促进子宫内膜增厚、分化和稳定（图 9-2）。约 14 天后，若未见受精卵着床，雌激素与孕激素水平的骤降促使子宫内膜脱落，即月经来潮。上述通过神经传导信号及激素调节内分泌的系统就称为"下丘脑 - 垂体 - 卵巢轴"（hypothalamic-pituitary-ovarian axis，HPOA）。

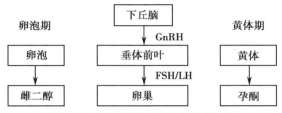

图 9-2　月经周期中的激素调节机制

身体通过能量的出入平衡来维持体重。走入误区的快速减重,是依靠过度节食(限制能量摄入),或结合超负荷运动(增加能量排出),使身体达到能量负平衡以起到减重作用。这样的减重模式大大限制了体内用来维持新陈代谢的可用能量(energy availability,EA)。长此以往,身体在"低能"状态下选择降低或关闭部分"次要"的生理功能来维持生存,其中就包括繁殖功能,如月经来潮。少女体脂肪至少达到 17% 方可发生月经初潮;成年女性体脂肪至少要达到 22% 才能维持正常的月经周期。因此,月经形成需要适当的能量摄入和体脂肪含量作为必备条件。极端的减重方法导致的慢性营养不良和长期的心理压力抑制了HPOA,导致停止排卵和 FHA,伴随出现不孕不育和骨质疏松的风险也随之升高。另有理论提出,体脂过低的人群瘦素(leptin)分泌下降进而影响了 GnRH 的分泌和 HPOA 的运转导致闭经。从病理学和实验室数据来看,由减重和低体重导致的 FHA 患者常见 GnRH、FSH 和 LH 分泌减少。

三、预防及处理措施

1. **预防**　科学减重方法可以预防月经失调。首先,建议减重速度不超过每周 1kg,对应在每日能量需求基础上达到 500~1 000kcal 的负平衡,可通过饮食及运动的调整达标。限制膳食能量摄入可能导致部分营养素的缺乏,因此建议通过膳食处方减重的人群参考推荐日摄入量(RDA/AI),有针对性地补充可能缺乏的微量元素。其次,减重目标要明确。研究表明,体重低于理想体重(IBW)10%~15% 的人群闭经概率显著增高。因此,患者应树立正确的健康管理观念,循证计划适合自己的目标体重。

2. **治疗和干预措施**　由营养不良导致的月经失调需要医生、心理治疗师、营养师、运动教练在内的多学科团队配合,以达到最佳治疗效果。第四版美国《药理学原理与实践》中"闭经的诊疗流程"强调"治本",先通过非药物治疗方式(包括低 EA,及心理干预)解决根本问题,效果不佳再尝试药物治疗(图 9-3)。

(1)非药物治疗

1)饮食治疗:ACSM 关于女性运动员的危险三角的治疗指南中提出:每日EA 高于 30kacl 每千克去脂体重(fat-free mass,FFM,可使用生物电阻体成分分析仪测量),即 >30kcal/kg FFM/d,可帮助恢复正常月经。长期的闭经增加了骨质疏松的风险,因此相关研究也提到,建议月经失调或闭经超过 6 个月的女性应筛查骨密度来排除骨质疏松症,并加强膳食性钙质和维生素 D 的摄取;不能保证膳食来源时应考虑补充剂(推荐钙 1 000~1 300mg/d、维生素 D 400~800IU/d,高运动量人群 1 000IU/d)。对闭经运动员的队列和案例研究表明,适当的增重可使骨密度以每年 5% 的速度回升,为有效修复骨密度,建议膳食摄入能量达到45kcal/kg FFM/d。

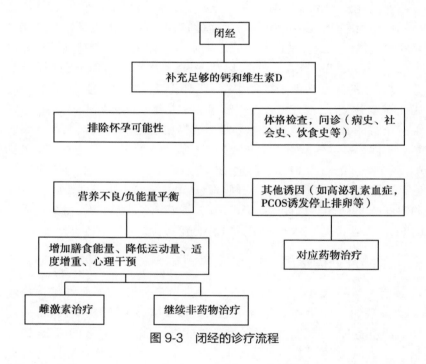

图 9-3　闭经的诊疗流程

2)心理与行为干预:上文提到,FHA 的主要诱因之一是节食过程中的精神压力,同时很多患者伴有不同程度的精神性饮食障碍,因此心理干预治疗必不可缺。在对体重和体型的认知上,患者应得到正确的引导,并有专业人员帮助设定科学的治疗计划。

行为干预主要包括调整运动和饮食计划。有超负荷运动习惯的患者建议减少运动强度和时间以提高 EA。饮食计划应由营养师评估后制定。社会性支持(比如家属帮助饮食制作,朋友对患者的督促和鼓励)在心理和行为干预过程中也是不可缺少的。

(2)药物治疗:经过非药物治疗,在体重和膳食能量摄入均恢复正常后,若月经失调 / 闭经未得到改善,且骨密度低于正常水平时,可考虑药物干预。药物干预必须在专业医生的指导下进行。16 岁以上的原发性和继发性闭经患者均可考虑雌激素结合孕酮替换疗法。雌激素可有效降低骨质疏松风险,刺激第二性征以提高生活质量。孕酮起到预防子宫内膜增生与癌症的作用。具体药物治疗及推荐剂量(表 9-2)参考自第四版《美国药理学原理与实践》。要注意,患者服药后可能会引起食欲、体重及情绪的改变。

表 9-2 继发性闭经的药物治疗

药物名称	推荐剂量	不良反应
结合雌激素	每日 0.625~1.25mg,于月经周期 1~26 天口服	血栓,乳房增大/压痛,胃肠不适,腹胀,恶心,头痛
口服复方激素避孕药	含 30~40μg 雌激素的剂型,口服	乳房压痛,恶心,头痛,体重变化
醋酸甲羟孕酮	每日 10mg,于月经周期 14~26 天口服	体重变化,失眠,浮肿,抑郁,LDL 升高,HDL 降低

第八节 胆结石及胆囊炎

一、概述

胆石症在人群中的发病率为 10%~15%,是最常见的需要手术的疾病之一。胆石症是指胆道系统内发生结石,按发生部位分为胆囊结石和胆管结石。结石嵌顿在胆囊颈或胆管可引起继发性感染,造成急性炎症。胆石症的临床表现包括阵发性痉挛性腹痛、恶心、呕吐、炎症时伴有发热、梗阻者出现黄疸。胆囊疾病及胆石症多发于女性(尤其是孕期、激素治疗或服用避孕药)、60 岁以上、肥胖、习惯久坐、脂肪和添加糖摄入高、有过极端节食的减重史,减重手术后和长期肠外营养的人群中。同时也有理论提出,长期无卫生保障的饮食可能导致蛔虫侵入身体,进入胆道,虫卵结晶也可成为结石。靠节食或断食减重的人群,因饮食量限制导致胆汁分泌减少,胆汁中饱和的胆固醇在胆囊内形成沉淀,久而久之成为结石。胆石症和胆囊疾病情况复杂,除了临床以外,应结合患者的社会史、饮食史、运动习惯等,分析病因才能准确治疗和预防复发。

胆囊炎分为急性和慢性,通常表现为右上腹痛、Murphy 征阳性、发热、白细胞增高,可结合影像学表现进行诊断。除了最常见的胆石症造成的急性胆囊炎以外,胆囊炎的亚型还包括:

1. **非结石性** 常见于急重症患者。
2. **黄色肉芽肿性** 表现为因结石阻塞导致的胆囊壁增厚、胆囊内压增高。

3. **气肿性**　因产气型厌氧微生物造成的胆囊壁内气肿。

4. **胆囊／胆管扭转**　常见于老年人群,不及时纠正可危及生命。

二、发病原因

1. **胆汁淤积**　是指胆汁停留在胆囊或胆道中,不能顺利进入肠道。通常食物进入十二指肠后会促进胆囊收缩素(CCK)和胰泌素的释放,它们共同刺激胆囊收缩,引起 Oddi 括约肌松弛,胆汁和胰液进入十二指肠。长期未经口饮食的患者,或者较长时间肠外营养的患者,由于缺乏食物对 CCK 等激素的刺激,会造成胆汁淤积在胆囊。当淤积加重,水分逐渐被吸收,胆固醇沉积,就会形成胆石症。开始经口饮食或者肠内营养,即可改善胆汁淤积。

2. **餐后久坐**　使腹腔内压增大,胃肠道蠕动受限,不利于消化吸收和胆汁排泄;餐后久坐还影响胆汁酸的重吸收,导致胆汁中胆固醇与胆汁酸比例失调,胆固醇更容易沉积。

3. **不吃早餐**　经过一夜后,浓缩的胆汁需要在早餐的刺激下排入十二指肠。长期不吃早餐,胆汁浓度进一步增加,利于细菌繁殖,促进胆结石的形成。

4. **减重过快**　过度能量限制时能量不足、甲状腺功能减退、代谢减缓等,上述机制均与胆石症有关。

5. **减重手术**　无论是袖状胃切除术还是腹腔镜胃旁路手术,术后胆石症的发生率均比普通人升高一倍。机制包括:①术后进食量减少,而胆汁分泌量并无相应减少,胆汁相对过剩,逐渐浓缩。②术后各种因素导致总胆固醇升高,如饮食减少导致能量不足,脂肪酸分解代谢增加;乙酰辅酶 A 堆积,酮体生成增多等。③肌细胞膜上的高胆固醇抑制胆囊收缩素受体,胆囊收缩功能下降。④旁路手术后,食物不再流经十二指肠,胆囊收缩素分泌减少,Oddi 括约肌张力下降,使得胆汁排泄不畅。⑤其他因素如迷走神经创伤、手术区域的粘连、术中术后的炎症与细菌感染,术后其他激素的改变如胰高血糖素样肽 -1 升高、瘦素水平升高,也是术后胆石症高发的原因。

6. **缺乏运动**　长期缺乏运动和体力劳动时,胆囊肌的收缩能力下降,胆汁排空延迟,同样导致胆汁淤积,易于形成胆结石。

7. **药物因素**

(1)贝特类(fibrates)降脂药物:此类药物能够有效降低极低密度脂蛋白(VLDL)和低密度脂蛋白(LDL),升高高密度脂蛋白(HDL);但也会使胆固醇在胆汁中的比重升高而导致胆固醇结石,伴有胆囊或胆道疾病的患者应慎选此类药品。

(2)口服避孕药:此类药物是由人工合成雌激素和孕激素配制而成。在患胆石症的女性人群中的研究证实,服用口服避孕药可诱发胆囊疾病症状,胆石症恶化。因此长期服用口服避孕药或在雌激素疗法中的女性应注意并预防结石的发生。

三、预防及处理措施

1. **饮食**　应规律饮食,按时吃早餐,少食多餐,不可暴饮暴食。膳食中的脂肪有助于刺激胆囊收缩素的分泌,但是科学减重应限定脂肪的摄入,故可以将每天需要的膳食脂肪平均分配在三餐中,以避免胆汁的浓缩。低糖、低脂且富含膳食纤维的饮食、以素食为主的饮食、富含维生素 C 的饮食都有助于防治胆石症。

2. **减重手术后**　为了减重长时间禁食或者摄入极低能量饮食,可能导致胆囊收缩功能下降,造成胆石症。减重手术前应当慎重考虑术后包括胆石症在内的并发症。通过持续的努力,尽可能选择限制总能量的医学减重方案。减重手术后,应在饮食、运动等方面多加注意,积极预防胆石症,必要时口服熊去氧胆酸。

3. **运动**　适当的体力活动能够降低胆囊炎、胆石症的发病率。

4. **药物治疗**　经生活方式改变后依然存在的结石,可用胆酸盐、鹅去氧胆酸、熊去氧胆酸等药物进行治疗。有研究认为,减重手术后口服 6 个月熊去氧胆酸,可使新发生胆石症的概率下降一半以上。

5. **手术治疗**　首选腹腔镜胆囊切除术,尤其是结石数量多、体积大或者结石已钙化的患者。但有文献提出胆石症后胆囊切除术与术后肝酶的升高有关,并且胆囊切除术是肝硬化发展的预测因素之一。

第九节　胃肠功能紊乱

一、概述

因不良减重导致的胃肠道问题多而复杂,其中最常见的是腹胀和排便异常(包括腹泻和便秘)。随着现代生活方式和饮食结构的变化,腹胀患病人数日益增多,在普通人群中有 10%~30% 受腹胀症状的影响,其中 16% 的患者因腹胀就医,且近一半的就医患者采用药物缓解。在排除器质性病变前提下,腹胀主要由精神因素引起,又称为功能性腹胀。功能性腹胀表现为反复发作的腹部胀满感、压迫感或者气体堵胀感和 / 或视觉可见的腹部膨胀。功能性腹胀国人患病率约 22.25% 并且有逐年上升趋势,女性更多见,常表现为腹胀与腹泻交替出现。

排便异常同样困扰着很多减重人士。大便的频率和性状取决于饮食习惯与成分,正常人每日大便次数可多至 3~5 次。因此,腹泻的诊断不易量化。腹泻是指排便频次、排便量与大便水分较平时明显增加。便秘,则是指大便干结、排便困难或便频次减少。在国内的发病率高至 3%~17%,女性比例明显高于男性,同时常见于 65 岁以上的老年人群。排除器质性原因,便秘与饮食、药物和情绪的相关性非常密切。

二、发病原因

除了器质性病变以外,特殊饮食、滥用代餐产品、泻药、减重中的情绪压力都是导致腹泻和便秘的常见因素。紧张、焦虑、烦恼等情绪,均可影响胃肠功能的正常活动,进而引起慢性的、反复的胃肠道功能障碍,统称为胃肠功能紊乱或者胃肠神经官能症。包括功能性反酸、吞咽障碍、消化不良、肠易激综合征、长期便秘、腹泻、腹胀等,而这些症状往往在影像学检查和生化指标中并无异常发现。胃肠道功能紊乱主要是由肠道神经功能性变化引起。肠道活动由肠神经系统和中枢神经系统(包括脑干、大脑皮层和脊髓)的共同支配,上述神经系统的任何一个环节出现异常都有可能导致胃肠道症状,也就是所谓的脑 - 肠轴(brain-gut axis)系统(图 9-4)。

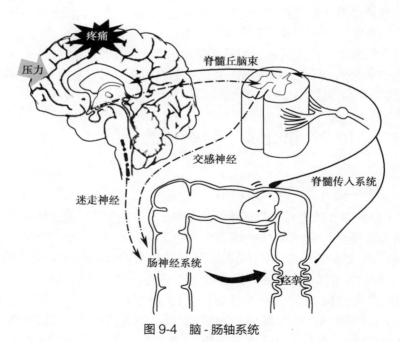

图 9-4　脑 - 肠轴系统

除此之外,长期过度节食和特殊饮食也会导致消化问题。研究发现通过生酮饮食减重的群体中,有33%的人便秘,另有少部分人出现腹泻。同样的问题也出现在其他的特殊饮食中,如哥本哈根饮食、旧石器时代饮食等,原因包括膳食纤维摄入不足导致便秘、宏观营养素配比不均导致胃肠道不耐受,以及在减重过程中的情绪问题导致胃肠功能紊乱等。

特殊饮食中的部分营养素(如咖啡因、纤维素、代糖)和泻药、减肥药也会改变排便习惯。这些物质会增加肠道的渗透压,使水分大量聚集而引起渗透性腹泻(表9-3)。

表 9-3　造成腹泻与便秘的膳食和药物因素

腹泻	便秘
膳食因素	膳食因素
● 乳糖	● 膳食纤维摄取不足
● 果糖(蜂蜜、高果糖玉米糖浆)	● 脱水
● 咖啡因(咖啡、可乐、能量饮料)	减重相关药物因素
● 酒精	● 长期滥用泻药
● 甘草精	● 利尿剂
● 糖醇(乙糖醇、山梨聚糖、甘露醇,常见于口香糖、代糖饮品、保健品中)	● 抗抑郁药物
● 过量补铁剂或钙片
减重相关药物因素	
● 奥利司他、呋塞米	
● 含镁盐的药物	
● 降糖药品(二甲双胍、DPP-4抑制剂)	
● 草本泻药(如荷叶、决明子等)	

三、诊断要点

1. **功能性腹胀**　诊断必须同时包括下列2项:①反复出现的腹胀和/或腹部膨隆,平均至少每周1日;腹胀和/或腹部膨隆较其他症状突出。②不符合肠易激综合征、功能性便秘、功能性腹泻或餐后不适综合征的诊断标准。诊断前症状出现至少6个月,近3个月符合诊断标准。腹胀可伴有轻度腹痛以及轻微排便异常。

2. **功能性腹泻**　英国胃肠道协会(BSG)在第三版关于腹泻的修订指南中认为,排便频次、排便量与大便水分较平时明显增加即可诊断为腹泻,持续4周以上则为慢性腹泻。

3. **功能性便秘**　根据罗马Ⅲ诊断标准,患者在25%的排便经历中同时满足下述 4 项中的 2 项则符合诊断标准：①大便变形、成块状、坚硬；②便后有不完全排净感；③肛肠阻塞感，需借助外力 / 工具排便；④每周无辅助排便次数少于 3 次。

四、预防及处理措施

对于胃肠功能紊乱而言，西医治疗无根治性特效药，多以调节胃肠动力、纠正内脏感觉过敏、改善中枢情志、调节肠道菌群为主。中医可辨病与辨证相结合，以纠正临床症状，提高患者生活质量，减少疾病复发为主要目的。在治疗初期，应该找出诱因，对因治疗。譬如在减重过程中引起的胃肠道症状，应排查是否由于错误的饮食习惯或滥用药物导致。从根源上解决问题，疗效才会提高。

1. **功能性胃胀防治** 饮食均衡并改变不良的饮食和生活习惯，可以有效预防功能性腹胀，并减少复发。洋葱、生姜、生蒜、薯类、甜食、豆类、粗粮可大量产生氢气、二氧化碳和硫化氢等气体，应减少摄入；适量摄入可溶性膳食纤维；戒烟忌酒。

改变生活方式，如适度运动；养成规律的排便习惯，避免长期不大便，导致肠道产气增多；调整心态，确立积极健康的生活态度，进行有针对性的心理疏导；减少会导致腹胀的药物（如减肥药，减肥茶等）。一旦发现可疑症状，应及时就医，明确病因。

2. **功能性腹泻的治疗**

（1）纠正腹泻后的脱水、电解质与酸碱平衡问题：适量补充口服补液盐（ORS）以补充丢失的水分与电解质，重置酸碱平衡（WHO 推荐标准 ORS 调配方法：1L 蒸馏水中加入 2.5g 食盐、13.5g 糖、3g 小苏打、1.5g 氯化钾，在家调配时可忽略小苏打和氯化钾，糖可用果汁或米汤代替）。

（2）降低肠道易激惹状态，促进排便规律的恢复：①避免肠道刺激性食物，如高糖饮料、奶制品、含有糖醇的饮品和食物、咖啡因、酒精等；②避免高纤维食物和产气食物，如十字花科类蔬菜、豆制品、粗粮和坚果；③含有果胶的食物，比如香蕉、苹果（去皮易消化）、草莓等，可帮助大便成形；④待胃肠道症状好转后，可初步选用低纤维、低脂食物，根据耐受情况逐步进阶至正常饮食。

（3）重建肠道菌群平衡：可长期服用益生菌或含有益生菌、益生元的食物（如酸奶等）帮助肠道菌群重建。

3. **功能性便秘的治疗** 短期便秘可借助通便药物缓解；长期便秘患者应：①优化饮食习惯；②保证每日膳食纤维摄入量达到 25~38g；③每日饮水量达到 2 000ml；④养成运动的好习惯；⑤经过饮食评估后，必要时可考虑相关的膳食补充剂，如益生菌、益生元、膳食纤维等。

第十节　运　动　损　伤

一、概述

运动损伤在各类人群中都很普遍,尤其在男性、青少年人群、习惯久坐的超重与肥胖人群中更常见。据统计,超重与肥胖人群因损伤就医的比例高于普通人 15%~48%。运动损伤最多见于缺乏专业指导的运动中因跌倒、撞击或用力过度导致的扭伤和拉伤,尤其是关节损伤和肌肉拉伤。

二、发病原因

造成运动损伤的客观原因依次是:准备活动不充分、技术动作不规范、运动疲劳、场地器材不合适、运动鞋不合适等。

运动损伤的主观因素归结为三点:超重与肥胖、心肺功能差、平衡能力下降,而且超重与肥胖能够进一步损害心肺功能和平衡能力。由于肥胖症患者普遍存在心脏结构适应性或病理性改变、左心室舒张和收缩功能受损或降低;肥胖症患者的肺活量明显低于正常人,并且肺活量与肥胖程度呈反比;在自然行进中,超重肥胖者与体重正常者相比,单足支撑时间更短,双足支撑时间更长,步宽增加,步长缩短,步行速度减慢;身体左右摆幅明显增大,足间距更大,行走时产生足内翻的概率更大,更易跌倒损伤。双足及单足支撑站立时,超重肥胖者重心移动面积与重心位移长度显著高于体重正常者,显示静态平衡能力下降。

超重与肥胖者体重负荷大,运动器官承受了过多的负荷,平时缺乏体力活动,加之骨质疏松,故在运动减重过程中较容易发生损伤。肥胖儿童及青少年在运动减重过程中运动损伤的发生率为 14.29%,发生的主要部位是踝关节、膝关节,其次为前臂、腿部肌肉拉伤。运动损伤不仅给个人、家庭和社会带来很大的负担,也使学校和公共场所承受压力。

三、预防及处理措施

1. 运动损伤的预防　至少 1/3 的运动损伤是可以预防的。

运动前,应对运动减重的人群进行详细、透彻地运动安全教育,建议教练员、医务人员、强度监控人员要高度重视运动损伤的预防。针对超重人群体重过大、行动不灵敏等特点,教练或专业人员应参与运动计划的制订,使运动负荷合理化。体重过大且运动基础薄弱的人群,应考虑从每日 30~60 分钟的低中等强度运动开始,根据耐受力循序渐进地增加运动量;可优先考虑对关节压迫较小的运动方式,如游泳和骑车。持久力差的人群应把运动强度分割为少量、多次,如每日 10 分钟 3~4 次以达到目标。除了集中运动以外,应改变生活方式,加强日常生活中的体力活动,比如把坐电梯换成爬楼梯、坐车改成走路或骑车、减少久坐等。

集中运动中,要加强准备活动和整理活动的质量,消除运动性疲劳,规范运动场地设备、运动器械,督促运动者配备合适的运动鞋、运动护具等装备,使运动减重更加安全、有效。运动损伤发生后,适当调整运动方式,避免受伤部位再度损伤。

2. **运动损伤的营养防治**　运动损伤后应确保摄取足量的优质蛋白来修复损伤、增强免疫力、保持肌肉含量和力量。优质蛋白指包含完全的必需氨基酸谱的蛋白质,主要包括动物蛋白和黄豆制品。建议选择低脂肪的优质蛋白以避免在康复期间囤积多余的脂肪。维生素 C 和锌在体内促进胶原蛋白的生成,在肌腱和韧带修复过程中起到非常重要的作用;钙和维生素 D 促进骨伤愈合;康复过程中长期卧床或服用止痛药可能会引发便秘,应确保膳食纤维的合理摄入。具体可参考富含营养素的食物(表 9-4)。

表 9-4　富含各类营养素的食物列表

营养素	富含营养素的食物
优质蛋白	瘦肉、蛋类、低脂奶和奶制品、海鲜、黄豆及其制品
维生素 C	奇异果、莓类浆果、带皮土豆、西蓝花、辣椒
锌	瘦肉、低脂奶和奶制品、海鲜、豆制品、坚果、粗粮
钙	低脂奶制品、黄豆制品、绿叶蔬菜、虾皮、骨部分可食用的鱼类
维生素 D	高脂鱼类、肝脏、蛋黄
膳食纤维	西梅、蔬菜、水果、杂豆粗粮

运动中的应激状态会导致肌肉发炎、青紫、组织损伤等。炎症如果不能及时消除会引发瘢痕、运动迟钝、延迟恢复。饮食中的反式脂肪、饱和脂肪酸和一些 ω-6 脂肪酸使炎症加速,而富含单不饱和脂肪酸和 ω-3 必需脂肪酸的饮食具有抗炎作用。单不饱和脂肪酸可通过干扰机体自然产生的促炎症前体物质,如白三烯等,来抑制炎症;高 ω-3 脂肪酸的食物能够增加胶原蛋白沉淀,促进愈合;ω-3 类食物还能促进冲击震荡伤的痊愈。

因此,对于炎症性的运动损伤,应适当增加高 ω-3 脂肪酸的食物(如橄榄油、花生油、菜籽油、芝麻油以及鳄梨等);水果和绿叶蔬菜也含有 α- 亚麻酸,是 ω-3 脂肪酸的良好来源,但机体将 α- 亚麻酸转化为活性更高的 ω-3s 形式的 DHA(二十二碳六烯酸)和 EPA(二十碳五烯酸)的效率很低。富含亚麻酸的植物性食物包括小麦胚芽、芸豆、菜豆、豆腐、南瓜、西蓝花、花椰菜、四季豆、生菜、甘蓝,还有某些浆果(覆盆子,也叫树莓;草莓)。上述食物缺乏时,可服用 ω-3 脂肪酸补充剂。作为补充剂的主要原料,ω-3 脂肪酸和鱼油的来源令人担忧,主要是有些鱼类被汞和多氯联苯污染,其毒性可能危害人类健康。因此在选择之前应考虑使用人群的特点,比较利弊。

对运动员而言,如果部分维生素(如硫胺素、核黄素、维生素 B_6 和维生素 C)的每日摄取量低于 RDA(每日膳食中营养素供给量)的 1/3 持续 4 周,就会出现最大摄氧量和无氧阈值的下降。年轻运动员最容易缺乏的两种矿物质是铁和钙。女运动员中叶酸摄入量低于 EAR(估计平均需要量)者占比 48%,钙占24%、镁占 19%、铁占 4%。同时,女性素食运动员应额外关注锌、铁以及维生素 B_{12} 的补充。

抗氧化营养素可以促进运动恢复,保持最佳免疫应答,降低运动后脂质过氧化物的产生水平。富含水果和蔬菜的膳食可保证抗氧化剂的摄入充足。对于水果蔬菜摄入不足者,应合理使用抗氧化补充剂。

第十一节　进 食 障 碍

一、概述

进食障碍(eating disorders,ED)是指由心理问题引起不良饮食习惯,久而久之可能成为危及生命的健康隐患。ED 常见于对饮食和营养有偏见,尤其是过于严格控制体型甚至成瘾的人群中,原因复杂,可能与社会、心理、身体等有关。饮食障碍多见于女性,在年轻女性中患病率高达 0.4%,是男性的 6~10 倍。调查数据显示,一半以上的女大学生有过极端节食的经历,其中 40% 曾借助药物或代餐减重,而这部分人群中近 20% 却都是偏瘦体型(BMI<18.5kg/m²)。在体型的认知上,大多数女性以减重为目标,而男性中希望增重 / 增肌和希望减重的人群比重相近;女性人群多见催吐和滥用泻药的行为,男性多见暴食和超负荷运动。

ED 包含的范围很广,根据美国心理学会(American Psychiatric Association,APA)精神疾病诊断与统计手册(DSM-V)与第十一版国际疾病分类(international classification of diseases,ICD-11),ED 分为三大类:

1. **神经性厌食**(anorexia nervosa,AN)　根据饮食行为的不同,AN 分为限制型和暴食 / 清除型。患者可在这两种亚型中来回切换,数据表明 50%~64% 的AN 患者同时伴有神经性贪食和清除行为。

2. **神经性贪食**(bulimia nervosa,BN)。

3. **其他饮食障碍**(eating disorders not otherwise specified,EDNOS)　包含暴食症(binge eating,BE),未完全达到 DSM-V 诊断标准(如体重 <15% 理想

体重、月经不调)的神经性厌食或贪食行为,极端的节食方式等。

BE 与 BN 的区别在于,BE 会在暴饮暴食之后进行催吐、滥用泻药等补偿性清除行为来 "清除摄入的热量",以保持体重。

二、发病原因与诊断

AN 的高发年龄介于青春期至 40 岁之间,常见因某事件的打击或压力而致,如离家上学的不适应、外界舆论的刺激、为达到目标设定的自我要求等。

AN 患者因长期限制能量、体重减轻会导致诸多营养不良及躯体并发症,包括闭经、雌激素缺乏、骨质疏松、体温调节异常、贫血、心功能异常等,严重时危及生命。并且,AN 患者常伴有心理障碍,比如抑郁、焦虑、社交恐惧症、强迫症(OCD)、滥用药物等问题。一项对 AN 患者 6~10 年随访研究发现,该疾病治愈率约为 60%,死亡率 5%~15%,属于死亡率最高的一类心理疾病。除了致命性并发症以外,大量死亡源于自杀。

DSM-V 中 AN 的诊断标准见表 9-5。

表 9-5　DSM-V 中 AN 的诊断标准

诊断标准	诊断描述
A	因限制能量摄入导致的显著的低体重
	"低体重" 标准参考 WHO 身体质量指数(Body Mass Index,BMI):
	- 轻度:BMI ≥ 17kg/m^2
	- 中度:BMI 16~16.99kg/m^2
	- 重度:BMI 15~15.99kg/m^2
	- 极重度:BMI <15kg/m^2
	* 青少年应参考 CDC 的 BMI 百分位标准,低于 5% 为低体重
B	恐惧肥胖或增重,或持续的抵抗增重的行为(即便体重过轻)
C	体象障碍和对自我体重及体型的不良认知
亚型分类	
限制型:单纯性限制能量平衡,过去 3 个月内无清除行为(催吐、滥用泻药、利尿剂等)	
清除型:患者在过去 3 个月内出现反复的清除行为	

当患者的表征符合诊断标准 B 和 C,但目前体重(在正常范围内)未达到标准 A,则属于非典型性神经性厌食(atypical anorexia nervosa),应被诊断为 EDNOS 并给予相应治疗。所幸的是,多数伴有 ED 的减重人群表现行为和症状未达到 AN 的诊断标准,应当作 EDNOS 来进行门诊干预和定时随访。但若确诊为 AN,患者与家属应意识到疾病的严重性和可能对身体造成的潜在伤害,引

起重视并配合治疗。

三、神经性厌食的处理措施

1. **AN 与非典型性 AN 的治疗原则**　①恢复健康体重和身体功能(月经、性欲、排卵);②有针对性地治愈并发症;③激励患者配合治疗,重建健康饮食观;④反复评估患者的心理状态,协助患者解决相关认知障碍、情绪变化和心理、行为问题;⑤帮助患者建立家庭援助,并应提供家庭辅导与咨询;⑥预防病情反复。因疾病有着诱因多、并发症复杂、易反复的特点,多学科团队合作才能保证最佳治疗效果。

在制定治疗方案初期,应评估患者是否存在严重并发症并决定其是否需要住院治疗。评估内容包含病史、体格检查和实验室检查(包括血清电解质、血尿素氮、肌酐、葡萄糖、白蛋白、前白蛋白、肝功检测、国际标准化比值、全血细胞计数、促甲状腺素、20- 羟基维生素 D、心电图和尿液分析)指标。病史长且严重的患者一定要注意是否有再喂养综合征(refeeding syndrome)的风险或表象,及时预防或治疗(参考再喂养综合征的治疗)。体征不稳定的患者需住院对症治疗,待体征稳定即可门诊随访干预。

2. **对于病情较重、显著低体重、需要住院治疗的个体,建议分阶段营养重建**

(1)稳定化阶段:纠正电解质紊乱、脱水,稳定生命体征,确保摄入所需热量的 55%~75%。这一阶段一般持续 2~4 周。

(2)恢复阶段:根据耐受情况增加摄入热量达到增重目的。这个阶段应达到正能量平衡。建议在门诊环境下计划每周 0.25~0.5kg、住院环境下 1kg 左右的增重。避免操之过急引起患者的抵制情绪。

(3)巩固维持阶段:达到目标体重后,帮助患者学会自主进食、调节和检测。这一阶段可转至门诊干预并需要社会支持与医疗团队定时随访评估。

3. **营养干预**　主要目的是帮助患者调整能量出入的平衡来维持体重或者增重,进而辅助治疗或预防出现并发症,同时应为患者传达正确的营养知识并帮助树立良好的饮食观。营养师 / 医生应向患者和家属提供定期的营养咨询和随访;周期性评估患者的饮食情况、营养状态与临床指征,警惕心理或生理上反复;为患者排疑解惑,不断地宣教正确的营养知识;及时更新患者的治疗计划以确保治疗效果。

营养治疗的核心是帮助患者找到合理的正能量平衡方案并执行。因为焦虑、胃肠问题、高负荷运动、吸烟等因素,厌食症患者的能量消耗通常较高,静息能量消耗也升高。所以在性别、年龄、体重、身高相同的前提下,患厌食症者常需额外 200~400kcal 的能量来保持体重。伴有 BN 的 AN 患者借助超负荷运动、催吐、使用药物等行为来"清除"摄入的能量,需要额外补充的能量就更高。营养师/医生应掌握患者的饮食及生活习惯,帮助抑制清除行为。治疗型膳食应营养均衡、少食多餐来缓解长期饥饿造成的消化不良(因情况而定,多餐可能增加部分患者的进食罪恶感)、保证摄取适量的纤维素和足够的水分预防便秘。应倡导患者自主进食,若在治疗初期或者在患者长期拒绝合理经口进食,可考虑提供静脉补液和口服或肠内营养支持,而全合一肠外营养应只在病情需要时使用。具体可参考营养治疗建议见表9-6。

表9-6　营养治疗的建议

推荐的摄入宏量营养配比应为:
- 碳水化合物:50%~55% 或 4~5g/kg 理想体重
- 脂肪:25%~30%
- 蛋白质:15%~20% 或 0.8~1.2g/kg 理想体重

其他治疗建议:
1. 避免含咖啡因的饮品(咖啡因可抑制食欲)
2. 避免碳酸饮料(气泡增加饱腹感)
3. 长期饥饿的患者可能出现对乳糖或高糖食物的不耐受,应引起重视
4. 避免刺激性食物刺激脆弱的胃肠道
5. 根据接受情况逐步引入之前"戒掉"的食物
6. 按需补充微量元素(如多种维生素矿物质),注意过量补充铁剂可加重便秘
7. 保证饮水量(因催吐、使用泻药造成的脱水在 AN 患者中较常见)

提高能量摄入和增重对于 AN 患者而言都是巨大挑战,患者在治疗中难免会出现心理挣扎、抵触和拒绝配合的反应。因此,应及时与患者沟通,与其他学科合作为其制订可执行的营养治疗计划。

4. **心理干预是治疗 AN 最重要的环节**　治疗的形式多样,包括:①患者与心理治疗师一对一的会面沟通治疗;②治疗师对患者与其家庭的共同治疗;③与有同样困扰的患者一起进行的团体治疗。AN 的心理治疗进程一般比较长,完全康复可能需要数年之久,痊愈后患者还要定期随诊避免病情反复。

5. **药物**　一般不推荐药物治疗,除非是上述营养与心理干预无效或针对并发症的辅助治疗。

第十二节　其他并发症

医学减重的其他并发症包括泌尿系结石、骨质疏松和生长障碍、免疫系统功能降低与皮肤损害,以及神经系统功能减退等。

一、泌尿系结石

我国泌尿系结石发生率为 1%~5%，南方地区发病率相对较高。泌尿系结石是指发生在肾脏、膀胱、输尿管、尿道内的结石，以肾、输尿管结石最为常见。结石是因尿液浓缩、沉淀形成结晶，根据成分主要划分为五类，草酸钙结石最为常见，其他包括磷酸钙、尿酸、磷酸镁、胱氨酸结石。每一种结石的形成原因都不同，但与生活、作息、饮食习惯息息相关。比如在生酮饮食以及过度节食过程中产生大量酮体，尿液中的酮体过多导致尿酸的清除减少，诱发高尿酸血症或痛风，这也是造成减重人群泌尿系尿酸结石的重要原因。

泌尿系结石的营养防治：

1. **足量饮水**　是降低各类泌尿系结石风险的前提。

2. **低钠饮食**　有助于降低尿液中的钙含量，建议有泌尿系结石病史或高风险人群每日钠摄取量不超过 1 500mg。

3. **高钙饮食**　足够的钙摄取可降低草酸钙结石的风险。饮食中的钙可在消化道内与草酸结合并通过粪便排出体外。

4. **限制食物中的草酸**　高草酸食物包括菠菜、薯片、薯条、坚果等。过量服用维生素 C 会增加草酸沉积，增加草酸钙结石风险，如需补充，应遵医嘱。

5. **限制动物制品**　饮食中动物制品过多易引发高尿酸，尿酸结石风险升高，所以泌尿性结石高危人群应限制动物制品的摄入。

6. **益生菌**　有研究提出，长期服用抗生素的人群，可适量补充益生菌以调节泌尿系统菌群平衡，有助于预防尿路结石。

7. **均衡饮食，科学减重**　当今流行的低碳水饮食（very low carbohydrate diet，VLCD）、生酮饮食（ketogenic diet）、原始人饮食法（paleo diet）均要求食用大量的动物蛋白，会引起尿酸升高；同时碳水化合物太低会引发酮症，降低尿酸的肾清除率，提高尿酸结石风险。所以提倡均衡饮食，科学减重。

二、骨质疏松和生长障碍

骨质疏松是一种骨代谢性疾病，患者骨骼密度与强度减退，骨折风险增加。骨质疏松的主要风险因素包括：女性绝经后或闭经、大量吸烟或饮酒、低体重、营养不良、缺乏运动、长期低钙膳食、口服糖皮质激素超过 3 个月等。

不良减重相关的骨质疏松多数是因为低体重和女性雌激素缺乏引起。骨重建（bone remodeling）是由成骨细胞和破骨细胞在生长代谢与骨骼的承重和撞击的刺激下，不断调节骨结构与密度的过程。雌激素促进成骨细胞的分化，辅助体内钙的代谢，维持骨密度。当雌激素缺乏时，破骨细胞的产量增加且活性延长，导致骨密度降低，发生骨质疏松。雌激素缺乏症不止在绝经期的女性出现，还常见于因神经性厌食(AN)、不良减重、低体重导致的月经失调的人群。雌激素缺乏导致的闭经困扰着 70% 的女性 AN 患者,而她们的骨折风险也比正常人高出 3 倍,并且 57% 的女性 AN 患者出现过一次以上的骨折史。

除了保持适当的体重和适度的运动以外,健康的饮食在骨质疏松的防治中也很重要。应摄取足够的食源性钙、维生素 D 以及高生物利用率蛋白质;同时,体内钠过量会促进钙通过尿液排泄,因此应低盐饮食。骨质疏松高风险的人群,应寻求专业的筛查与评估,考虑相应的补充剂。

发育期的儿童和青少年若有挑食、厌食等问题,容易导致能量和营养素摄取不当,可能引起发育迟缓和生长障碍。因此,应定期进行人体测量与评估饮食,及时发现并纠正营养问题。同时鼓励社区、学校或家庭多提供健康生活方式与饮食的科普知识,鼓励孩子科学饮食。

三、免疫系统功能降低和皮肤损害

免疫系统能够帮助人体有效地识别、抵抗、攻击、摧毁外来的"侵犯"。免疫又被分为特异性免疫和非特异性免疫,从人体的结构性屏障(如皮肤和黏膜)到化学屏障(如细胞溶酶体、胃酸)再到特异性的噬菌细胞,都属于免疫。大量数据表明,营养缺乏会损害免疫功能,导致或加重感染。宏观来看,能量摄取不足的人群(如患有厌食症的运动员)患感染性疾病的风险增高。两周内减重 2kg,会明显影响巨噬细胞的噬菌作用。同样,蛋白质摄取不足也会影响免疫细胞的增殖和成熟;严重蛋白质营养不良的患者会出现 T 淋巴细胞数量下降,抗炎细胞因子的形成、数量和功能均受到影响。微观来看,脂溶性维生素 A 和 E、水溶性的维生素 B_6、维生素 B_{12}、叶酸、维生素 C,还有矿物质锌、铁、铜、硒、锰等营养素,都会对免疫功能的形成和修复起到关键作用,缺一不可。然而,过量补充单一微量营养素,如铁、锌、维生素 A、维生素 E,同样破坏免疫,增加感染风险。

不良减重导致的营养失衡还可能引起皮肤干燥、脱皮、皮炎、脱发等问题。皮肤的健康需要多种营养物质,比如蛋白质、维生素 A、维生素 C、维生素 E 和锌都是促进皮肤胶原蛋白合成的重要组成部分;维生素 C、维生素 D、维生素 E、锌、铜、硒具有抗氧化、抗炎、抵御和修复紫外线对皮肤造成的损伤。因此,当以上营养素的摄取不能保证时,就会出现皮炎、溃疡、皮肤干燥、敏感、皮肤表层变薄、伤口愈合滞后甚至是发质变差、脱发等问题。

四、神经系统功能减退

过度节食引起的营养不良和微量元素缺乏,也可影响神经系统功能。老年人营养不良和低体重可能诱发痴呆,并增加死亡率;同时认知障碍患者的营养不良与体重下降也会加速神经性退变,并增加死亡率。补充 DHA、EPA、叶酸可以明显改善健康人群和阿尔兹海默症患者的认知能力和记忆力,合理摄取维生素 E 也能够预防阿尔兹海默症。因此,在减重过程中也要保证均衡合理的膳食,适量摄取富含 DHA、EPA、维生素 B 和维生素 E 的食物来养护神经,必要时可考虑营养补充剂。

（柳 鹏 袁文臻 李 迪）

参考文献

［1］陈伟 , 杜寿玢 . Krause 营养诊疗学 [M]. 13 版 . 北京 : 人民卫生出版社 . 2016.

［2］许静涌 . 营养风险及营养风险筛查工具营养风险筛查 2002 临床应用专家共识 (2018 版)[J]. 中华临床营养杂志 , 2018, 26 (3): 131-135.

［3］中华医学会消化病学分会胃肠动力学组 , 中华医学会消化病学分会功能性胃肠病协作组中国慢性便秘专家共识意见 (2019, 广州)[J]. 中华消化杂志 , 2019, 39 (9): 577-598.

［4］中华医学会围产医学分会 . 妊娠期铁缺乏和缺铁性贫血诊治指南 [J]. 中华围产医学杂志 , 2014(7): 451-454.

［5］李晔 . 老年人功能性便秘中西医结合诊疗专家共识 (2019)[J]. 中华老年医学杂志 , 2019, 38 (12): 1322-1328.

［6］中国睡眠研究会 . 中国失眠症诊断和治疗指南 [J]. 中华医学杂志 , 2017, 97 (24): 1844-1856.

［7］AHLUWALIA J, FABI SG.. The psychological and aesthetic impact of age-related hair changes in females [J]. J Cosmet Dermatol, 2019, 18 (4): 1161-1169.

［8］FRANZ K, OTTEN L, MÜLLER-WERDAN U, et al. Severe Weight Loss and Its Association with Fatigue in Old Patients at Discharge from a Geriatric Hospital [J]. Nutrients, 2019, 11 (10):2415.

［9］CALDER P C. et al. Targeted medical nutrition for cachexia in chronic obstructive pulmonary disease: a randomized, controlled trial [J]. J Cachexia Sarcopenia Muscle, 2018, 9 (1): 28-40.

［10］CASTRO-MARRERO J, CORDERO MD, SEGUNDO MJ, et al. Does oral coenzyme Q10 plus NADH supplementation improve fatigue and biochemical parameters in chronic fatigue syndrome?[J]. Antioxid Redox Signal, 2015, 22 (8): 679-685.

［11］SHARMA A, RAO S. Constipation: Pathophysiology and Current Therapeutic Approaches [J]. Handb Exp Pharmacol, 2017, 239: 59-74.

［12］BLACK CJ, FORD AC. Chronic idiopathic constipation in adults: epidemiology, pathophysiology, diagnosis and clinical management [J]. Med J Aust, 2018, 209 (2): 86-91.

［13］PALAGINI L, FARAGUNA U, MAURI M, et al. Association between stress-related sleep reactivity and cognitive processes in insomnia disorder and insomnia subgroups: preliminary results [J]. Sleep Med, 2016 (19): 101-107.

［14］YANG CM, HUNG CY, LEE HC. Stress-related sleep vulnerability and maladaptive sleep beliefs predict insomnia at long-term follow-up [J]. J Clin Sleep Med, 2014, 10 (9): 997-1001.

［15］ WILT T J, MACDONALD R, BRASURE M, et al. Pharmacologic treatment of insomnia disorder: An evidence report for a Clinical Practice Guideline by the American College of Physicians [J]. Ann Intern Med, 2016, 165 (2): 103-112.

［16］ GORDON C M, ACKERMAN KE, BERGA SL, et al. Functional Hypothalamic Amenorrhea: An Endocrine Society Clinical Practice Guideline [J]. The Journal of Clinical Endocrinology & Metabolism, 2017, 102 (5): 1413-1439. doi: 10. 1210/jc. 2017-00131.

［17］ MAGOULIOTIS DE, TASIOPOULOU VS, SVOKOS AA, et al. Ursodeoxycholic Acid in the Prevention of Gallstone Formation After Bariatric Surgery: an Updated Systematic Review and Meta-analysis [J]. Obesity Surgery, 2017(11):3021-3030.

［18］ WILKINS T, AGABIN E, VARGHESE J, ET AL GALLBLADDER DYSFUNC-TION: CHOLECYSTITIS, CHOLEDOCHOLITHIASIS, CHOLANGITIS, AND BILIARY DYSKINESIA [J]. Primary Care: Clinics in Office Practice, 2017, 44 (4): 575-597. doi: 10. 1016/j. pop. 2017. 07. 002.

［19］ RIDDLE M, DUPONT HL, CONNOR BA. ACG Clinical Guideline: Diagnosis, Treatment, and Prevention of Acute Diarrheal Infections in Adults [J]. The Am J of Gastroenterology, 2016,111(5):602-622. doi: 10. 1038/ajg. 2016. 126.

［20］ HAY P, CHINN D, FORBES D, et al. Royal Australian and New Zealand College of Psychiatrists clinical practice guidelines for the treatment of eating disorders [J]. Australian & New Zealand Journal of Psychiatry, 2014, 48 (11): 977-1008. doi: 10. 1177/0004867414555814.

［21］ STEINMAN J, SHIBLI-RAHHAL A. Anorexia Nervosa and Osteoporosis: Pathophysiology and Treatment [J]. Journal of Bone Metabolism, 2019, 26 (3): 133. doi: 10. 11005/ jbm. 2019. 26. 3. 133.

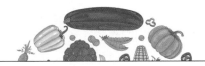

第十章
特殊人群的医学减重

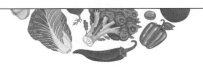

医学减重诊疗流程不但适用于各种类型的成年肥胖者,而且在一些特殊人群,如儿童及青少年肥胖、老年肥胖、围孕期肥胖以及各种合并慢性病的肥胖、药物性肥胖者也适用。这些特殊人群均有各自人群的特点和病理生理特征,也需要通过营养评估设立个体化综合减重管理方案。

第一节　儿童青少年肥胖

一、生长发育期

儿童与成年人的根本区别在于他们处于不断变化的生长发育过程中。身体的大小、比例、人体组成成分及器官功能均随着年龄增长不断成熟。根据年龄分为不同的阶段,各个阶段均有其明显的生长发育特点。

1. **胎儿期**　从孕第9周至婴儿出生为止为胎儿期。此期是以组织及器官迅速增长和功能逐渐成熟为特点。胎儿期应预防先天性发育不全,预防遗传性疾病,预防早产,加强孕母营养(能量、蛋白质、钙、铁及维生素D等)。这一期至出生后2岁被称为生命早期1 000天,本阶段的营养状况与儿童期、青春期甚至成年后的营养及营养相关的慢性代谢性疾病密切相关。

2. **新生儿期**　从胎儿娩出断脐带至28天为新生儿期。此期应注意保暖,避免感染,尽早吸吮乳头,鼓励母乳喂养。

3. **婴儿期**　出生满28天至1周岁。婴儿期生长速度是体格增长的第一个高峰。婴儿出生平均身长50cm,生后前3个月每月增长3.5cm,3~6月龄每月增长2cm,6~12月龄每月增长1.0~1.5cm,第一年身高增长25 ~26cm。体重生后3个月平均每月增长800~1 200g,3~6月龄每月增长400~600g,6~12月龄每月增长 250~300g,全年增长 6.5kg。12 月龄时体重约为出生体重的 3 倍。本阶段婴儿生长发育迅速,需要足够的营养素保证生长发育。应做到合理喂养(保证 6 个月的母乳喂养,适时添加辅食,完善辅食添加),监测生长及健康检查(避免营养不良及肥胖),促进感知觉发育(声、光、色),预防疾病(常见病和维生素 D 缺乏性佝偻病),完善预防接种。

4. **幼儿期** 1~3 岁。幼儿期的生长速度较婴儿期明显减慢,囟门闭合,乳牙全部萌出。此期幼儿应合理安排膳食,每日保证 5~6 餐,合理安排正餐及加餐。保证乳制品摄入,奶量 400~600ml。养成良好的生活习惯,适当进行早期教育,定期体检,防治常见病,防止意外。1~2 岁身高约增长 12cm,体重约增长 2.0~2.5kg。2 岁以后至青春期前,身高平均每年增长 5~8cm,可参照身高(cm)=年龄(岁)× 6.5+76 进行估算。体重每年增长 2kg,1~6 岁体重(kg)= 年龄(岁)× 2+8 ;7~10 岁体重(kg)= 年龄(岁)× 3+2。也可参照生长曲线表进行身高、体重百分位数查对。

5. **学龄前期** 4~6 岁。儿童生长速度减慢。为保证生长发育,此期儿童应遵照平衡膳食,食物多样化,养成定时进食、不挑食、不偏食的良好饮食卫生习惯。除规律饮食睡眠外,还应安排户外活动、锻炼、游戏及室内手工等。学龄前期是学前教育的重要时期。

6. **学龄期** 7~8 岁后。生长速度稍有增快,皮下脂肪重新开始堆积。约 6 岁左右乳牙开始逐渐脱落,12 岁左右乳牙全部脱落,萌出除第三恒牙外的全部恒牙。此期亦应保证规律的进食、进水、睡眠。培养正确的姿势:坐、立、走等姿势。体育锻炼,健康检查并防治疾病及防止意外的发生。

7. **青春期** 青春期是儿童到成年人的过渡阶段。青春期开始及持续的时间存在较大的个体差异。此期身高增长出现人生的第二个高峰,后逐渐缓慢直至停止生长。青春期除身高迅速增长外,第二性征也发育成熟。保证充足的营养以满足生长发育的需求。由于激素水平的变化,青春期肥胖的发生率也随着增加。身高快速增长是青春期的重要特征,男孩每年可增长 7~9cm,甚至 10~12cm,整个青春期可增长 28cm;女孩每年增长 6~8cm,整个青春期增长 25cm。青春期男孩每年体重可增长 5kg,女孩增长约 4kg。

二、生命早期肥胖的病理生理特点

1. **儿童肥胖的分类** 单纯性肥胖和病理性肥胖。2 岁以上儿童根据 BMI 进行超重 / 肥胖及肥胖程度的判定。

2. **儿童单纯性肥胖的病因**

(1)环境因素:几乎所有儿童肥胖都与环境因素密切相关。久坐不动的生活方式和过多能量摄入,含糖饮料、方便食品、快餐服务的增加及有目的的体力活动减少和电子屏幕使用时间增加等都被认为是导致肥胖患者增多的环境因素。长时间的电视、电子屏幕及电子游戏不仅运动消耗减少,还降低了代谢率,甚至对睡眠造成影响。睡眠时间缩短与肥胖关系密切。环境因素虽只能解释部分肥胖风险,但具有潜在可控性,成为肥胖治疗的重要目标。

(2)遗传因素:肥胖和过量脂肪储存存在明显易感性。遗传对 BMI 及肥胖的脂肪分布均存在显著的影响,研究显示可占到 64%~84% 和 30%~70%。肥胖患儿的遗传因素多与环境因素共同存在。

三、肥胖的内分泌代谢紊乱

容易引起肥胖的内分泌紊乱常见于皮质醇过多、甲状腺功能减低、生长激素缺乏、下丘脑性肥胖等。而同时肥胖也会导致内分泌代谢紊乱,如高胰岛素血症及胰岛素抵抗、血脂异常、高血压、高尿酸血症及黑棘皮症、皮肤白纹和紫纹等。还可出现伴发青春期早发育、性早熟及男性乳房发育。

生长激素是腺垂体细胞所分泌的一种肽类激素。生长激素的生理功能之一是促进脂肪分解,并有拮抗胰岛素作用。当血浆游离脂肪酸升高,生长激素的分泌减少,会增加脂肪积累,导致肥胖发生。肥胖与生长激素的分泌调节是一个复杂的过程。

甲状腺激素作用广泛,能促进生长发育、调节新陈代谢、物质代谢,还可以通过促进脂肪酸的氧化分解参与脂肪代谢,加速脂肪的代谢。研究发现肥胖儿童的血清促甲状腺素(TSH)及游离三碘甲状腺原氨酸(FT 3)水平明显高于正常儿童;并随着体脂肪减少后 TSH 和 FT 3 均有一定程度的降低。

皮质醇是由肾上腺皮质束状带分泌的糖皮质激素,参与水、盐代谢,促进糖异生和蛋白质、脂肪的分解,因此与肥胖有着千丝万缕的联系。肥胖儿童血清皮质醇水平较正常体质量儿童明显升高。单纯性肥胖者也存在下丘脑 - 垂体 - 肾上腺皮质轴(HPA)功能的异常。肥胖者皮质醇的分泌通常呈现两种模式,除正常 HPA 轴调节外,还伴随着另一种病态 HPA 轴调节:表现为清晨皮质醇水平低、白天变异率低,对地塞米松抑制及生理刺激反应不敏感。该种调节与心血管疾病、2 型糖尿病的其他危险因子有显著关系。当下丘脑 - 垂体 - 肾上腺皮质轴活性发生紊乱,血清皮质醇水平升高,发生腹型肥胖,伴随血压、血脂、血糖等改变,最终发展为代谢综合征(metabolic syndrome,MS)。

胰岛素是由胰岛 B 细胞分泌的一种多肽链组成的酸性蛋白质,参与体内糖、脂肪、蛋白质三大物质的代谢。肥胖儿童血清瘦素、胰岛素以及胰岛素抵抗指数水平均高于体重正常儿童。单纯性肥胖儿童都存在不同程度的瘦素和胰岛素抵抗。由于胰岛素和瘦素之间存在相互调节作用,胰岛素可以刺激脂肪细胞合成,使瘦素的分泌增加,而瘦素可以通过负反馈调节使胰岛素的分泌减少,导致肥胖。超重或肥胖儿童较正常儿童空腹血糖虽未升高,但肥胖儿童胰岛素水平及胰岛素抵抗指数(HOMA-IR)均明显高于超重及体重正常儿童。肥胖儿童在胰岛细胞代偿下,已出现高胰岛素血症和胰岛素抵抗现象,进而暂时性地维持正常血糖水平。

肥胖与雌/雄激素:在青春期发育期,儿童出现第二次生长高峰,内分泌功能也非常活跃,其中性激素对青春期儿童脂代谢、骨骼发育、蛋白质合成起着显著作用。青春期的女童,更容易出现内分泌的轻微失衡,刺激新陈代谢加快,食量增加,发生脂肪堆积导致肥胖。雌激素对肥胖的影响主要体现在脂肪分布方面,由于雌激素和孕激素的受体主要分布于脂肪组织,而雄激素受体主要分布于内脏脂肪。因此雌激素能够促进皮下脂肪的堆积,降低内脏脂肪的积累。肥胖女童体内与性激素相关的激素水平及子宫、卵巢的发育较正常女童均发生了改变,而且超重、肥胖女童性发育、月经初潮年龄多较正常体质量女童提前。无论在哪个年龄阶段人群中,肥胖均可以影响睾酮的水平,血清睾酮水平会随着BMI 的升高呈下降趋势,腰围的增加、内脏脂肪的堆积与血清睾酮呈负相关。肥胖男童体内存在内分泌功能的紊乱,睾酮分泌水平下降,导致其性发育较正常体质量男童迟缓,主要表现为单纯肥胖男童第二性征发育延迟。

代谢程序化:发育关键时期的环境及营养因素可持续影响个体对肥胖及代谢性疾病的易感性。这种现象被称为"代谢程序化",除基因和环境因素外,"代谢程序化"可能也是导致肥胖代际传递的原因。有关代谢程序化的证据主要针对的是妊娠期以及婴儿期和儿童早期(即生命早期 1 000 天)的作用。

妊娠期:妊娠期间母体体重和营养因素可能是代谢程序化的一个重要决定因素。控制肥胖因素后,小于胎龄儿(small for gestational age,SGA)、大于胎龄儿(large for gestational age,LGA)及早产儿在儿童期和成年早期的胰岛素抵抗发生率依然较高。出生体重(反映了胎儿营养状况)与后期的 2 型糖尿病、心脏病、胰岛素抵抗以及肥胖均有密切关系。妊娠前体重、孕期营养状态、妊娠期体重增长均是新生儿出生体重和/或儿童期体重的重要预测指标。

婴儿期和儿童早期:婴儿期和儿童早期可能也是代谢程序化的关键时期。目前仍缺乏有长期结局的早期营养干预对照试验。大量间接证据支持采取临床措施来优化妊娠期、婴儿期和童年早期的营养状况。适当的目标包括优化妊娠女性的血糖控制,并将婴儿和幼儿的体重增长率控制在适当水平。除了对婴儿有诸多其他益处之外,母乳喂养或许还能保护婴儿以免其之后发生肥胖。低出生体重儿的追赶生长可以改善神经发育结局,但也会增加发生代谢性疾病的风险。

四、儿童期肥胖的处理

儿童肥胖的管理模式与成年人不同。儿童肥胖的管理目标为身高正常增长,体重不增或增长缓慢,逐渐达到正常的 BMI。肥胖儿童的能量供给暂无统一的标准,主要根据肥胖儿童的身高、年龄、性别进行能量目标的设定,原则上儿童能量供给不低于 1 200kcal,也可根据儿童身高对应的年龄给予推荐摄入量,根据儿童增长的情况及饮食执行耐受情况进行个体化调整。膳食管理的主要目的为改善不良进食习惯,纠正不良进食行为。减少精制糖的摄入,不能用果汁代替水果。鼓励父母家庭参与。运动是管理体重不可或缺的一部分,有效的运动可以减少脂肪组织,增加瘦体重。肥胖儿童的饮食模式一般采用限能量的平衡膳食。

限能量平衡膳食(calorie-restricted diet,CRD):在限制能量摄入的同时保证基本营养需求的膳食模式,其宏量营养素的供能比例应符合平衡膳食的要求。三大宏量营养素的供能情况:蛋白质 15%~20%,碳水化合物 55%~65%,脂肪20%~25%。各国指南共识均建议改善不良生活习惯,规律有效地运动,并强调家庭参与。但均未对能量供给的具体操作给出意见。

参照 2017 美国内分泌协会儿童肥胖评估、预防及治疗指南,儿童肥胖的管理内容如下:

1. 生活方式的改变

(1)根据年龄、文化程度以家庭为基础纠正不良的生活习惯:饮食,运动和行为。逐渐降低 BMI 至正常。

(2)促进健康的饮食模式:减少快餐的消耗;减少精制糖及甜饮料的摄入。

(3)特别注意减少高果糖玉米糖浆的摄入,并注意食品标签。

(4)减少高脂肪、高盐的加工食品。

(5)不能用果汁代替水果,推荐完整水果的摄入。

(6)饮食控制教育。

(7)2 岁以上儿童和青少年,减少饮食中脂肪的摄入。

(8)美国农业协会推荐膳食纤维、水果、蔬菜的摄入。

(9)一日三餐规律,避免放牧式喂养,尤其是放学后或晚餐后。

(10)正确认识儿童 / 青少年进餐环境的潜在压力:烦躁、紧张、孤独或面对屏幕。

(11)鼓励单独包装或明确食物标签。

2. 在控制饮食的基础上,每日运动不少于 60 分钟。

3. 控制非学习的电子屏幕时间 1~2 小时。

4. 专业人员进行管理,并做好家庭教育,改善家庭不良习惯。

5. 12 周的体重管理目标为 BMI 或 BMI 的 Z 评分减少 4%。

6. 当 BMI > 40kg/m^2 或 BMI > 35kg/m^2 并伴有严重并发症时,可考虑手术治疗。也可参考 2019 年中国儿童和青少年肥胖症肥胖外科治疗指南进行手术适应证选择。

五、青春期肥胖的处理

青春期是儿童生长发育的一个特殊时期。本阶段儿童身高增长迅速。管理体重的目标为：纠正不良进食习惯及行为，基本上参照儿童肥胖的处理原则，尽量避免体重过度增长。待儿童身高增长逐渐停止，可参照成人减重模式。

六、遗传缺陷综合征性肥胖的处理

1. Prader-Willi 综合征及各年龄段的临床表现 Prader-Willi 综合征（Prader-Willi syndrome，PWS），也称 Prader-Willi-Labhart 综合征，是最常见的肥胖综合征。PWS 发病机制是 15 号染色体长臂离散区域内的父源基因表达缺失。成年人和儿童的主要临床特征包括过度摄食（通常导致早发性肥胖）、性腺功能低下、发育迟缓和特征性面容。PWS 的临床表现如下：

（1）产前：受累胎儿的常见表现为胎动减少，包括延迟感受到胎动；小于胎龄儿；羊水过多；臀位；以及非对称性宫内生长（头围/腹围比增加）。此阶段在产科医生的指导下进行相应的产前检查。

（2）婴儿期：婴儿期最明显的表现是肌张力低下和喂养困难。严重的肌张力降低可导致窒息。婴儿常存在喂养困难，包括吮吸无力，进而导致生长迟滞。除了喂养困难、生长迟滞外，还可伴随其他症状，如哭声无力和生殖器发育不全，例如隐睾、阴囊发育不全或阴蒂发育不全。

（3）儿童期早期：PWS 幼儿的主要运动发育较晚，如行走和说话均明显晚于同龄儿童。

（4）1~6 岁的儿童：常表现为多食症状伴进行性肥胖。PWS 肥胖患儿表现为去脂体重降低和脂肪量增加，静息时能量消耗较低。患者在儿童期通常身材矮小，且大多数患儿无青春期生长突增。

（5）儿童期晚期与青春期：由于肾上腺功能过早表现，PWS 患儿可能过早出现阴毛和腋毛，但是其他第二性征通常延迟出现或出现不完全，月经初潮时间较晚。PWS 青少年和成年人中的常见问题包括肥胖的其他并发症（例如，睡眠呼吸暂停、肺源性心脏病、糖尿病和动脉粥样硬化）、性腺功能减退症（骨质疏松）及行为问题。一部分患儿甚至存在癫痫、脊柱侧弯及局部关节畸形，需要外科辅助管理。

2. PWS 患儿的喂养及肥胖管理

（1）新生儿与婴儿：PWS 新生儿和婴儿多因肌张力过低和喂养困难就诊。这一阶段应进行口腔运动、吞咽功能评估，一般给予稠厚的高能量密度配方奶和食物；严重反流或吞咽困难的患儿可能需要管饲喂养（幽门后喂养）或手术治疗(胃底折叠术)。营养医生应参与营养管理的全过程,设定能量目标以及合理的蛋白质和微量营养素摄入。3岁前过度限制能量会阻碍脑髓鞘形成和认知功能发育,而过快生长可能增加远期肥胖易感性。PWS婴儿和幼儿可参照生长标准,即PWS特异性生长曲线(PWS-specific growth curves),还可进行强化躯体训练和技能训练以帮助改善肌张力和肌力。言语疗法有助于改善吞咽、交流和发音功能。

(2)儿童/青少年与成年人:通过严格限制食物摄入控制肥胖是有效治疗PWS的基础。为了达到和保持健康的体重,能量目标常设定在远低于非PWS儿童的预期水平。低能量饮食时,需要额外补充维生素和矿物质(如钙等)以满足每日所需。应根据患儿的生长发育情况,由专业的儿科医生及营养师综合进行营养方案制定。

一些纠正行为方法可更好地进行饮食管理。必须通过物理屏障(用锁)和密切监督严格管控食物获取途径。患儿的管理需要家庭、学校和医院多学科治疗团队共同沟通配合。偷窃和储藏食物是较为常见的行为,即使患者在其他方面行为良好时也可能发生。对于部分患儿,可应用专门的高度结构化群组家庭环境来管理PWS相关肥胖。药物治疗和减肥手术均证据甚少。

第二节 老 年 肥 胖

随着现代社会的发展,人类平均寿命逐渐延长,很多国家已经步入老龄化社会的行列。由于生活方式和膳食结构的改变,老年肥胖发病率也逐年上升。根据《2014年国民体质监测公报》显示,2014年我国老年人的超重和肥胖率分别为41.6%和13.9%,比2010年分别增长了1.8%和0.9%。对于老年人来说,肥胖的发生不但会增加多种慢性病的风险,还会导致平衡能力下降、跌倒风险增加,出现认知功能损害、生活质量下降,加重家庭和社会负担。

一、老年肥胖的病理生理特点

肥胖会对人体多个器官、系统产生不良影响,是导致老年人多种慢性病患病率增高的危险因素之一。

1. 老年人激素水平变化 随着年龄的增长,老年人的身体功能逐渐减退,而激素水平异常是其中的变化之一。

(1)生长激素:生长激素主要通过刺激肝脏合成胰岛素样生长因子发挥其生理功能,可通过调节机体物质代谢起到促进肝脏、心血管、骨骼肌、中枢神经及生殖系统的蛋白质合成,增加脂肪的降解,促使脂肪组织自腹部向周围分布,促进糖异生,防止饥饿时出现低血糖等。老年人生长激素分泌随年龄增长而逐渐下降,进入老年期常出现骨骼肌含量减少、肌肉力量下降、血脂异常、腹部脂肪增加和骨密度减低等表现。因此,生长激素的相对不足是引起老年肥胖的内在因素之一。

(2)瘦素:瘦素是人体肥胖基因的产物,是主要由脂肪细胞分泌的一种蛋白质。它的生理作用以减少进食,增加活动量从而使脂肪消耗为主。研究认为,人类肥胖者普遍存在瘦素抵抗,这种抵抗可能是导致人类肥胖的主要原因。血清瘦素水平与增龄有关,随增龄而升高的血清瘦素对进食量有一定程度的限制,但却不能使老年人保持年轻时的体型及肌肉、脂肪比例,而是促进了脂肪在腹部及内脏的堆积。研究提示,老年人体内瘦素的某些作用在衰退,可能存在瘦素抵抗。另外,瘦素可以使肌肉质量、肌肉力量和肌肉功能下降。

因此,老年人体内瘦素水平的变化引起身体成分的变化,与腹型肥胖的发生及肌肉减少有关。

(3)胰岛素:胰岛素通过参与体内各种生物反应直接或间接地影响体内几乎所有的组织功能。这些组织负责身体代谢和能量储存,并在胰岛素抵抗、肥胖和2型糖尿病的发生发展中起着重要作用。胰岛素在肌肉和脂肪组织中主要增加血糖吸收,分别促进其转化为糖原和甘油三酯,同时抑制其降解;在肝脏中,它可以抑制糖原异生、糖原分解和酮体生成,促进蛋白质合成。随年龄增长,腹部脂肪逐渐增加,年龄和腹部脂肪量与胰岛 β 细胞功能呈负相关,老年肥胖者大多对胰岛素敏感性下降,腹内脂肪增加是胰岛素抵抗的主要原因。因此,老年肥胖人群更容易发生蛋白质合成减少,血糖、血脂代谢紊乱。

2. **身体成分改变**　人体衰老的过程会伴随着生理和身体成分的变化,主要是肌肉和脂肪组织进行重新分布,老年人群的身体成分倾向于脂肪量增加,肌肉量减少,并有可能发展成肥胖症。

(1)肌肉数量减少:一般来说,人体内肌肉数量和肌力从 30 岁左右开始下降,60 岁以后下降速度会明显加快。随着肌肉数量逐渐减少,基础能量消耗也会下降,这可能与老年期激素变化、体力活动减少、饮食变化等有关。另外,肌肉数量的减少反过来又能加剧脂肪组织的增加,脂肪组织倾向于在腹部积聚。因此,老年人群更容易出现肌肉减少性肥胖。

(2)脂肪含量增加:随着年龄的增长,人体内脂肪含量逐渐增加,在 60~75 岁之间达到高峰;同时,脂肪在体内的分布也发生变化,内脏脂肪和肌肉内脂肪含量增加,皮下脂肪含量下降。脂肪细胞浸润肌肉组织,降低其收缩效率和肌肉力量,这可能会导致老年人身体活动水平的下降。

3. **代谢紊乱**　肥胖不仅是一种独立性的疾病,也是诱发糖尿病、高血压和肿瘤等疾病的危险因素。老年人代谢紊乱的发生发展与其肥胖程度和脂肪堆积的部位密切相关,如 BMI 与心血管疾病的发病风险之间存在"U"形关系,腹部脂肪和肌内脂肪堆积会促进胰岛素抵抗,影响空腹血糖浓度。腹型肥胖和胰岛素抵抗是引起代谢紊乱的重要原因,而代谢紊乱可增加多种疾病的发病风险、致残率及病死率,如心血管疾病、糖尿病、高尿酸血症、慢性肾脏疾病等。

二、老年肥胖管理要点

1. 老年肥胖的诊断

(1)BMI:BMI 仍然是诊断和评估肥胖严重程度最重要的指标。目前多项研究认为,老年人群界定死亡风险的 BMI 值高于成年人,但由于无统一结论,指南中诊断老年肥胖的 BMI 标准仍暂时与成年人相同,即 BMI ≥ 28kg/m² 为肥胖。

(2)腰围:老年人随年龄增加全身脂肪向腹部和内脏集中,考虑到老年人的腹型肥胖特点,腰围是目前公认的衡量脂肪在腹部蓄积程度最简单实用的指标,可将腰围男 ≥ 90cm、女 ≥ 85cm 作为老年肥胖的诊断指标。

(3)体脂肪百分比:体脂百分比与 BMI 相比用来评价肥胖更为精准,尤其是采用不同研究人群的体脂肪百分比超过本研究人群第 60 百位数以上作为肥胖的诊断标准准确度更高。WHO 推荐使用体脂百分比判定肥胖,判断标准为男性 ≥ 25%,女性 ≥ 33%。

(4)人体成分分析:肌肉减少性肥胖的患病率随着年龄的增长而增加,尤其是 80 岁以上的老年人肌肉减少性肥胖的患病率显著增加。可以应用生物电阻分析仪等进行身体成分测定,通过体脂百分比、四肢骨骼肌质量指数等进行判定。根据 2013 年亚洲少肌症工作组提出的四肢骨骼肌质量指数截点来诊断肌少症,男性截点为 7.0kg/m²,女性为 5.7kg/m²。

2. 行为疗法

老年人群要控制体重,一般不宜应用减肥药物,也不能过度减轻体重,因此最基本、最重要的做法就是进行生活方式干预。肥胖老年人通过改变饮食习惯、增加体力活动、减少久坐行为及加强自我监测等方式控制体重和改善心血管代谢危险因素都是有效的。

(1)制定个体化的减重目标:老年人体重过低会增加营养不良和死亡风险,而肥胖又会增加多种慢性病的风险。因此,原则上建议老年人的 BMI 最好不低于 20.0kg/m²,不超过 26.9kg/m²。老年肥胖者的减重目标和策略应根据体脂和健康情况进行个体化判断。对于 65 岁以上的老年人,可以不以月或季为时间单位制定减重目标,而以年为单位制订长远的减重计划,在一年内减去体重的5%~10% 即可。第一阶段目标实现后,再根据实际情况制定第二阶段目标,使体重逐步达到理想范围,改善肥胖相关并发症和躯体功能。

(2)自我监测:对老年肥胖人群进行健康教育,督促其在减重期间进行自我监测,可以提高减重老年人自我管理的积极性和主动性,提高行为疗法的效果。

自我监测的内容包括：每天测量体重，定期测量腰、臀围，进行准确记录，便于前后对比；对每天进食的食物进行称重或定量估计，详细记录餐次、食物内容、重量及进餐时间等，定期请营养师进行评估；避免久坐，坚持运动并对运动方式、运动时间等进行记录。

（3）控制外界刺激：外界环境容易刺激人们额外进食一些食物，例如在看电视、电脑、手机时更容易吃得过多。因此需要帮助肥胖者改变对肥胖和体重控制的观点和知识，建立和强化正确的信念，控制这些外界刺激。

1）减少在外就餐，避免暴饮暴食，减少高糖、高脂、高盐食物；在外就餐时，预先考虑好合适的食物摄入量。

2）整理储藏的食物：清理诱人而不健康的食物，家里储藏低热量、营养均衡的食物；清理多重加工食物和添加剂过多的食品，减少购买零食，选择简单、健康、可以细嚼慢咽的食物；拒绝随意的饮食。

3）寻求他人支持：他人支持是减肥成功的重要组成部分。因此，可以积极寻求家庭成员及朋友的鼓励和支持，做到饮食有节，适量运动，避免久坐。

3. 饮食管理

（1）膳食习惯调查：可采用 24 小时饮食回顾法／食物频度表进行膳食调查，通过问卷对老年肥胖者膳食中的谷薯类、蔬菜、水果、大豆、瘦肉、奶类及制品、烹调油、盐、添加糖、酒精等的摄入量进行调查，获得膳食能量及营养素组成等结果。

（2）饮食管理原则

1）控制总能量，维持机体每日能量摄入与消耗之间的负平衡状态。

2）培养营养均衡的膳食习惯，保证机体的蛋白质需要。

3）减少膳食脂肪总量，限制饱和脂肪酸与反式脂肪酸的摄入。

4）不能单纯减少主食量，注意碳水化合物种类的选择。

5）摄入丰富的维生素、矿物质和膳食纤维。

6）饮食控制和增加活动同时进行，可以促进体内脂肪分解，减少蛋白质丢失、增加蛋白质合成。

7）持之以恒地改变生活方式，坚持足够的时间才能成功。

（3）饮食营养处方制定

1）限制总能量，给予平衡膳食。能量限制要逐渐降低，避免突然降低到最低安全水平以下。建议老年人能量摄入减少 300~500kcal/d，每天能量供给不应少于 1 000kcal，这是可以较长时间坚持的最低安全水平。

2）适量蛋白质。在控制总能量的基础上，最大程度摄入蛋白质有助于维持身体肌肉量。老年肥胖人群蛋白质摄入量占总能量的 15%~20%，或者 1.0~1.5g/kg

体重,优质蛋白质比例最好能达到 50%,可选用牛奶、鱼、鸡、鸡蛋清、瘦肉、大豆制品等。

3)限制膳食脂肪供给量。对老年肥胖者每日脂肪摄入量应控制在总能量的 20%~30% 之间。烹调应选用植物油,如豆油、玉米油、花生油、芝麻油、橄榄油、茶油、米糠油、菜籽油等,有利于降低血中胆固醇和预防动脉粥样硬化;忌用动物脂肪,如猪油、牛油、黄油、肥肉、奶油、巧克力、油炸食品等。限制含胆固醇高的食物,如动物内脏、蛋黄、鱼籽等。

4)适量碳水化合物。碳水化合物饱腹感低,易增加食欲。老年肥胖人群每日的碳水化合物供给量应占总能量的 40%~55% 为宜。碳水化合物的来源以淀粉类复合碳水化合物为主。严格限制简单糖类的摄入,如蔗糖、麦芽糖、果糖、蜜饯、甜点心及甜饮料等。每日膳食纤维的摄入量以 25~30g 为宜,如在饮食中增加全谷类食材、藻胶、果胶等。

5)保证足够的维生素和矿物质。蔬菜、水果富含维生素、矿物质等营养素。蔬菜能量低,有饱腹感,老年肥胖人群可多进食,每日 ≥ 500g,注意蔬菜种类多样化;水果与蔬菜相比糖分含量较高,进食不要过量。

6)限制食盐和嘌呤摄入量。老年肥胖人群常合并高血压病、心脑血管疾病、慢性肾脏疾病等,需限制饮食中的食盐量。每日食盐摄入以 3~5g 为宜。嘌呤可促进食欲及增加肝肾代谢负担,因此应限制高嘌呤食物,如动物肝、肾、心、海鱼、贝类、肉汤等。

7)烹调方法和餐次。饮食宜采用蒸、煮、烧、氽、炖等少油的制作方法,忌用油煎、油炸、油浸等。进食的餐次因人而异,少量多餐、定时定量,每天 3~5 餐均可。

8)戒酒。1ml 纯乙醇可产生 7kcal 左右热量,须严加控制。

9)老年肥胖人群每日食物摄入量建议:谷类 150~250g,蔬菜类 ≥ 500g,水果类 100~200g,畜禽肉类 40~75g,鱼虾类 40~75g,蛋类 25~50g,低脂奶类 300~500g,豆制品 50g,油脂 10~20g。

4. **运动管理** 运动是老年肥胖人群减重不可缺少的措施。合理的运动可减少腹内脂肪,增加肌肉和骨量,降低血压,改善糖耐量和胰岛素敏感性,改善脂代谢,对长期控制体重有积极作用。对老年肥胖者体力活动的安排应根据其体能、年龄、有无基础疾病和兴趣等因素制定个体化的运动方案,进行包括有氧运动、抗阻运动、平衡性及灵活性运动在内的多模式运动以达到需要消耗的能量。

运动方案的实施应该循序渐进,运动量和运动强度逐步递增,最终目标可达到每周有氧运动 150 分钟以上,运动 3~5 天;抗阻运动每周 2~3 次,每次 10~20 分钟;每周进行 2~3 次灵活性和平衡性运动;注意减少静坐时间。

第三节 肥胖患者围孕期体重管理

一、肥胖患者备孕期体重管理

当前超重及肥胖其所带来的健康问题已成为全世界的公共健康问题。《中国居民营养与慢性病状况报告（2015年）》显示，全国18岁及以上成年人超重率为30.1%，肥胖率为11.9%，比2002年分别上升了7.3和4.8个百分点。肥胖不仅引起代谢障碍，对生殖功能也产生重要影响，尤其是腹型肥胖对女性生殖功能的影响更为严重。在所有可能会出现的生殖疾患中，以不孕的发生率最高，其他还包括流产、出生缺陷、妊娠期并发症发生率升高等。相比宫内环境，肥胖对子代的影响更主要是源于卵母细胞。因此，妊娠前后这段时间，可能是母亲生理健康、饮食营养、代谢及生活方式对后代长期健康和成年后疾病风险产生深远影响的关键时期。因此，需特别重视对超重和肥胖孕妇的孕前咨询、宣传教育和管理干预，鼓励其减轻体重。

1. **肥胖与女性生育能力的关系** 1978年，Hippocrates首次提出肥胖影响生育功能。超重和肥胖的女性比正常体重女性受孕率至少分别减少8%和18%。近年来，研究发现脂肪组织其实也是一个内分泌器官，过量脂肪在内脏堆积，分泌瘦素、脂联素、IL-6等因子导致胰岛素抵抗（IR）形成，使机体雄激素分泌过多，皮质醇和肾上腺皮质激素堆积，高雄激素血症罹患率更高。肥胖女性出现的高雄激素、胰岛素抵抗以及其他内分泌紊乱对卵子质量和排卵均有不利影响。一项对2 628例20~40岁女性调查发现，肥胖女性月经周期紊乱的发生率比正常者高3倍，经期普遍超过36天。另外，肥胖程度与性激素结合球蛋白（SHBG）水平呈负相关，肥胖女性卵泡刺激素（FSH）和雌二醇（E2）水平相对较低，影响生殖细胞成熟。胰岛素抵抗和高胰岛素可减少子宫内膜细胞葡萄糖的供应，使子宫内膜蜕膜化形成障碍，子宫内膜容受性下降，干扰胚胎的着床和发育。同正常体重女性相比，肥胖女性自然受孕率或接受辅助生殖技术（ART）治疗后受孕率低，受孕后自然流产率升高。另外，肥胖也是女性多囊卵巢综合征（PCOS）的常见表现。

2. **肥胖对妊娠及子代结局的影响** 妊娠前超重和肥胖增加妊娠期并发症如妊娠糖尿病、子痫前期的发生风险。同时，巨大儿、胎儿生长受限、死胎、胎儿窘迫、孕产期深静脉血栓、HELLP综合征的发生率也随之增加，其中巨大儿是妊娠前超重与肥胖对胎儿和新生儿结局的最主要影响。女性肥胖还可能影响胚胎发育，导致神经管畸形等先天畸形风险增加。研究证实，当母亲孕前体重≥110kg，胎儿神经管畸形发生相对风险增加4倍。此外，妊娠前超重与肥胖还可通过表观遗传学途径对子代的远期结局产生影响,如通过调控 DNA 甲基化,或直接影响母亲和子代的肠道微生物群落,增加子代远期肥胖、心血管疾病、2型糖尿病、代谢综合征等一系列健康问题的发生概率。还有一些研究指出,妊娠前超重和肥胖可影响子代的远期行为和认知,并增加其情感障碍的发生风险。

3. **降低体重对提高生殖能力的影响**　肥胖对于生育的不良影响是可逆的,有研究证实减重 5%~10% 就可以成功减掉 30% 的内脏脂肪,明显改善患者代谢指标。肥胖女性在其体重减轻后体内循环中 SHBG 浓度明显增加,机体胰岛素的敏感性增加,体内睾酮和雄烯二酮浓度降低,上述改变则可使月经趋于正常,有利于排卵、提高受孕概率。肥胖女性较小的减重幅度就可以促进自然受孕及经过生殖治疗受孕的机会,而且生殖治疗前的减重能够减低自然流产的发生。推荐在 6 个月内完成减重,值得注意的是,有研究认为,减重对年龄大的不孕女性,特别是年龄 >36 岁女性,其妊娠率改善可能随着年龄的升高而显著降低,故对于年龄大的女性来说,应综合考虑减重时间和卵巢储备功能,权衡利弊。

4. **超重和肥胖孕妇的备孕期管理**　妊娠前超重和肥胖不仅增加围孕期母儿的患病率,更会影响其远期健康甚至隔代健康,必须积极寻求对超重和肥胖孕妇的正确临床管理和干预方式,以有效减少不良妊娠结局和远期慢性病的发生。近期的证据提示,妊娠期改变女性生活方式的成效很低,尤其是妊娠前的超重和肥胖在妊娠期很难被纠正。因此,对超重和肥胖女性的干预管理应尽早开始。

(1)孕前咨询及宣教:所有肥胖女性应有计划地妊娠,并在计划妊娠前进行产前咨询。对于她们来讲成功妊娠更加艰辛,必须针对生活方式进行健康教育,对饮食和运动进行管理,使其明确合理体重目标,进行有效减重,尽量将 BMI 维持在正常范围内。

1)评估身体健康状态:需评估肥胖女性不孕或妊娠后风险,包括详细询问患者月经情况(初潮时间、月经周期、月经量等),饮食和生活习惯,有无合并糖尿病、高血压病、代谢综合征等代谢疾病,有无高雄激素血症临床表现(多毛、痤疮等),既往有无不孕史及不良妊娠史,是否有肥胖、糖尿病、高血压病、冠心病家族史以及女性亲属是否存在月经异常、不良生育史和妇科肿瘤病史。完善实验室检查及体格检查,测定身高、体重、腰围、臀围、血压,重点关注血脂、血糖及胰岛素(必要时行口服葡萄糖耐量试验)、性激素测定、妇科超声,筛查有无心血管疾病、糖尿病、PCOS 及其他代谢性疾病等高危疾病,如有异常,需至相关科室就诊。在生活方式干预的过程中要进行持续地评估和监测。

2)心理及行为干预:肥胖女性可能由于激素紊乱、体型改变、受孕困难等多方面的原因,其备孕期焦虑、抑郁等负面情绪和心理负担增加,应评估这些患者的心理状态,发现问题后及时干预。引导其正确认识肥胖与妊娠和子代健康的相关问题,告知孕前合理控制体重将有效地降低妊娠不良结局,并有利于远期健康,使之主动减重。在临床医生、心理医生、营养师、护士等团队的指导和监督下,逐步改善不良生活习惯和心理状态,学习控制能量摄入和进餐过程的技巧,同时鼓励采取有效减轻并维持体重的行为措施例如饮食日记等,帮助其提高行为依从性。

(2)调整生活方式,优化体重管理

1)医学营养治疗:对于肥胖女性,合理安排饮食,控制总能量摄入及调整饮食结构是关键。为减轻体重,每天须达到 30% 或 500~750kcal 的能量负平衡,具体数值应灵活而个体化。饮食建议包括减少高能量、高脂肪的食物摄入,包括限制烹调油、坚果,以不饱和脂肪酸代替饱和脂肪酸,同时要摄入丰富的维生素、矿物质及饮食纤维,尽量减少烟、酒等可能有生殖毒性的饮食,避免暴饮暴食、夜间加餐等不良饮食习惯。适当地使用一些特定配方的代餐食品在减重饮食控制中有良好效果,代餐食品的营养成分稳定,可以按照治疗需求改变营养成分数量和种类配比,使用方便。根据患者肥胖程度、身体健康和代谢情况、生活方式等,可以个体化地选择限能量平衡膳食(CRD)、低能量膳食(LCD)、高蛋白质膳食(HPD)、轻断食模式(也称间歇式断食模式)等进行营养治疗。轻度限食对生殖轴没有影响,重度限食和禁食会抑制生殖功能,极低能量膳食(VLCD)一般仅限于少数患者的短时间治疗,不适合于备孕期妇女。另外,近年来兴起的生酮饮食模式在糖尿病、心血管病、肥胖等慢性病中也有少量应用,但是对于肥胖女性生殖功能的改善研究较少,尚在探索阶段。

2)体力活动:除了增加能量消耗和减少脂肪之外,运动还可减少腹内脂肪,增加瘦组织(包括肌肉和骨组织)的量,改善糖耐量和胰岛素敏感性,改善脂代谢,对减肥的影响取决于运动方式、强度、时间、频率和总量。每天安排体力活动的量和时间应按减重目标计算,对于需要消耗的能量,推荐采用增加体力活动量和控制饮食相结合的方法,其中 50%(40%~60%)应该由增加体力活动能量消耗来解决,其他 50% 可由减少饮食总能量和减少脂肪摄入来达到。具体运动建议如下:①每周至少完成 150 分钟的有氧运动(如快走、慢跑、健身操、游泳等),其中 90 分钟为中高强度运动,每周 3~5 次训练;②减少久坐的行为;③个体化方案需根据个人意愿和考虑到个人体力限度。

(3)药物及手术减重:奥利司他作用于胃肠道,可使膳食脂肪吸收减少 33%,未吸收的和胆固醇随大便排出,从而达到减重目的。联合生活方式调整和奥利司他(120mg,每日 3 次)3~6 个月可改善肥胖者脂、糖代谢,降低其心血管疾病风险。肥胖患者在生活方式干预效果不佳时,应尽早药物治疗,对于体重下降幅度小于原体重的 5% 者,可联用奥利司他。兼有减重作用的降糖药物二甲双胍,对伴糖耐量异常、胰岛素抵抗、PCOS 患者有较为明确的积极作用,推荐使用。

目前国内常用剂量为 500~850mg, 3 次 / 天, 体重下降幅度应达到原体重的至少 5%, 备孕患者建议使用至确定妊娠。用药过程中需定期监测肝肾功能及注意有无药物不良反应。

生活方式及药物干预减重失败且 BMI ≥ 40kg/m² 或 BMI ≥ 35kg/m² 伴有高风险肥胖相关病症(如高血压或 2 型糖尿病)的患者应考虑手术减重。Milone 等对于不孕妇女减重后成功怀孕的 Meta 分析发现, 代谢减重手术使不孕的女性成功怀孕的概率提高至 58%, 这为将代谢减重手术作为不孕肥胖妇女的临床治疗手段提供了合理性, 对术后妊娠期高血压、子痫前期、妊娠糖尿病、剖宫产率的影响还存有争议。代谢减重手术提高女性生育能力的机制至今不明, 但目前研究更偏向于代谢减重手术后显著改善肥胖女性代谢紊乱从而使相关激素正常分泌的观点。目前全球使用最多的代谢减重术式为: Roux-en-Y 胃旁路术(Roux-en-Y gastric bypass, RYGB)、袖状胃切除术(sleeve gastrectomy, SG)、可调节胃束带术(adjustable gastric banding, AGB)。有研究认为 RYGB 和 AGB 代谢减重术后患者的生育结果基本相同, 孕妇和新生儿并发症发生率在不同术式后无差别。考虑到术后 1 年内患者体重迅速降低, 且术后摄入少, 吸收差, 易导致微量营养素如铁、钙、叶酸、维生素 B₁₂、维生素 B₁ 以及脂溶性维生素(维生素 A、维生素 D、维生素 E、维生素 K)的缺乏, 建议手术 1~2 年后达到适宜体重以及营养素达到平衡再怀孕。

二、肥胖患者孕期体重管理

1. **肥胖患者孕期的危险性** 2016 年, 柳叶刀发表全球成年人体重调查报告, 调查发现中国超越美国, 成为全球肥胖人口最多的国家。其中女性肥胖人数 4 640 万人。国家统计局和原国家卫生计生委的数据显示, 中国人的超重率和肥胖率均不断上升。从 1992 年到 2015 年, 超重率从 13% 上升到 30%, 肥胖率从 3% 上升到 12%。我国 1 项全国性的横断面调查发现, 1993—2009 年, 我国成年女性超重和肥胖的发生率分别从 10.7%、5.0% 上升至 14.4%、10.1%。大多数妊娠过程对母亲或胎儿都没有太大的风险, 而大约 10% 的妊娠可被认定为高危妊娠, 即母体在妊娠前或在妊娠过程中存在并发症或出于某种状态, 可将母亲或胎儿置于不良结局的风险中, 其中就包括母亲肥胖, 尤其是母亲 BMI 大于 30kg/m² 时。

超重与肥胖的女性对母婴都有不良影响。从胎儿来说, 超重和肥胖孕妇的子代, 容易出现宫内窘迫、先天畸形、巨大儿、新生儿低血糖、围生儿死亡, 并且远期发生慢性病, 如心血管疾病、代谢综合征、2 型糖尿病等的风险明显增加; 从母亲来说, 患妊娠糖尿病、妊娠诱发的高血压的风险以及剖宫产手术的风险也会增加。并且, 还影响产后母亲的健康, 产后继续肥胖及患 2 型糖尿病的风险也随之升高。

2. 肥胖患者孕期需要适宜的体重增长速度　孕前不同体重基数的孕妇，妊娠期适宜增重的数值不同，目前还是采用国内外普遍公认的推荐标准。对于 BMI 在 25~29.9kg/m² 的孕妇，孕早期体重增加 0.5~2kg，孕中晚期增加 0.23~0.32kg/ 周，整个孕期体重增加 6.8~11.4kg。而 BMI ≥ 30kg/m²，孕早期体重增加 0.5~2kg，孕中晚期增加 0.18~0.27kg/ 周，整个孕期体重增加 5.1~9.1kg。

对肥胖女性来说，孕期适宜的体重增长速度至关重要，过高或过低的体重增长都会带来不良的妊娠结局。有研究发现，50%~60% 的妊娠前超重和肥胖孕妇妊娠期体质量增加超过 IOM 的推荐标准，但需要注意的是，若超重和肥胖孕妇妊娠期体质量增加不足，也会引起小于胎龄儿和低出生体重儿的发生。美国一项涉及 113 019 例新生儿的出生研究中，肥胖孕妇过低的体重增加（<0.12kg/周）增加了 20~31 周的早产风险，但是与 32~36 周的早产风险无关。与此同时体重过度增加（>0.79kg/ 周），所有孕妇早产的风险增加。IOM 建议在考虑肥胖女性孕期增重的幅度时需考虑到肥胖孕妇过于严格的增重措施可能造成能量限制和酮症的结果，进而可能会给胎儿带来不利影响；另外需考虑到随着妊娠基础代谢增加，肥胖孕妇的能量消耗也会增加。因此，在积极控制超重和肥胖孕妇妊娠期体质量增加的同时，应避免其妊娠期体质量增加不足或体质量减轻。

3. 肥胖患者孕期的体重管理

（1）肥胖患者孕期的体重管理模式：肥胖患者孕期体重管理模式应涉及关于个性化的增重建议、营养咨询、运动及生活习惯改变等几个方面。有调查显示只有 1/3 的女性获得过相关的建议，且未接受过建议的女性相对于持续接受建议的女性孕期增重往往超过 IOM 的推荐量。肥胖患者由于其体重管理的特殊要求，需产科医生、营养师、孕妇自身及其家庭成员共同参与，尤其是饮食营养的咨询，应贯穿在肥胖患者的整个孕期。

（2）肥胖患者孕期的体重监测：肥胖患者需要更加密切的监测体重，从孕中期开始，应每周至少测量 1 次体重，固定一个时间，固定一个体重秤，最好自行记录体重的变化。理想状态下，孕晚期最好每天都对体重进行一次测量。

（3）肥胖患者孕期的能量摄入：孕期体重增加多是源自孕期激素水平的变化，与能量摄入关系不明显。因此应根据肥胖孕妇的身高、体重、妊娠年龄、活动水平等因素制定个体化的能量摄入建议，并在随后的随访中，根据体重增长的速度和饮食摄入的情况再做出适当的调整。

（4）肥胖患者的孕期饮食及运动建议

1）保持营养素全面均衡的摄入；食物种类包括谷薯类、蔬菜类、水果类、畜禽类、水产品、蛋类、奶类、大豆及坚果类；

2）避免过多的糖分摄入，尤其是添加糖，比如含糖的饮料、面包、饼干、甜品等；

3）避免过多的油脂摄入，多采用煮、蒸的烹饪方式，减少动物肥肉、内脏的摄入，减少喝肉汤的频率，严格控制坚果的摄入量；

4）控制每天水果的摄入量 200~350g，多选择含糖量少的水果，比如草莓、杨梅、桃等，少选择含糖量高的水果比如枣、香蕉、红果、雪梨、桂圆、荔枝等；

5）主食中加入部分膳食纤维含量高的粗杂粮和薯类；

6）若饥饿感比较明显，可以增加叶菜和瓜类蔬菜的摄入量，增加饱腹感；

7）可将全脂奶换成低脂或脱脂奶；

8）适当增加奶、鱼、禽、蛋、瘦肉的摄入，若体重增长过快，可以多选择鱼类，少选择畜禽类的食物。

9）若没有其他产科的禁忌，孕中、晚期应每天进行适当的中等强度的活动，比如快走、游泳、打球、孕妇瑜伽等，要根据自身的身体情况和孕前的运动习惯，结合孕妇的主观感受选择适合的活动类型，量力而行，循序渐进。

三、产后体重滞留的预防和管理

1. 产后体重滞留定义和危害 超重和肥胖是非传染性疾病的危险因素，如高脂血症、心血管疾病、糖尿病、动脉粥样硬化和一些癌症。近年来，全世界所有年龄段的超重和肥胖症发病率都在增加，特别是育龄妇女。生育是女性体重增加的生物学和自然原因之一。对于大多数女性来说，在生育期间体重会大幅增加，这会极大地改变她们未来的体重增加轨迹。2002 年的全国营养与健康调查报告显示，中国 18~44 岁女性的超重和肥胖比例高于其他年龄组。

产后体重滞留（postpartum weight retention，PPWR）指产后体重与孕前体重之间的差值。出于哺乳婴儿的需要，产妇一定时间内一定量的体重滞留是合理的，有文献认为产后与孕前体重差值大于 1.5kg 为产后体重滞留。严重体重滞留被定义为分娩后 6 个月和一年后，比妊娠前体重增加 5kg 或更多。流行病学证据表明，产后体重滞留可导致产妇肥胖的发生。与生命中其他时期的体重增加相比，产后过多的体重滞留似乎危害更大，因为这个时期的脂肪堆积以中心脂肪沉积为主，而这与胰岛素抵抗和心血管疾病风险增加密切相关。因此，预防产后体重滞留过多至关重要。

育龄妇女在分娩后的第一年最容易出现体重增加和体重滞留。尽管许多妇女在分娩后试图恢复怀孕前的体重，但大约 75% 的妇女在产后 1 年未恢复到怀孕前的体重，其中许多最终变得肥胖和超重。研究数据表明，产后 6 个月滞留的平均体重为 1.56~4.1kg，产后第一年滞留的平均体重为 0.5~1kg。产后 6~12 个月体重滞留大于 5kg 的妇女比例达到了 14%~25%。对于许多女性而言，怀孕后达到健康的体重可能会很困难。需要提前进行预防及运用外界的力量进行干预。

2. 产后体重滞留的危险因素 各种生理、社会文化、医学和行为因素都与产后体重滞留有关。其中最突出的是妊娠期体重过度增加。产后体重滞留还可能与饮食摄入过多、吸烟状态、孕前体重超重、初产、产后 6 个月睡眠质量差、社会经济状况差、社会支持减少、孕产妇教育水平低、年龄较大、多胎、母乳喂养水平低以及怀孕和产后身体活动减少相关。还有研究表明,妊娠期和产后早期(长达 6 个月)的抑郁、压力和焦虑症状与产后体重滞留相关。

3. 产后体重滞留的预防

(1)孕前体重控制:如果孕前体重属于超重,那么产后体重滞留的概率会增加 3.2 倍,而孕前肥胖的人在产后一年内体重滞留的风险则会增加 3.8 倍。怀孕期间增重超过推荐量的女性比她们孕前体重重 20 磅(约 9kg)的可能性更大。以超重或肥胖的 BMI 开始妊娠的妇女产后体重滞留风险更大。为了更好地预防产后体重滞留,以及降低其他代谢并发症的发生,将体重降至正常范围再进行备孕是更加明智的做法。

(2)孕期体重增长控制:妊娠体重过度增加(GWG)是一个日益受到公众关注的健康问题,因为它可能导致妊娠和产科并发症、产妇产后体重滞留和儿童肥胖。2009 年,美国医学研究所(IOM)出版了修订的孕期增重指南。多数研究发现,妊娠期体重增长是导致产后体重滞留的主要原因。怀孕期间体重在推荐重量范围内增加的女性,体重滞留的幅度较小,并且更有可能恢复到怀孕前的基线水平。即使怀孕前体重正常的妇女,怀孕期间体重增加过多,在产后体重比孕前体重增加 9kg 以上的可能性也显著增加。

一项针对中国孕妇的研究显示,孕期体重增加是与初始体重保持水平和产后体重滞留变化率相关的唯一因素,提示控制孕期体重增加是降低产后体重滞留的关键。该研究发现,与妊娠早期体重增长相比,妊娠晚期的体重增长对产后体重滞留基线值和变化率的贡献更大。怀孕中期和晚期体重增加较多的妇女在产后 6 周和 3 个月时体重仍较重。提示针对妊娠中期增重过多的妇女定制妊娠后期的产前护理和营养咨询,可能会防止出现更大产后体重滞留。

4. 产后体重滞留的干预

(1)母乳喂养:母乳喂养的好处对母亲和婴儿来说都是众所周知的。母乳喂养的妇女产后出血量减少,子宫退化更快,产后抑郁症也较少。一项荟萃分析表明,纯母乳喂养和混合母乳喂养与产后体重滞留呈负相关。特别是 6~12 个月的母乳喂养,和奶瓶喂养相比,可以显著降低产后体重滞留。此外,研究结果表明,母乳喂养可能对 30 岁以下、初产妇或孕前 BMI 正常的哺乳期妇女更有效。McClure 等人的研究发现,每个孩子出生后哺乳时间不到 3 个月的母亲在产后 7

年的内脏脂肪储备量明显更高。

母乳喂养对于减轻产后体重滞留的原因考虑可能主要有以下两点：第一，哺乳是一个能量需求很高的过程，因此，母乳喂养的母亲每天要消耗高达500kcal的热量来生产乳汁。哺乳可能有助于调动怀孕期间积累的脂肪，从而导致体重减轻。此外，激素水平的变化可能解释了母乳喂养对产后体重滞留的影响。分娩后，降低孕酮水平和婴儿哺乳可以促进催乳素的释放，从而降低雌激素水平，增强脂肪组织储备的动员。此外，由于催乳素可以抑制脂肪组织中的葡萄糖摄取和脂肪生成，因此在哺乳期，波动的荷尔蒙可能会逆转妊娠脂肪的沉积。

值得注意的是，母乳喂养6~12个月对产后体重滞留的影响最大，而母乳喂养小于3个月对产后体重滞留的影响不明显。脂肪动员在泌乳早期是生理性和渐进性的。因此，短期的母乳喂养可能不能有效地减轻育龄妇女的体重。因此，对鼓励孕妇进行母乳喂养，特别是提倡超过3个月的母乳喂养，有助于减少妇女产后体重滞留的概率。

(2)生活方式干预：哺乳期是营养需求的关键时期。营养需求的增加不仅是为了支持婴儿的生长发育，也是为了促进产妇产后恢复。在这一关键时期摄取营养可能对母亲的体重有重要影响。在这一时期进行能量限制，特别是哺乳的妇女进行能量限制可能不如改变饮食模式或谨慎地进行食物选择更为合理。

一项在中国的包括305名哺乳期妇女的研究，采用连续3天24小时回忆法收集饮食信息。通过主成分分析，探讨其主要膳食结构。采用一般线性回归模型评估产后体重滞留与饮食模式之间的关系。分析结果提示，中国中南部地区哺乳期妇女有两种饮食模式。第一种饮食模式的哺乳期妇女主要吃红肉、粗粮和新鲜蔬菜(多叶)。第二种饮食模式哺乳期妇女主要吃大量新鲜蔬菜(无叶)、豆浆以及菌类和藻类。其中第二种饮食模式与产后体重滞留呈负相关。

有研究表明，摄入较多的反式脂肪会增加体重滞留的风险。摄入反式脂肪与血胆固醇状况恶化和冠心病风险有关，但最近的研究表明，在未怀孕的成年人中，反式脂肪的摄入也与体重、体重增加和腰围增加有关，这可能是通过增加全身炎症来实现的。

缺乏活动是体重增加和与肥胖相关疾病(如2型糖尿病)风险的独立决定因素。很多研究中，体育活动已经被证明可以促进产后体重减轻。Olson的研究显示，与0~6个月相比，产后6~12个月进食较少的妇女，以及经常锻炼的妇女，在1年里体重滞留大于4.55kg的可能性更小。一项针对超重的产后妇女进行的小规模干预试验提示，产后期间，许多妇女可以在日常生活中步行(例如，推着婴儿车)，步行在降低疾病风险方面是有效的。

对于饮食和运动的干预，最大的问题在于建立依从性，目前一些研究探索了使用应用程序或者在线平台提供个性化的减肥和饮食管理的建议。在这些研究中,参与者分别收到个性化的饮食处方、通过内部拜访电话得到个性化的反馈,以及通过手机短信得到个性化的正强化信息。新技术提出了一种在产后量身定制生活方式建议的新颖方法。既往的研究表明,个性化干预更可能与疗效相关。建议在产后期间采取一种灵活的、持续接触的干预方法,因为它可以促进更广泛地参与和坚持地干预。

第四节　肥胖合并常见慢性病的医学减重治疗

一、肥胖合并代谢综合征

1. **代谢综合征**(metabolic syndrome,MS)**概述**　肥胖,尤其是腹型肥胖,与机体抵抗胰岛素对外周葡萄糖和脂肪酸的利用相关,常导致 2 型糖尿病。胰岛素抵抗及相关的高胰岛素血症和高血糖以及脂肪细胞因子还可能引起血管内皮功能障碍、血脂谱异常、高血压和血管炎症,所有这些均会促进动脉粥样硬化性心血管疾病(cardiovascular disease,CVD)的发生。2 型糖尿病和 CVD 的代谢危险因素(腹型肥胖、高血糖、血脂异常和高血压)同时出现,则提示存在 MS。MS 有若干种诊断标准,常用的成年人 MS 诊断标准见表 10-1。

表 10-1　常用的成年人 MS 诊断标准

WHO(1998 年)

1. 基本条件　空腹血糖受损,或糖耐量异常,或糖尿病,或胰岛素抵抗(正常血糖高胰岛素钳夹试验位于全人群下四分位)

2. 包含以下 2 项及以上:

　Ⅰ. 血压 >140/90mmHg

　Ⅱ. TG ≥ 1.7mmol/L,或 HDL-c 水平降低:男性 HDL-c<0.9mmol/L,女性 HDL-c<1.0mmol/L

　Ⅲ. 中心型肥胖,腰臀比男性 >0.90,女性 >0.85 或 BMI>30kg/m^2

　Ⅳ. 尿微量白蛋白 >20µg/min

美国国家胆固醇教育计划成年人治疗组第三次报告(NCEP-ATP Ⅲ)(2001 年)

包含下列 3 项及以上:

　Ⅰ. 腰围:男性 >102cm,女性 >88cm(人种特异)

　Ⅱ. TG ≥ 1.7mmol/L,或已接受治疗

　Ⅲ. HDL-c 降低:男性 <1.04mmol/L,女性 <1.3mmol/L,或已接受治疗

　　血压 ≥ 130/85mmHg,或已接受治疗

　　FPG ≥ 5.6mmol/L,或已接受治疗

国际糖尿病联盟（IDF）（2005 年）

1. 中心型肥胖（必要条件），腰围：

   中国人：男性 ≥ 85cm，女性 ≥ 80cm

   欧洲裔人：男性 ≥ 94cm，女性 ≥ 80cm

   南亚人：男性 ≥ 90cm，女性 ≥ 80cm

2. 包含下列 2 项及以上：

   Ⅰ. TG ≥ 1.7mmol/L，或已接受治疗

   Ⅱ. HDL-c 降低：男性 <1.04mmol/L，女性 <1.3mmol/L，或已接受治疗

   Ⅲ. 血压 ≥ 130/85mmHg，或已诊断高血压接受治疗

   Ⅳ. FPG ≥ 5.6mmol/L，或 2 型糖尿病

中华医学会糖尿病学分会（CDS）（2004 年）

包含下列 3 项及以上：

Ⅰ. 超重或肥胖：BMI ≥ 25kg/m^2

Ⅱ. FPG ≥ 6.1mmol/L，或 2hPG ≥ 7.8mmol/L，或已诊断为糖尿病接受治疗

Ⅲ. SBP/DBP ≥ 140/90mmHg 或已诊断为高血压

Ⅳ. TG ≥ 1.7mmol/L，HDL-c 降低：男性 <0.9mmol/L，女性 <1.0mmol/L

注：BMI：体质指数；FPG：空腹血糖；2hPG：餐后 2 小时血糖；SBP：收缩压；DBP：舒张压。

资料来源：付俊玲,肖新华. 代谢综合征的定义和流行病学［J］. 临床内科杂志,2018,35（1）:5-8.

按照 ATP Ⅲ 的 MS 标准，根据美国国家健康与营养调查研究（National Health and Nutrition Examination Survey，NHANES）中的数据，MS 患病率 34.5%，NHANES Ⅲ（1988—1994 年）数据库中有 22% 的参与者符合标准。体重增加是 MS 的一个主要危险因素。在 NHANES Ⅲ 中，5% 的正常体重人群、22% 的超重人群和 60% 的肥胖人群存在 MS。Framingham 心脏研究中，体重在 16 年间增加 2.25kg 或更多者，发生 MS 的风险增加 21%~45%。仅通过腰围这一指标就可识别出多达 46% 的个体将在 5 年内发生 MS。年轻成人冠状动脉风险发展（Coronary Artery Risk Development in Young Adults，CARDIA）研究中纳入 5 115 例年轻成人（18~30 岁），不论基线 BMI 多少，与研究期间 BMI 保持稳定的年轻成人相比，15 年间 BMI 增加与 MS 组分的不良进展相关。

除了年龄、人种和体重，NHANES 中与 MS 风险增加相关的其他因素还包括：绝经后状态、吸烟、家庭收入低、高碳水化合物膳食、不饮酒和锻炼不足。Framingham 心脏研究发现，软饮料和含糖饮料的摄入也与发生不良的代谢特征和 MS 的风险增加相关。

MS 是将来发生 2 型糖尿病和 / 或 CVD 的重要危险因素。因此，诊断 MS 的关键临床意义是识别需要积极改变生活方式的患者，对于确定 MS 的患者，需

要进行积极的生活方式干预(减轻体重和体育锻炼),以降低发生2型糖尿病和CVD的风险。

2. 代谢综合征的医学减重治疗　强调减轻体重和增加体育锻炼的积极生活方式改变是MS的一线治疗方法。如果在最初6个月体重减轻低于5%,则应尝试药物治疗,必要时手术治疗。

(1)生活方式干预

1)膳食

①总能量:大部分MS患者均超重,减轻体重可以提高胰岛素敏感性。减重必须通过膳食和锻炼致能量负平衡。代谢研究显示,所有成年人在热量摄入<1 000kcal/d时体重都会减轻。因此,即使担忧自己对减轻体重存在"代谢性抵抗"的个体,如能依从800~1 200kcal/d的膳食,体重也会减轻。更严格的能量控制可能会使体重减轻得更快,但研究发现,400kcal/d和800kcal/d膳食配方的减重效果无差异,可能是因为前者减慢了静息代谢率。因此,推荐膳食摄入量>800kcal/d。

②膳食模式:许多类型的膳食模式可使体重轻微减轻,有益于MS治疗。

地中海饮食可能有益。一项研究将地中海饮食(多水果、蔬菜、坚果、全谷类和橄榄油)与低脂谨慎饮食(prudent diet)进行了比较,结果地中海饮食组的受试者体重减轻更多、血压更低、血脂谱及胰岛素抵抗改善更明显、炎症和内皮功能障碍标志物水平更低。与强调选择健康食物的减重饮食相比较,终止高血压膳食疗法(dietary approaches to stop hypertension,DASH)饮食(每日钠摄入量限定为2 400mg以内,奶制品摄入量高于地中海饮食)更好地改善了甘油三酯、舒张压和空腹血糖,即使在校正了体重减轻这一变量后仍是如此。低血糖指数食物有可能改善血糖和血脂异常。低血糖指数/低血糖负荷、以全谷类和果蔬替代精制谷类并且无高糖饮料的饮食对MS患者可能尤为有益。

但不论采取何种类型的膳食,患者依从性都是体重减轻的重要预测指标。因此,建议根据每个患者的偏好,将膳食能量摄入低于机体消耗量,而不是重点关注膳食的宏量营养素组成。增加膳食咨询可能有助于减轻体重,尤其是在第1年。

2)锻炼:锻炼不仅有利于减轻体重,还可能更有选择性地消除腹部脂肪。目前的体育锻炼指南推荐使用可行的、规律的以及适度的锻炼方案。建议每日进行不少于30分钟中等强度的体育锻炼(例如健步走)。增加体育锻炼水平似乎可进一步提高其有益作用。

3)持续监测及支持:在生活方式干预过程中,医生针对患者的持续监测至关重要。医生、营养师和行为治疗师应定期回访,以评估治疗中的困难,讨论下一步措施和鼓励患者。应鼓励终身改进并延续有益健康的行为。

（2）药物减重：首先要明确药物治疗并不能治愈肥胖。药物治疗一旦达到最大治疗效果，体重减轻就会停止。如果中断药物治疗，预计体重将会增加。其次，由于体重减轻引起能量消耗改变和食欲相关激素发生改变（倾向于恢复体重），故药物难以达到和维持体重减轻。药物治疗应该是在生活方式干预基础上进行。

目前我国批准应用的减肥药物是奥利司他，可通过抑制胰脂肪酶而改变脂肪消化。因此，脂肪未能完全水解，粪便中脂肪排泄增加。对于摄入膳食中含30%脂肪的个体，奥利司他可引起粪便中脂肪排泄，并出现剂量依赖性增加，可抑制吸收25%~30%以脂肪形式摄入的能量。奥利司他治疗的主要副作用为胃肠道反应，包括肠鸣音异常、肠痉挛、肠胃胀气、大便失禁、排出油斑以及肠胃胀气伴排便或排出黏液。而且，奥利司他治疗可能降低脂溶性维生素（A、D、E、K）和β-胡萝卜素水平，其中最常受影响的是维生素D。鉴于奥利司他可能降低人体对脂溶性维生素的吸收，通常建议患者睡前服用多种维生素。

对 MS 伴 2 型糖尿病需要降糖药物治疗时，倾向于采取以体重为中心的方法治疗 2 型糖尿病，并尽量尝试选择可降低体重（而非增加体重）的药物。常用降糖药物对血糖、体重及内脏脂肪的影响见表 10-2。

表 10-2　常用降糖药物对血糖、体重及内脏脂肪的作用

分类	HbA1c	体重	内脏脂肪
胰岛素	↓↓↓	↑↑	–
噻唑烷二酮类	↓	↑	↓
磺脲类药物	↓↓	↑	–
格列奈类药物	↓↓	↑	– 或 ↓
GLP-1 受体激动剂	↓↓	↓↓	↓↓
二甲双胍	↓↓	↓	–
α- 糖苷酶抑制剂	↓	↔ 或 ↓	↓
DPP-4 抑制剂	↓	↔	↔
SGLT-2 抑制剂	↓	↓	↓

注：↓：降低；↑：增加；↔：中性；–：不明确。

资料来源：中华医学会，内分泌学分会. 中国 2 型糖尿病合并肥胖综合管理专家共识. 中华内分泌代谢杂志，2016，32（8），623-627.

二甲双胍可以通过减少肝脏葡萄糖的输出和改善外周胰岛素抵抗降低血糖，被多个国家的糖尿病诊治指南推荐为 2 型糖尿病治疗一线用药。该药可降低 HbA1c 1.0%~1.5%，减轻体重约 1.1kg。二甲双胍亦是治疗糖尿病前期的重

要药物。其起效最小剂量 500mg/d,最佳有效剂量 2 000mg/d,成人最大推荐剂量 2 550mg/d,疗效呈现剂量依赖效应。二甲双胍最常见的是引起胃肠道反应,多出现在治疗的早期(绝大多数发生于前 10 周),多数患者随着治疗时间的延长,可逐渐耐受或症状消失。

胰高血糖素样肽 -1(glucagon-like polypeptide-1,GLP-1)受体激动剂常有减轻体重的作用。利拉鲁肽(3.0mg/d)在美国、加拿大、欧盟已经被正式批准作为减肥药。利拉鲁肽在美国和欧洲以 3mg/d 剂量(高于国内糖尿病的治疗剂量)治疗 BMI $\geqslant$ 30kg/m^2 的成年人或 BMI $\geqslant$ 27kg/m^2 且有至少一种体重相关病况(如,高血压、2 型糖尿病和血脂异常)的成年人。该药胃肠道副作用常见,包括恶心和呕吐。其他副作用包括腹泻、低血糖和厌食。严重但不太常见的副作用包括胰腺炎、胆囊疾病、肾损害。利拉鲁肽的给药方式为腹部、大腿或上臂皮下给药。初始剂量为 0.6mg,一日 1 次,持续 1 周。可以每周增加剂量(1.2mg、1.8mg、2.4mg)以达到推荐剂量 3mg。但很少有数据表明该药维持体重减轻的长期(>3 年)益处。

(3)手术减重:一系列临床研究证实,减重手术(也称代谢手术)治疗不仅有效控制血糖,而且能够有效控制体重,显著改善大部分患者并存的代谢紊乱。现今,减重手术已被写入美国糖尿病学会(American Diabetes Association,ADA)、国际糖尿病联盟(International Diabetes Federation,IDF)、中华医学会内分泌学分会等发布的糖尿病治疗指南和专家共识中。

对于 MS 的减重手术适应证目前无指南或专家共识推荐,建议参照《中国 2 型糖尿病合并肥胖综合管理专家共识》提出的手术适应证:①年龄在 18~60 岁,一般状况较好,手术风险较低,经生活方式干预和各种药物治疗难以控制的 2 型糖尿病患者(HbA1C>7.0%)。②根据患者的 BMI 和临床情况来判断是否行手术治疗:A 积极手术:BMI $\geqslant$ 32kg/m^2,无论是否存在其他合并症(阻塞性睡眠呼吸暂停综合征、非酒精性脂肪性肝炎、高尿酸血症、多囊卵巢综合征、肾功能异常等);B 慎重手术:BMI 28~32kg/m^2,至少符合额外的 2 个 MS 组分,或存在合并症;C 暂不推荐:BMI 25~28kg/m^2,如果患者合并腹型肥胖(男性腰围 $\geqslant$ 90cm,女性腰围 $\geqslant$ 85cm),且至少符合额外的 2 个 MS 组分,可酌情提高手术推荐等级。

二、非酒精性脂肪性肝病

1. **非酒精性脂肪性肝病概述**　脂肪性肝病(fatty liver disease,FLD)现已取代慢性乙型肝炎成为我国最常见慢性肝病,对人民健康和社会发展构成严重危害。其中非酒精性脂肪性肝病(nonalcoholic fatty liver disease,NAFLD)是全球最常见的慢性肝病。NAFLD 是指无其他原因(如,大量饮酒)导致继发性肝脂肪沉积时,存在肝脂肪变。NAFLD 可能进展为肝硬化,且可能是隐源性肝硬化的一个重要原因。同时,NAFLD 患者常伴有代谢综合征的一个或多个组成成分:肥胖、高血压、血脂异常以及胰岛素抵抗或糖尿病;NAFLD 还可能与心血管疾病独立相关。

NAFLD 细分为非酒精性脂肪肝(nonalcoholic fatty liver,NAFL)和非酒精性脂肪性肝炎(nonalcoholic steatohepatitis,NASH)。NAFL 是指无明显炎症证据的肝脂肪变;而 NASH 是肝脂肪变伴有肝脏炎症。详细的 NAFLD 相关定义见表 10-3。

表 10-3　非酒精性脂肪肝病的相关定义

术语	工作定义
非酒精性脂肪性肝病（NAFLD）	肝脏病理学和影像学改变与酒精性肝病相似,但无过量饮酒等导致肝脂肪变的其他原因,患者通常存在营养过剩、肥胖和代谢综合征相关表现
非酒精性（non-alcoholic）	不饮酒或无过量饮酒史(过去 12 个月每周饮用乙醇男性 <210g,女性 <140g),未应用乙胺碘呋酮、甲氨蝶呤、他莫昔芬、糖皮质激素等药物,并排除基因 3 型丙型肝炎病毒感染、肝豆状核变性、自身免疫性肝炎、全胃肠外营养、乏 β 脂蛋白血症、先天性脂质萎缩症、乳糜泻等可以导致脂肪肝的特定疾病
非酒精性肝脂肪变	又称单纯性脂肪肝,是 NAFLD 的早期表现,大泡性或大泡为主的脂肪变累及 5% 以上肝细胞,可以伴有轻度非特异性炎症
非酒精性脂肪性肝炎（NASH）	NAFLD 的严重类型,5% 以上的肝细胞脂肪变合并小叶内炎症和肝细胞气球样变性。不合并肝纤维化或仅有轻度纤维化(F0~1)为早期 NASH;合并显著肝纤维化或间隔纤维化(F2~3)为纤维化性 NASH;合并肝硬化(F4)为 NASH 肝硬化
NAFLD 相关肝硬化	有肥胖症、代谢综合征、2 型糖尿病(或)NAFLD 病史的隐源性肝硬化

资料来源:中华医学会肝病学分会脂肪肝和酒精性肝病学组,中国医师协会脂肪性肝病专家委员会.非酒精性脂肪性肝病防治指南(2018 更新版).中华肝脏病杂志,2018,26(3)195-203.

对于 NAFLD 的严格定义,必须排除继发性 NAFLD,如过量饮酒、肝脏毒性物质职业暴露、全胃肠外营养、快速体质量下降、Wilson 病、伴脂肪营养不良的严重胰岛素抵抗等可以导致脂肪肝的疾病。

普通成人 NAFLD 患病率为 6.3%~45%[中位数 25.2%(95% CI:22.1%~28.7%)],其中 10%~30% 为 NASH。中东地区和南美洲 NAFLD 病率最高,非洲最低,包括中国在内的亚洲多数国家 NAFLD 患病率处于中上水平(> 25%)。中国 NAFLD 患病率变化与肥胖症流行趋势平行行。与 NAFLD 相关的代谢合并症包括肥胖［51.34%（41.38%，61.20%）］、2 型糖尿病［22.51%（17.92%，27.89%）］、高脂血症［69.16%（49.91%，83.46%）］、高血压［39.34%（33.15%，45.88%］和代谢综合征［42.54%（30.06%，56.05%）］。

NAFLD 的发病机制尚未完全阐明。最被认可的理论认为，大部分 NAFLD 患者的初始病理生理学紊乱是胰岛素抵抗。胰岛素抵抗可导致脂肪分解增加、甘油三酯合成增加、肝脏摄取游离脂肪酸（FFA）增加，以及肝脏甘油三酯蓄积。而另有学者提出，患者需经历"二次打击"或额外的氧化损伤，才会出现脂肪性肝炎的坏死性炎症。目前还有学者提出，肝脏铁、瘦素、抗氧化物缺乏和肠道细菌均是潜在的氧化应激原。脂质过氧化反应和氧自由基能够使抗氧化酶（如，谷胱甘肽、维生素 E、β- 胡萝卜素和维生素 C）耗竭，从而使肝脏易受氧化损伤。另有报道发现 NAFLD 患者的肠道通透性增加，这很可能与小肠细菌过度生长相关。

2. 非酒精性脂肪性肝病合并肥胖的医学减重治疗　鉴于 NAFLD 是肥胖和代谢综合征累及肝脏的表现，大多数患者肝组织学改变处于单纯性脂肪肝阶段，治疗 NAFLD 的首要目标为减肥和改善 IR，预防和治疗代谢综合征、2 型糖尿病及其相关并发症，从而减轻疾病负担、改善患者生活质量并延长寿命；次要目标为减少肝脏脂肪沉积，避免因"二次打击"而导致 NASH 和慢性、急性肝功能衰竭；对于 NASH 和脂肪性肝纤维化患者还需阻止肝病进展，减少肝硬化、肝细胞癌及其并发症的发生。

对大多数 NAFLD 患者，减轻体重是主要的治疗方法。减轻体重可使 NAFLD 患者的肝生化指标、肝组织学、血清胰岛素水平和生存质量得到改善，推荐所有超重（BMI ≥ 24kg/m²）或肥胖（BMI ≥ 28kg/m²）的 NAFLD 患者减轻体重。与肥胖症密切相关的富含饱和脂肪酸和果糖的高能量膳食结构，以及久坐少动的生活方式是 NAFLD 的危险因素。饱和脂肪可显著诱导肝脏脂肪和血清神经酰胺，而膳食多不饱和脂肪可防止肝脏脂肪堆积，减少过量能量摄入时的神经酰胺和高脂血症水平以及超重个体的体重增加。因此，针对合并肥胖的 NAFLD 者应首先予以生活方式干预措施，包括饮食调整和运动。若患者在 6 个月后未达到减重目标，则考虑药物治疗及减重手术。

（1）生活方式干预

1）减重目标及速度：建议超重或肥胖的 NAFLD 患者通过调整生活方式（包括饮食疗法和运动）减去 5%~7% 的原始体重，减重速度为每周 0.5~1.0kg。对于疑似或活检证实的 NASH 患者，减重目标更高（原始体重的 7%~10%）。部分患者的减重水平可能需要高于这些初始目标。若患者达到减重目标后血清谷丙转氨酶水平仍未恢复正常则建议患者继续减重。若 NASH 或进展期肝纤维化患者接受 6 个月生活方式调整后仍未达到减重目标，则需与其讨论包括减重手术在内的其他治疗方法。

2）膳食

①总能量：合并超重/肥胖的 NAFLD 患者应控制膳食总能量，建议每日减少 2 090~4 180kJ（500~1 000kcal）。由于个体间存在相当大的变异，如有间接测热法，应用此法测定静息能量消耗（REE）。久坐的慢性肝病患者应按 1.3×REE 供给总能量。极低能量饮食治疗肥胖症需在临床营养师指导下进行。合并营养不良的脂肪性肝病患者，需在临床营养师指导下保证能量和氮质正平衡，并补充维生素和微量元素。

②膳食结构：为了达到减重目的，必须按照现行的肥胖指南进行低能量饮食，无论宏量营养素组成如何。建议采用低能量平衡饮食或限能量代餐或间隙性断食疗法或地中海饮食以改善脂肪变性和胰岛素敏感性。推荐 NAFLD 患者低糖低脂的限能量平衡膳食，不用或减少含糖饮料，减少饱和脂肪（动物脂肪和棕榈油等）和反式脂肪（油炸食品）的摄入，增加膳食纤维（豆类、全谷物类、蔬菜和水果等）含量。戒酒或避免过量饮酒。

③关于营养补充剂与脂肪肝：2019 年欧洲临床营养和代谢学会关于肝病临床营养指南指出，在获得关于抗氧化剂（如维生素 C、白藜芦醇、花青素、月桂果）功效的进一步数据之前，不能推荐其用于治疗 NAFL/NASH。在获得更多关于 ω-3 脂肪酸功效的数据之前，不能推荐其用于治疗 NAFL/NASH。含有特定益生菌或合生元的营养补充剂可用于改善 NAFL/NASH 患者的肝酶指标。

来自美国的临床试验显示，维生素 E（α- 生育酚）800IU/d（534mg/d）口服 2 年可以降低 NASH 患者肝酶水平，改善部分非糖尿病 NASH 患者肝脂肪变、炎症、气球样变程度，被欧美国家和日本指南推荐用于治疗不伴糖尿病的 NASH 患者。由于维生素 E 800IU/d 剂量超过我国药典规定，一项 450IU/d（300mg/d）维生素 E 治疗 NASH 的随机双盲安慰剂对照多中心临床试验正在我国进行（ClinicalTrials.gov ID：NCT02962297）。中国脂肪性肝病诊疗规范化的专家建议（2019 年修订版）指出，在临床使用维生素 E 前需要与患者充分地沟通。

3）运动：研究表明，当将运动 + 饮食相结合的干预措施与单纯饮食进行比较时，体重减轻了很多，同时，运动疗法有益于减少肝脏脂肪蓄积，但非降低谷丙转氨酶水平。对于超重/肥胖的 NASH 患者，必须在强化生活方式干预减轻体质量同时增加身体活动作为一线治疗。中国脂肪性肝病诊疗规范化的专家建议（2019 年修订版）：采用中等量有氧运动（如骑自行车、快速步行、游泳、跳舞等），每周 4 次以上，累计时间 150~250 分钟，运动后靶心率 >（170- 年龄）；每周最好进行 2~3 次轻或中度阻力性肌肉运动（举哑铃、俯卧撑、弹力带等），以获得更大程度的代谢改善。应强调饮食和运动治疗相结合。空腹血糖 > 14mmol/L、血糖波动较大、有糖尿病急性代谢并发症以及心、肾等器官严重并发症者不宜剧烈运动。

4) 体重减轻的维持：减肥以及维持减肥所需的生活方式改变是非常困难的。肥胖症患者 1 年内能够减重 10% 以上者比例 < 10%。生活方式干预是一场超级马拉松，而不是短跑。已经达到短期体质量减轻目标的肥胖相关 NAFLD 患者，应该实施长期（≥ 1 年）体质量逐渐下降和维持计划。建议患者每月随访 1 次，鼓励持续监测体质量（每周或更频繁），持续减少膳食能量，参加高水平的体力活动（200~300 分钟 / 周）。

建议通过健康宣教加强患者自我监督，设置能让患者针对自己的饮食、运动、体质量、腰围以及与生活质量相关观察指标进行自我记录的图表，以供医患之间交流以及完善个体化的饮食和锻炼计划。在生活方式干预的过程中，建立一个多学科的管理团队，包括临床营养师、运动康复师在内的多学科联合策略对提高 NAFLD 患者参与生活方式干预项目的积极性并长期坚持至关重要。

（2）药物减重：如果改变生活方式 6~12 个月体质量未能降低 5% 以上，建议谨慎选用奥利司他、二甲双胍等药物辅助减肥和防治糖尿病。强有力的证据表明，胰高血糖素样肽（GLP）-1 类似物可能对 NAFLD 患者有益。与安慰剂相比，使用长效 GLP-1 类似物利拉鲁肽的患者 NASH 消退率更高（39% 和 9%）。然而，这种获益并不是独立于体重减轻的。

（3）手术减重：2017 年亚太工作组非酒精性脂肪性肝病指南指出，减肥手术可以改善 NASH 的组织学病变，降低远期病死率，但它的使用应限于 Ⅱ 级肥胖症患者（BMI>32.5kg/m^2 的亚洲人或 35kg/m^2 的高加索人）。中国脂肪性肝病诊疗规范化的专家建议（2019 年修订版）则指出，目前尚无足够证据推荐代谢手术治疗 NASH。对于严重肥胖患者及肝移植术后 NASH 复发的患者可以考虑代谢手术。所有患者在术后均应接受肝生化指标监测（如，术后 6 周、3 个月和 6 个月时）。

三、多囊卵巢综合征

1. **多囊卵巢综合征概述** 多囊卵巢综合征（polycystic ovary syndrome, PCOS）是导致女性月经不规则和雄激素过多的重要原因。当完全显现出来时，其临床表现包括月经周期不规则、多毛、痤疮，并且常常有肥胖。大部分 PCOS 女性伴有超重或肥胖，她们患糖尿病和代谢紊乱的风险高于平均水平。通常 PCOS 妇女怀孕需要生育药物促排卵。尽管 PCOS 不能完全逆转，但经过治疗可以减轻症状。大多数患 PCOS 妇女能够过正常生活，没有明显的并发症。

2016 年的一项 Meta 分析纳入了 55 项在欧洲、澳洲、亚洲和美国进行的人群研究，发现女性 PCOS 的患病率因所用诊断标准而异：①使用美国国立卫生研究院（National Institutes of Health，NIH）诊断标准时为 6%（18 项试验，5%~8%）；②使用鹿特丹诊断标准时为 10%（15 项试验，8%~13%）；③使用雄激素过多和 PCOS 学会的诊断标准时为 10%（10 项试验，7%~13%）。因此，PCOS 患病率最保守的估计为 6% 左右，但实际患病率可能更接近 10%。

PCOS 发病机制包括生殖系统异常和代谢系统异常。患有 PCOS 的女性，卵巢中积聚了多个小卵泡（直径 2~9mm 的小囊泡），因此称为多囊卵巢。这些小卵泡均无法生长到会触发排卵的大小。结果是雌激素、孕酮、促黄体生成素和卵泡刺激素的水平变得不平衡。雄激素通常由卵巢和肾上腺产生，包括睾酮、雄烯二酮、脱氢表雄酮（DHEA）和硫酸 DHEA（DHEAS）。正常情况下卵巢只产生极少量的睾酮，但发生 PCOS 时产生量会增加，一可能是因为促黄体生成素含量高，二是与 PCOS 血液中胰岛素水平升高有关，胰岛素可刺激卵泡膜细胞分泌雄激素。大约一半的 PCOS 病例有胰岛素抵抗和代偿性高胰岛素血症。胰岛素调节血糖水平，是一种由胰腺内特殊细胞（B 细胞）产生的激素。当血糖水平升高（例如进食后）时，胰腺 B 细胞会产生胰岛素，以帮助人体利用葡萄糖获取能量。如果葡萄糖水平对正常的胰岛素水平没有反应，则胰腺会产生更多的胰岛素。胰岛素的过量产生称为高胰岛素血症。当需要增加胰岛素水平来维持正常的葡萄糖水平时，则称为胰岛素抵抗。但若在增加胰岛素量的情况下也无法完全控制血糖水平，则该人会出现糖耐量受损（也称为"糖尿病前期"）。尽管胰岛素水平升高但血糖水平仍继续升高，即患有了 2 型糖尿病。体重正常和超重的多囊卵巢综合征女性均可发生胰岛素抵抗和高胰岛素血症。PCOS 的女性到 40 岁，高达 35% 的肥胖者会出现糖耐量受损（糖尿病前期），而高达 10% 的肥胖者会患 2 型糖尿病。与未患 PCOS 的女性相比，患 PCOS 的女性患这些疾病的风险高得多。

关于 PCOS 的诊断，根据 2011 年中国 PCOS 的诊断标准，采用以下诊断名称：①疑似 PCOS：月经稀发或闭经或不规则子宫出血是诊断的必需条件。另外再符合下列 2 项中的 1 项：高雄激素临床表现或高雄激素血症；超声下表现为多囊卵巢。②确诊 PCOS：具备上述疑似 PCOS 诊断条件后还必须逐一排除其他可能引起高雄激素的疾病和引起排卵异常的疾病才能确定 PCOS 的诊断。根据鹿特丹标准，诊断 PCOS 需满足以下 3 条中的 2 条：①由于无排卵或排卵不规律引起的月经不调。②雄激素水平升高的证据。证据可以基于体征（过度的毛发生长、痤疮或男性秃顶）或血液检查（雄激素水平高）。③盆腔超声检查多囊卵巢。此外，不能有其他原因引起雄激素水平升高或不规则时期（例如，先天性肾上腺皮质增生，分泌雄激素的肿瘤或泌乳激素过多）。

通常如果确诊 PCOS，建议进行血糖和血脂检测。口服葡萄糖耐量试验是诊断糖尿病前期和 / 或糖尿病的最佳方法。许多治疗 PCOS 患者的临床医生还建议通过问卷调查或在睡眠实验室进行过夜睡眠研究筛查睡眠呼吸暂停。对于患有中度至重度多毛症（毛发过多生长）的女性，建议对睾酮和 DHEAS 进行血液检查。

所有诊断为 PCOS 的女性都应接受医疗保健人员的长期随访。随着时间的进展，未经治疗的 PCOS 患者其他健康问题的风险会增加。

2. 多囊卵巢综合征的医学减重治疗 PCOS 的处理都包括治疗该综合征的各个表现（多毛、月经稀发、不孕、肥胖和葡萄糖耐受不良），具体取决于患者的目标。

减轻体重可降低代谢风险，恢复排卵性月经周期，并且可能增加活产率，为大多数 PCOS 女性的一线干预措施。PCOS 伴肥胖的治疗方法与没有 PCOS 的肥胖女性的相同，包括饮食和运动、减肥药物（尽管使用受限）和减肥手术。

（1）生活方式干预减重：生活方式干预是 PCOS 患者首选的基础治疗，尤其是对合并超重或肥胖的 PCOS 患者，包括饮食控制、运动和行为干预。生活方式干预可有效改善超重或肥胖 PCOS 患者健康相关的生命质量。

1）减重目标：短期研究表明，对于 PCOS 女性，即使轻度的减重（体重减少5%~10%）也可能恢复正常的排卵性月经周期并提高妊娠率。体重减轻还可以改善胰岛素抵抗（针对胰岛素抵抗 /2 型糖尿病，PCOS 女性的方案与无 PCOS 女性相同）。体重减轻还可使血清雄激素浓度降低，在某些情况下还可改善多毛，虽然改善多毛数据有限。

2）饮食

①总能量：超重和肥胖 PCOS 患者在减重时应以限制能量饮食为首选治疗。RCT 研究表明，限能量饮食可改善肥胖 PCOS 女性代谢及激素水平，每日饮食总能量中减少 500~1 000kcal/d 即在 6~12 个月减少 7%~10% 的原体重。

②膳食模式：既往研究表明，在限制总能量的基础上，高蛋白 / 低碳水化合物饮食（蛋白质 30%、碳水化合物 40%、脂肪 30%，MHCD）和低蛋白 / 高碳水化合物饮食（蛋白质 15%、碳水化合物 55%、脂肪 30%，CHCD）相比，均可降低体重和雄激素水平，MHCD 明显增加胰岛素敏感性、减轻高胰岛素血症继而减轻胰岛素抵抗。目前低碳水化合物饮食很受 PCOS 患者欢迎，因为低碳水化合物可减轻高胰岛素血症继而减轻胰岛素抵抗。生酮、低碳水化合物饮食不仅能显著改善 PCOS 患者的体质量、胰岛素抵抗，而且对 PCOS 并发的高雄性激素血症也有显著的作用。我国 2018 年出台了《生酮饮食干预多囊卵巢综合征中国专家共识（2018 年版）》。但尚不知极低碳水化合物饮食对这些终点是否更有效。另有研究显示，低血糖指数饮食可通过降低 PCOS 患者（无论是否肥胖）胰岛素、睾酮水平，改善多毛和痤疮；肥胖 PCOS 患者使用限能量代餐亦可降低患者BMI，改善代谢及激素指标，增加受孕概率。

目前,尚无有力证据表明一种饮食比其他饮食对 PCOS 女性更好。在限制总能量基础上,无论宏量营养素如何配比,均可实现体重减轻及改善临床结局的目的。需要根据 PCOS 患者饮食习惯量身定制饮食,采取灵活和个性化的方法来减少能量摄入并避免过度限制饮食和营养失衡。推荐总能量控制的前提下平衡膳食,碳水化合物占 45%~60%,并选择低血糖指数食物;脂肪占 20%~30%,其中以单不饱和脂肪酸为主,饱和及多不饱和脂肪酸均应小于 10%;蛋白质占 15%~20%,以植物蛋白、乳清蛋白为主。同时要摄入丰富的维生素、矿物质及膳食纤维。

3)运动:对于肥胖的 PCOS 女性,建议采用限制饮食能量并结合运动的减肥策略。针对 PCOS 运动疗法的系统评价得出结论认为,运动可能具有轻度的减肥作用,并且可改善排卵及增加胰岛素敏感性。运动还可有效保持瘦体重及维持体重。

对于减肥而言,建议至少 250 分钟 / 周的中等强度运动或 150 分钟 / 周的剧烈运动强度或两者的等效组合,以及 2 次 / 周(非连续日)涉及主要肌肉群的力量训练,并尽量减少久坐时间。增加身体活动,包括休闲时间的身体活动、步行或骑自行车、工作、家务、游戏、运动或计划的锻炼。运动成本和资源不必高昂,可以在社区中心、运动场设施中,也可以使用低成本的电子和移动医疗(移动医疗)。需注意评估患者的运动风险,必要时由运动生理学家 / 专家进行结构化运动干预。

4)行为干预:行为干预可以加强超重 / 肥胖 PCOS 对低能量饮食计划和增加运动措施的依从性。行为干预包括以下策略:设定目标,自我监控,刺激控制,解决问题,自信训练,减慢进食速度,加强变化和预防复发以及社会、家庭的支持。之后持续联络治疗(面对面或电话)也可以改善减肥效果。强化行为干预可导致更明显的体重减轻。

(2)药物减重:在生活方式干预不能有效控制体重时应尽早辅助药物治疗。二甲双胍可作为 PCOS 合并 2 型糖尿病 / 糖耐量异常患者生活方式干预(一线治疗)失败或月经不规则且无法应用避孕药治疗情况下的一种治疗药物,并有一定降低体重的作用。体重下降幅度达到原体重的至少 5%,疗程至少 3~6 个月,备孕患者建议使用至确诊妊娠。在生活方式干预及二甲双胍治疗 3~6 个月若体重下降幅度仍小于原体重的 5%,建议联用或改用奥利司他以减少脂肪吸收。

另一个减重有关的药物是胰高血糖素样肽 -1(glucagon-like polypeptide-1,GLP-1)受体激动剂,2014 年欧洲内分泌学会发表的 PCOS 的立场声明中被推荐使用于 PCOS 女性。目前在国外和国内被批准和使用的 GLP-1 受体激动剂中有 2 个(艾塞那肽和利拉鲁肽)在 PCOS 中被研究过。从研究中可知,艾塞那肽和利拉鲁肽无论是单药还是联合二甲双胍均能有效减轻体质量,利拉鲁肽3mg的减重作用甚至超过了利拉鲁肽联合二甲双胍用。GLP-1受体激动剂可以降低体质指数、减少腰围,可能适度减少雄激素,卵巢功能得到改善。一些研究表明该治疗在增加月经频率、提高自然受孕能力方面具有一定的积极作用,患者稳态模型评估的胰岛素抵抗指数(HOMA-IR)评分和糖负荷2小时后血糖水平也可以得以改善。目前认为,在超重/肥胖和/或代谢异常的PCOS患者中,基于有限的可用数据,GLP-1受体激动剂是二甲双胍需要联合治疗的标准药物。不同人群对GLP-1受体激动剂对体质量减轻的反应存在差异,考虑与其基因多态性有关。总体来说,GLP-1受体激动剂耐受性良好,恶心是最严重的副作用。

(3)手术减重:对于未能通过生活方式干预、药物治疗达到治疗目的的肥胖型PCOS患者,减重手术可作为合理选择。减重手术能够通过有效地降低体质量、改善女性生理期、缓解胰岛素抵抗、抑制高雄激素血症改善PCOS,提高生育能力。减重代谢外科围术期处理专家共识(2019版)建议BMI ≥ 27.5kg/m² 的肥胖症合并多囊卵巢综合征患者参照《中国肥胖和2型糖尿病外科治疗指南(2014)》行手术治疗。手术适应证:BMI是判断是否适合手术的重要临床标准(表10-4);女性腰围 ≥ 85cm时,可酌情提高手术推荐等级。但较内科治疗而言,患者需承担相应手术及术后并发症的风险。

表 10-4 　BMI 水平与手术推荐等级

BMI/(kg·m⁻²)	临床情况	手术推荐等级
≥ 32.5		积极手术
27.5~32.4	患有T2DM,经改变生活方式和药物治疗难以控制血糖且至少符合额外的2个代谢综合征组分或存在合并症	可考虑手术
25.0~27.4	患有T2DM,经改变生活方式和药物治疗难以控制血糖且至少符合额外的2个代谢综合征组分或存在合并症	慎重开展手术

注:①代谢综合征组分(IDF定义)包括:高三酰甘油(空腹TG ≥ 1.70mmol/L)、低高密度脂蛋白胆固醇(男性空腹HDL-ch<1.03mmol/L,女性空腹HDL-ch<1.29mmol/L)、高血压(动脉收缩压 ≥ 130mmHg或动脉舒张压 ≥ 85mmHg,1mmHg=0.133kPa);②合并症包括糖代谢异常及胰岛素抵抗,阻塞性睡眠呼吸暂停综合征(OSAS)、非酒精性脂肪性肝炎(NASH)、内分泌功能异常、高尿酸血症、男性性功能异常、多囊卵巢综合征、变形性关节炎、肾功能异常等,尤其是具有心血管风险因素或T2DM慢性并发症;③有一定疗效,但国内外缺少长期疗效的充分证据支持,建议慎重开展。

资料来源:中国医师协会外科医师分会肥胖和糖尿病外科医师委员会.中国肥胖和2型糖尿病外科治疗指南(2014).中国实用外科杂志,2014(11):1005-1010.

袖状胃切除术和胃旁路术可作为减肥的标准手术方式。术后有生育要求的PCOS患者优先选择袖状胃切除术,可避免术后因吸收不良导致妊娠期营养缺乏。建议术后 >12 个月再考虑妊娠,期间应避孕,不推荐使用避孕药物。12 个月内出现意外妊娠的患者建议由妇产科医师评估安全性并在其全程管理下完成妊娠过程。

第五节　药物相关性肥胖

许多药物都会造成体重增加,包括某些精神活性药物(特别是奥氮平和利培酮)、三环类抗抑郁药、抗癫痫药物、胰岛素和磺脲类药物。其他与体重增加相关的药物包括赛庚啶(一种抗组胺药)、β 受体阻滞剂和糖皮质激素。

一、精神或神经类药物与肥胖

1. 精神或神经类药物与体重增加的关系

(1)抗精神病药与体重增加的关系:不同的抗精神病药对体重及代谢的影响有所不同。体重增加、糖尿病、血脂异常等所组成的代谢综合征、糖尿病酮症酸中毒和心血管疾病通常与第二代抗精神病药(second-generation antipsychotics,SGAs)有关,亦与第一代抗精神病药(first-generation antipsychotics,FGAs,又名神经阻滞剂、传统或典型抗精神病药)使用有关。尽管所有 FGAs 均会导致一定程度的体重增加及相关代谢紊乱,但氯丙嗪可能具有相对高的风险,氟奋乃静、氟哌啶醇和匹莫齐特的风险最低。虽然没有哪种 SGAs 完全对代谢没有影响,但各药物对代谢的影响有较大差异。有研究表明氯氮平和奥氮平引起的体重增加最大,分别为 4.4kg 和 4.2kg,其次是利培酮 2.10kg。干预有效性的临床抗精神病药试验(clinical antipsychotic trials of intervention effectiveness,CATIE)研究发现,使用奥氮平的成年患者在 18 个月内平均每月增加约 1kg 体重;其中有30% 的患者体重增加了初始体重的 7% 或更多。阿立哌唑、鲁拉西酮、哌马色林和齐拉西酮引起体重增加的相关风险最低。

(2)抗抑郁药与体重增加的关系:抗抑郁药的长期增重潜力相差很大。三环类抗抑郁药可导致体重显著增加,尤其是阿米替林、氯米帕明、多塞平和丙米嗪。阿米替林是三环类抗抑郁药中体重增加最明显的(1.8kg)。与体重增加有关的其他特定三环化合物还包括去甲替林。选择性 5- 羟色胺再摄取抑制剂(selective serotonin reuptake inhibitors,SSRIs)对体重的影响并不是非常明确。短期使用氟西汀和舍曲林会导致体重减轻;相反,长期使用某些 SSRIs 可能会引起体重增加,帕罗西汀被认为是与最大体重增加相关的 SSRI。一项针对 284 例接受氟西汀、舍曲林或帕罗西汀治疗 26~32 周的抑郁患者的随机试验阐明了这一点。与氟西汀或舍曲林治疗的患者相比,帕罗西汀治疗后 > 7% 基线体重增长的患者人数显著增加。米氮平(去甲肾上腺素能和特定的 5- 羟色胺能抗抑郁药)长期应用也与体重增加(1.5kg)有关。

(3)神经和情绪稳定剂与体重增加的关系:常用于治疗双相障碍的抗癫痫药丙戊酸盐(丙戊酸)和卡马西平会引起体重增加。有学者研究发现,服用丙戊酸治疗癫痫的患者中有 15%~70% 体重增加大于 4kg。卡马西平与体重增加 1kg 有关。另有研究表明使用加巴喷丁 1.5 个月后体重增加约 2.2kg。锂剂是一种用于治疗双相障碍的心境稳定剂,亦可引起体重增加。

2. 精神或神经类药物导致体重增加的机制　抗精神病药导致体重增加的药理机制可能与受体的活性密切相关。奥氮平和氯氮平对增重影响最可能的原因是对血清素 2C 受体的拮抗作用或反向激动,以及对组胺 H1 受体的拮抗作用。这两种受体都参与下丘脑对食物摄入的控制。其他明显相关的受体包括 α 肾上腺素受体、5- 羟色胺受体,以及参与下丘脑对食欲控制和应答的多巴胺 D2 受体(DRD2)。

抗精神病药物对体重的影响差异很大,而且个体反应也有很大差异。有些人应用抗精神病药物后体重迅速而实质性的增加,而另一些人用药后对体重却几乎没有影响。尽管生活方式和饮食可能有所贡献,但显然亦与遗传因素有关。人们已经发现许多与体重控制以及能量和脂质代谢有关的常见候选基因的多态性与接受抗精神病药物治疗后体重增加有关,其中关联最强的是 5-HT2C 受体和瘦蛋白基因中的启动子多态性。还有其他几种可能的遗传多态性,如 α-2A 肾上腺素受体(涉及抗精神病药的药理靶点)、褪黑素 4 受体和瘦素受体(与下丘脑控制食物摄入和体重有关)、脂肪与肥胖相关基因(fat-mass and obesity associated gene,FTO)和亚甲基四氢叶酸还原酶(与肥胖和其他代谢紊乱相关)等。这些一直被认为与体重增加有关的多态性还影响体重减轻的程度,这些人在抗精神病药物治疗后一般会出现代谢风险。

抗抑郁药物阿米替林、氯米帕明、多塞平、丙米嗪是通过阻断 5- 羟色胺和去甲肾上腺素的再摄取,对组胺 H1 受体和毒蕈碱 M1 受体的亲和力也较高,从而发挥了镇静、体重增加和抗胆碱能的副作用。

丙戊酸诱导肥胖可能的原因如下:增加食欲、高瘦素血症和瘦素抵抗、胰岛素抵抗以及通过抑制脂肪酸代谢的 β_2 氧化抑制了脂肪酸代谢,使脂肪储存增加。

3. 精神或神经类药物导致体重增加的干预措施　临床上可以根据多种因素(包括患者对不同抗精神病药物的反应、代谢紊乱严重度及患者做出生活方式改变的意愿)选择对体重增加和其他代谢性问题的治疗策略。

(1)生活方式干预:生活方式干预应作为一线策略之一,且多数情况下应在增加其他干预手段后继续进行。平均而言,生活方式干预与对照组相比可减轻3kg以上的体重,BMI降低1kg/m²以上。生活方式干预可改善首次使用抗精神病药物带来的体重增加。没有明确证据提示此类干预方式的最佳持续时间,针对长期及首发疾病疗效维持时间的证据均有限。可能需要"强化疗程"以巩固疗效。有限证据表明,特异性地针对精神病患者,以及采用个体及小组相结合的形式,可获得最大效果。

(2)加强监测:建议在临床上使用对体重影响中性的精神或神经类药物,并在使用这些药物治疗时充分告知患者,同时预先评估每种药物可能对体重造成的影响。对个别患者(如对明显体重增加患者)进行较频繁体重、血脂和血糖的评估,或对使用特定抗精神病药物(如奥氮平、喹硫平及氯氮平,这些药物有明确的胰岛素抵抗风险增加证据)的患者进行更频繁的检测。

(3)更换或使用对体重增加影响较低的精神或神经类药物:有研究已显示将体重增加或血脂异常相对高风险的药物(如奥氮平、喹硫平和利培酮)更换为较低风险的药物(阿立哌唑或齐拉西酮)通常能够(并不总是)有效促进体重减轻和改善血脂谱。数据表明,以下药物引起体重增加的倾向最低:氟哌啶醇、齐拉西酮、鲁拉西酮、阿立哌唑、氨磺必利及阿塞那平(表10-5)。

表10-5 口服抗精神病药引起体重增加的风险等级

	体重增加风险	注释
奥氮平	高	显著高于喹硫平
氯氮平	高	报告存在较大差异,不显著高于"中等"组
氯丙嗪	高/中	与"中等"或"高"组无显著差异
喹硫平	中	显著低于奥氮平;显著高于阿塞那平
利培酮	中	显著低于奥氮平;显著高于阿塞那平
帕利哌酮	中	显著低于奥氮平;显著高于氨磺必利
阿塞那平	低	不显著高于氟哌啶醇
氨磺必利	低	不显著高于氟哌啶醇
阿立派嗪	低	不显著高于氟哌啶醇
鲁拉西酮	低	不显著高于氟哌啶醇;不显著高于安慰剂
齐拉西酮	低	不显著高于氟哌啶醇;不显著高于安慰剂
氟哌啶醇	低	不显著高于安慰剂

资料来源:Leucht S,Cipriani A,Spineli L,et al.Comparative efficacy and tolerability of 15 antipsychotic drugs in schizophrenia:a multiple treatments meta-analysis.Lancet,2013(382):951-962.

氟西汀为选择性 5-HT 再摄取抑制剂,临床上用于成人抑郁症、强迫症和神经性贪食症的治疗。关于氟西汀对肥胖抑郁症患者减重作用的随机安慰剂对照试验结果显示,使用氟西汀 29 周的患者($n=14$)体重减少(12.3 ± 3.0)kg,安慰剂组($n=16$)体重减少(5.5 ± 1.4)kg,两组差异有统计学意义($P=0.011$)。安非他酮为消旋混合物,Croft 等的随机双盲安慰剂对照试验结果显示,210 例抑郁症患者使用安非他酮($n=210$)44 周后体重平均减少 1.15kg,安慰剂组($n=213$)体重平均增加 0.02kg,两组差异有统计学意义($P<0.05$)。

唑尼沙胺是新型抗癫痫药物,它通过阻断电压敏感性钠通道和 T 型钙通道发挥抗癫痫作用,该药可能通过降低血清瘦素水平致体重降低。托吡酯是一种高效广谱抗癫痫药,用于治疗部分癫痫发作、原发性全身强直、阵挛性发作、顽固性和额叶癫痫,它可以显著降低肥胖患者的体重和血压,不良反应较少。该药降低体重的作用机制主要是减少热量摄取和激素紊乱,在使用托吡酯治疗癫痫的临床试验中,患者出现食欲缺乏、饥饿感减弱、能量消耗增加;另外,托吡酯还可增加脂联素水平,减小瘦素与脂联素比值,而脂联素的增加可能是降低体重的原因。对于肥胖的癫痫患者来说,托吡酯可能是较好的选择。

(4)联用阿立哌唑:阿立哌唑辅助治疗可作为氯氮平及奥氮平相关体重增加的干预策略。三项氯氮平或奥氮平联用阿立哌唑的 RCT 中,仅有一项样本量可观的研究发现,相比于安慰剂,联用阿立哌唑平均可降低 2kg 体重。其药理机制可能与某些血清素受体的部分激动作用和 / 或与阿立哌唑对 DRD2 受体的部分激动作用有关。其他抗精神病药暂无类似证据。

(5)联用二甲双胍:针对糖尿病高危人群,二甲双胍可作为辅助治疗,以减轻抗精神病药物带来的体重增加。应当强调的是,生活方式干预及其他干预应得到充分关注。一项为时 3 年针对一般人群的大型 RCT 显示,对于糖尿病高风险人群,应用二甲双胍辅助治疗可使体重减轻约 2kg,效果不及生活方式干预。对于使用抗精神病药人群的短期试验显示,相比于安慰剂,二甲双胍可减轻约 3kg 的体重;而对于首次接受抗精神病药治疗的患者,二甲双胍可使体重增加的幅度减少约 5kg。二甲双胍使用时存在某些风险,需采取监测措施(肾功能,维生素 B_{12})。

目前已发现,胰高血糖素样肽 -1(GLP-1)受体激动剂对一般人群中的肥胖者有减重效果,其中利拉鲁肽的相关适应证已获批准。然而,目前尚无 RCT 证实其在抗精神病药治疗者的效果。非 RCT 数据支持减肥手术在精神分裂症个别极端肥胖患者中的使用。目前尚无该人群充分的长期随访数据。

二、糖皮质激素药物与肥胖

糖皮质激素(glucocorticoids,GCs)因为由肾上腺皮质分泌且调节糖代谢而得名,它对机体的发育、生长、代谢以及免疫功能等起重要调节作用,是机体应激反应最重要的调节激素,也是临床上使用最广泛与有效的抗炎、抗休克药物和免疫抑制剂。GCs 的毒性是慢性炎症性疾病相关医源性疾病的最常见原因之一。GCs 可造成多个器官系统出现不良反应。如类库欣综合征(医源性肾上腺皮质功能亢进)表现、体重增加、骨密度下降加快、早发白内障,严重时可危及生命,如严重感染。以下器官系统也可以受到全身性应用 GCs 的不同程度影响:皮肤、眼部、心血管、胃肠道、骨骼和肌肉、神经精神、代谢和内分泌、免疫系统及血液系统。

1. **GCs 与体重增加的关系** GCs 虽然非常有效,但存在许多副作用,比如造成脂肪组织的异常堆积等。长期服用该药物的病人呈现向心性肥胖。数项观察性研究评估了类库欣特征和体重增加的发生率。类库欣特征和体重增加与剂量和用药时间有关,可在治疗 2 个月内出现。一般口服和外用 GCs 为常见病因,其他如吸入、局部、眼和鼻滴也会导致肾上腺皮质激素过多症。类库欣外观可使患者非常苦恼,即使使用低剂量 GCs 也可发生,不过在低于生理替代剂量范围时较少见。最常见特征是进行性中心型(向心性)肥胖,常累及面部、颈部、躯干和腹部;脂肪堆积在脸颊可导致"满月"脸,从正面检查患者有时会看不见耳朵;脂肪堆积在颞窝也会促使脸变圆。增大的脂肪垫填满锁骨上窝并遮盖锁骨是库欣综合征最具特异性的体征之一,突出的锁骨上脂肪垫使颈部显得粗短。"水牛背"(颈背部脂肪垫)常见,常与全身肥胖程度一致。四肢通常不受累,并且可能比较消瘦。但医源性肾上腺皮质功能亢进停药后症状可自行消退。

一项纳入 779 例类风湿性关节炎(rheumatoid arthritis,RA)患者的观察性研究显示,与至少 12 个月不接受任何 GCs 的患者相比,至少使用 5mg/d 泼尼松或等效剂量其他药物治疗至少 6 个月的患者更易出现体重增加(22.4% vs 9.5%)。然而,存在阈值效应,那些使用 GCs 小于 5mg/d 的患者体重增加发生率未升高(8.7%),而用量大于 7.5mg/d 的患者体重增加发生率也无进一步升高(21.3%)。相比之下,类库欣特征的发生率随剂量呈线性增加,而无阈值效应。在接受 <5mg/d、5~7.5mg/d 和 >7.5mg/d 泼尼松或等效剂量其他药物治疗的患者中,类库欣特征的发生率分别为 4.3%、15.8% 和 24.6%。另一项调查研究纳入 2 167 例长期使用 GCs 者[平均泼尼松等效剂量 ±SD 为(16±14)mg/d,连用 ≥ 60 日],发现体重增加是最常见的不良反应(70% 的患者)。对于使用 ≤ 7.5mg/d 泼尼松或等效剂量其他药物的患者,使用持续时间增加与体重增加显著相关。同样,一项分析纳入了 4 项关于 GCs 治疗 RA 的前瞻性试验,显示应用 5~10mg/d 泼尼松或等效剂量其他药物治疗 2 年的患者平均体重增加 4%~8%。Wung 等观察了 GCs 对韦格纳肉芽肿患者体重的影响,结果显示,接受泼尼松治疗 1 年的 157 例患者中 35 例(22.3%)患者体重增加 ≥ 10kg(平均增重 11.2kg,较基线体重增加 13.5%),全组患者平均增重(3.9 ± 全组患)kg,较基线水平增加 4.4%;随访 2 年,体重增加的患者因病情稳定停用泼尼松后未发现体重回落。

2. **GCs 促进体重增加的机制** 医源性肾上腺皮质功能亢进是过量激素引起脂代谢和水盐代谢紊乱的结果。腹部脂肪堆积的原因可能是皮质醇诱导的一磷酸腺苷活化蛋白激酶(adenosine monophosphate-activated protein kinase,AMPK)下调,这种酶可调节脂类和碳水化合物的代谢。皮质素转化为皮质醇也促进了脂肪堆积,一份报告显示,1 例出现突变导致这种转化受阻的患者未发生异常脂肪堆积。库欣综合征患者与 BMI 相近的肥胖者相比,血清瘦素浓度更高。瘦素的分泌不受血浆促肾上腺皮质激素或血清皮质醇浓度变化的影响,但它似乎会随脂肪质量和外周胰岛素抵抗(及因此影响的血清胰岛素浓度)的变化而改变,这与其他肥胖者的情况一样。GCs 可能促使体重增加的因素还包括食欲增加(GCs 治疗的常见副作用),以及胃病或消化性溃疡病患者为了缓解症状而增加食物摄入量。

下丘脑是间脑的组成部分,是调节内脏及内分泌活动的中枢。在下丘脑弓形核(ARC)中含有抑制食欲、调节能量代谢的阿黑皮素原(POMC)神经元。POMC 神经元通过释放阿黑皮素原的剪切产物促黑激素(α-MSH)抑制食欲,并通过调节交感神经系统的兴奋性来影响机体的能量消耗。上海生科院研究员郭非凡研究小组在动物实验中发现地塞米松可以通过 GCs 调控激酶 1(SGK1)/FOXO3 信号通路降低下丘脑的 POMC 的表达以及 α-MSH 的含量,与肥胖的发生有关。

3. **GCs 促进体重增加的干预措施**

(1)选择合适的 GCs 治疗方案:GCs 的不良反应与剂量和用药持续时间均有关。因此,GCs 药物治疗方案应综合患者病情及药物特点制订,治疗方案包括选用品种、剂量、疗程和给药途径等。为减少医源性肾上腺皮质功能亢进的发生,可采用局部用药(如支气管哮喘患者可用气雾吸入法,类风湿关节炎可用关节腔内注射法)以减少对全身的副作用。必须全身使用者宜采用隔日给药法。需要注意的是,吸入高剂量的 GCs 亦可引起类库欣综合征。

(2)在使用 GCs 过程中应密切监测各项指标:在使用 GCs 治疗时充分告知患者,同时密切监测各项指标,如电解质、血糖、血脂、体重、血压、骨密度等。

(3)生活方式预防:GCs 具有升高血糖,促进蛋白质分解抑制蛋白质合成致负氮平衡,四肢脂肪分解增加而腹、面、背及臀部脂肪分布增加引起向心性肥胖,以及保钠排钾、抑制钙吸收的生理效应。因此,建议在使用 GCs 过程中采用低钠、高钾、高蛋白饮食,限制高脂及高糖饮食,补充钙剂和维生素 D,并进行适当锻炼。

(4)加用二甲双胍:近日研究人员评估了二甲双胍在保留 GCs 抗炎作用

的同时逆转 GCs 过量不良反应的潜力。该研究为 II 期临床研究,18~75 岁的非糖尿病患者参与,患者均患有需要持续使用泼尼松龙的炎症性疾病(4 周内 ≥ 20mg/d,随后 12 周内 ≥ 10mg/d,或其累积剂量当量)。患者随机接受二甲双胍或安慰剂,前 5 天每天 850mg,后 5 天每天两次 850mg,后 3 天每天 3 次 850mg,持续 12 周。结果表明两个治疗组之间的内脏 - 皮下脂肪面积比率没有变化(0.11),但二甲双胍组患者皮下脂肪减少(−3 835mm^2)。与安慰剂组相比,二甲双胍组的碳水化合物、脂质、肝脏和骨代谢指标均有改善。此外,二甲双胍可改善纤维蛋白溶解、颈动脉内膜 - 中层厚度、炎症参数和临床疾病活动标志物。二甲双胍组肺炎发生频率(二甲双胍组 1 例,安慰剂组 7 例),中重度感染的总发生率(2 vs 11)以及全因入院不良事件率(1 vs 9)低于安慰剂组。

(刘燕萍　李　响　史文丽　滕　越　王　静　童师雯)

参考文献

[1] 中国营养学会 . 中国居民膳食指南 (2016)[M]. 北京 : 人民卫生出版社 , 2016: 41.

[2] 杨丹英 . 健康老年人生长激素分泌的变化及重组人生长激素应用的研究 [J]. 国外医学·老年医学分册 , 2008, 29 (4): 177-181.

[3] 罗琳,杨金鹏,王松涛,等 . 肥胖性肌肉萎缩的分子机制研究进展 [J]. 中国康复理论与实践 , 2017, 23 (5). 553-557.

[4] 徐丹凤,孙建琴 . 老年人少肌性肥胖的研究进展 [J]. 中华老年医学杂志 , 2013, 32 (9): 1017-1020.

[5] 赵宇星,朱惠娟,王林杰 . 2016 年美国临床内分泌医师学会 / 美国内分泌学会肥胖症综合管理临床实践指南解读 [J]. 中国糖尿病杂志 , 2017, 25 (1): 10-13.

[6] 中华医学会健康管理学分会 . 超重或肥胖人群体重管理专家共识及团体标准 [J]. 中华健康管理杂志 , 2018, 12 (3): 200-203.

[7] 中国营养学会老年营养分会 . 肌肉衰减综合征营养与运动干预中国专家共识 [J]. 营养学报 , 2015, 37 (4): 320-323.

[8] 中国超重 / 肥胖医学营养治疗专家共识编写委员会 . 中国超重 / 肥胖医学营养治疗专家共识 (2016 年版)[J]. 中华糖尿病杂志 , 2016, 8 (9): 525-537.

[9] 赵宇星,朱惠娟,王林杰 . 2016 年美国临床内分泌医师学会 / 美国内分泌学会肥胖症综合管理临床实践指南解读 [J]. 中国糖尿病杂志 , 2017, 25 (1): 10-13.

[10] 中华医学会内分泌学分会 . 中国 2 型糖尿病合并肥胖综合管理专家共识 [J]. 中华内分泌代谢杂志 , 2016, 32 (8): 623-627.

[11] 中国研究型医院学会肝病专业委员会 , 中国医师协会脂肪性肝病专家委员会 , 中华医学会肝病学分会脂肪肝与酒精性肝病学组 , 中华医学会内分泌学分会肝病与代谢学组 . 中国脂肪性肝病诊疗规范化的专家建议 (2019 年修订版)[J]. 中华肝脏病杂志 , 2019, 27 (10): 748-753.

[12] 中华医学会肝病学分会脂肪肝和酒精性肝病学组 , 中国医师协会脂肪性肝病专家委员会 . 非酒精性脂肪性肝病防治指南 (2018 更新版)[J]. 中华肝脏病杂

志 , 2018, 26 (3): 195-203.

［13］中国超重 / 肥胖医学营养治疗专家共识编写委员会 , 中国超重 / 肥胖医学营养治疗专家共识 (2016 版)[J]. 中华糖尿病杂志 , 2016, 08 (09): 525-540.

［14］中国医师协会内分泌代谢科医师分会 . 多囊卵巢综合征诊治内分泌专家共识 [J]. 中华内分泌代谢杂志 , 2018, 34 (1): 1-7.

［15］中国研究型医院学会糖尿病与肥胖外科专业委员会 . 减重代谢外科围术期处理专家共识 (2019 版)[J]. 中华消化外科杂志 , 2019, 19 (9).

［16］中国医师协会外科医师分会肥胖和糖尿病外科医师委员会 . 中国肥胖和 2 型糖尿病外科治疗指南 (2014)[J]. 中国实用外科杂志 , 2014, 34 (11): 1005-1010.

［17］Obesity: identification, assessment and management of overweight and obesity in children, young people and adults [R]. 2014 NICE clinical guideline 189.

［18］LEE JJ, HONG DW, LEE SA, et al. Relationship Between Obesity and Balance in the Community-Dwelling Elderly Population: A Cross-Sectional Analysis [J]. Am J Phys Med Rehabil, 2020, 99 (1): 65-70.

［19］ZHAO C, WONG L, ZHU Q, et al. Prevalence and correlates of chronic diseases in an elderly population: A community-based survey in Haikou [J]. PLoS One, 2018, 13 (6): e0199006.

［20］JUNG SH, JUNG CH, REAVEN GM, et al. Adapting to insulin resistance in obesity: role of insulin secretion and clearance [J]. Diabetologia, 2018, 61 (3): 681-687.

［21］SANTOS CM, DIAS JMD, SAMORA GAR, et al. Prevalence of obesity, sarcopenic obesity and associated factors: A FIBRA Network study [J]. Fisioter Mov, 2017, 30 (1): 161-169.

［22］LAO XQ, MA WJ, SOBKO T, et al. Dramatic escalation in metabolic syndrome and cardiovascular risk in a Chinese population experiencing rapid economic development [J]. BMC Public Health, 2014, 14 (1): 1-7.

［23］MATHUS EM. Prevalence, pathophysiology, health consequences and treatment options of obesity in the elderly: a guideline [J]. Obesity facts, 2012, 5 (3): 460-483.

［24］CON GC, MARTA VG, LAURAR TR, et al. Charaterization of aging and diet related swine models of sarcopenia and sarcopenic obesity [J]. International Journal of Molecular Sciences, 2018, 19 (3): 823.

［25］CHEN LK, LIU LK, WOO J, et al. Sarcopenia in Asia: consensus report of the Asian working group for sarcopenia [J]. J Am Med Dir Assoc, 2014, 15 (2): 95-101.

［26］RUIXUE CAI, JIANQIAN CHAO, DAN LI, et al. Effect of community-based lifestyle interventions on weight loss and cardiometabolic risk factors in obese elderly in China: A randomized controlled trial [J]. Experimental Gerontology, 2019, 128 (2019): 1-5.

［27］SABHARWAL S, ROOT MZ. Impact of obesity on orthopaedics [J]. J Bone Joint Surg Am, 2012, 94 (11): 1045-1052.

［28］MITCHELL S, SHAW D. The Worldwide Epidemic of Female Obesity [J]. Best Practice & Research in Clinical Obstetrics & Gynaecology, 2015, 29 (3): 289-299.

［29］TEEDE HJ, MISSO ML, COSTELLO MF, et al. Recommendations from the international evidence-based guideline for the assessment and management of polycystic ovary syndrome [J]. Fertil Steril, 2018, 110 (3): 364-379.

［30］ MILONE M, DE PLACIDO G, MUSELLA M, et al. Incidence of successful pregnancy after weight loss interventions in infertile women: a systematic review and metaanalysis of the literature [J]. Obesity Surgery, 2016, 26 (2): 443-451.

［31］ NCD RISK FACTOR COLLABORATION (NCD-RISC). Trends in adult body-mass index in 200 countries from 1975 to 2014: a pooled analysis of 1698 population-based measurement studies with 19·2 million participants [J]. The Lancet, 2016, 387 (10026): 1377-1396.

［32］ XI B, LIANG Y, HE T, et al. Secular trends in the prevalence of general and abdominal obesity among Chinese adults, 1993-2009 [J]. Obes Rev, 2012, 13 (3): 287-296.

［33］ DEPUTY NP, SHARMA AJ, KIM SY. Gestational weight gain-United States, 2012 and 2013 [J]. MMWR Morb Mortal WklyRep, 2015, 64 (43): 1215-1220.

［34］ KAPADIA MZ, PARK CK, BEYENE J, et al. Weight loss instead of weight gain within the guidelines in obese women during pregnancy: A systematic review and meta-analyses of maternal and infant outcomes [J]. PLoS One, 2015, 10 (7): e0132650.

［35］ CATALANO PM, MELE L, LANDON MB, et al. Inadequate weight gain in overweight and obese pregnant women: what is the effect on fetal growth?[J]. Am J Obstet Gynecol, 2014, 211 (2): 137. e1-e7.

［36］ SHA T, CHENG G, LI C, et al. Patterns of Women's Postpartum Weight Retention and Its Associations with Maternal Obesity-Related Factors and Parity [J]. International journal of environmental research and public health, 2019, 16 (22): 4510.

［37］ RONG K, YU K, HAN X, et al. Pre-pregnancy BMI, gestational weight gain and postpartum weight retention: a meta-analysis of observational studies [J]. Public health nutrition, 2015, 18 (12): 2172-2182.

［38］ VINTER C A, JENSEN D M, OVESEN P, et al. Postpartum weight retention and breastfeeding among obese women from the randomized controlled Lifestyle in Pregnancy (LiP) trial [J]. Acta obstetriciaet gynecologica Scandinavica, 2014, 93 (8): 794-801.

［39］ JIANG M, GAO H, VINYES-PARES G, et al. Association between breastfeeding duration and postpartum weight retention of lactating mothers: A meta-analysis of cohort studies [J]. Clinical Nutrition, 2018, 37 (4): 1224-1231.

［40］ HUANG Z, LI N, HU YM. Dietary patterns and their effects on postpartum weight retention of lactating women in south central China [J]. Nutrition, 2019, 67 (2019): 110555.

［41］ DALRYMPLE K V, FLYNN AC, RELPH SA, et al. Lifestyle Interventions in overweight and obese pregnant or postpartum women for postpartum weight management: a systematic review of the literature [J]. Nutrients, 2018, 10 (11): 1704.

［42］ COLLINGS R, HILL B, SKOUTERIS H. The influence of psychological factors on postpartum weight retention 12 months post-birth [J]. Journal of reproductive and infant psychology, 2018, 36 (2): 177-191.

［43］ BRAY GA, FRÜHBECK G, RYAN DH, et al. Management of obesity [J]. Lancet, 2016, 387 (10031): 1947-1956.

［44］ LE ROUX CW, ASTRUP A, FUJIOKA K, ET AL. Three years of liraglutide versus placebo for type 2 diabetes risk reduction and weight management in individuals with prediabetes: a randomised, double-blind trial [J]. Lancet, 2017, 389 (10077): 1399-1409.

［45］KEATING SE, HACKETT DA, GEORGE J, et al. Exercise and non-alcoholic fatty liver disease: a systematic review and meta-analysis [J]. J Hepatol, 2012, 57 (1): 157-166.

［46］VILAR-GOMEZ E, MARTINEZ-PEREZ Y, CALZADILLA-BERTOT L, et al. Weight Loss Through Lifestyle Modification Significantly Reduces Features of Nonalcoholic Steatohepatitis [J]. Gastroenterology, 2015, 149 (2): 367-378. e5.

［47］ROSQVIST F, KULLBERG J, STÅHLMAN M, et al. Overeating saturated fat promotes fatty liver and ceramides compared to polyunsaturated fat: a randomized trial [J]. J Clin Endocrinol Metab, 2019, 104 (12): 6207-6219.

［48］MATHIAS P, WILLIAM BB, SRINIVASAN DC, et al. ESPEN guideline on clinical nutrition in liver disease [J]. Clin Nutr, 2019, 38 (2): 485-521.

［49］CHITTURI S, WONG VW, CHAN WK, et al. The Asia-Pacific Working Party on Nonalcoholic Fatty Liver Disease guidelines 2017-Part 2: Management and special groups [J]. J Gastroenterol Hepatol, 2018, 33 (1): 86-98.

［50］CABIN RH, GOODMAN NF. American association of clinical endocrinology and american college of endocr i nology position statem ent on menopause-2017 update [j]. endocr pract, 2017, 23 (7): 869-880.

［51］KHAN R, KAPUR P, JAIN A, ET A1. EFFECT OF ORLISTAT ON PERIOSTIN, AD iponectin, inf l am matory markers and ultrasound grades of fatty liver in obese NAFLD patients [J]. Ther C lin R isk M anag, 2017, 13 (2017): 139-149.

［52］CONWAY G, DEWAFLLY D, DIAMANTI—KANDARAKIS E, et a1. On behalf of the esepcos special interest group. the polycystic ovary syndrome: a statement from the european society of endocrinology [j]. eur j edocrinol, 2014, 171 (4): 1-29.

［53］KEEPERS GA, FOCHTMANN LJ, ANZIA JM, et al. The American Psychiatric Association practice guideline for the treatment of patients with schizophrenia. American Psychiatric Association 2020 [OL]. Availableat: https://www. psychiatry. org/psychiatrists/practice/clinical-practice-guidelines (Accessed on March 24, 2020).

［54］TSAI AG, WADDEN TA. In the Clinic: Obesity [J]. Ann Intern Med, 2013 Sep 3, 159 (5): ITC3-1-ITC3-15, quiz ITC3-16. doi: 10. 7326/0003-4819-159-5-201309030.

［55］CAROLINE MA, LOUIS J. Pharmacological Management of Obesity: An Endocrine Society Clinical Practice Guideline [J]. J Clin Endocrinol Metab, 2015 Feb, 100 (2): 342-362. doi: 10. 1210/jc. 2014-3415. Epub 2015 Jan 15.

［56］STEPHEN JC, GAVIN PR, BARNES TRE, et al. BAP guidelines on the management of weight gain, metabolic disturbances and cardiovascular risk associated with psychosis and antipsychotic drug treatment [J]. J Psychopharmacol, 2016Aug, 30 (8): 717-748. doi: 10. 1177/0269881116645254.

［57］ROFFEEI SN, REYNOLDS GP, ZAINAL NZ, et al. Association of ADR2A and MTHFR gene polymorphisms with weight loss following antipsychotic switching to aripiprazole and ziprasidone [J]. Hum Psychopharmacol, 2014 Jan, 29 (1): 38-45. doi: 10. 1002/hup. 2366.

［58］LEUCHT S, CIPRIANI A, SPINELI L, et al.(2013) Comparative efficacy and tolerability of 15 antipsychotic drugs in schizophrenia: a multiple treatments meta-analysis [J]. Lancet, 2013 Sep 14, 382 (9896): 951-962. doi: 10. 1016/S0140-6736 (13) 60733-3.

［59］DENG YL, XIAO YZ, YUAN FX, et al. SGK1/FOXO3 Signaling in Hypothalamic POMC Neurons Mediates Glucocorticoid-Increased Adiposity [J]. Diabetes, 2018 Apr, 67 (4): 569-580. doi: 10. 2337/db17-1069.

［60］PERNICOVA I, KELLY S, AJODHA S, et al. Metformin to reduce metabolic complications and inflammation in patients on systemic glucocorticoid therapy: a randomised, double-blind, placebo-controlled, proof-of-concept, phase 2 trial [J]. Lancet Diabetes Endocrinol, 2020 Apr, 8 (4): 278-291. doi: 10. 1016/S2213-8587 (20) 30021-8.

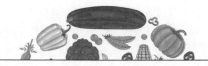

第十一章
走出减重误区

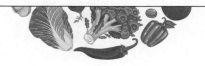

几乎每一位"资深"减重者都经历过动机 - 勇气 - 方法 - 执行 - 反弹 - 沮丧 - 再动机的过程。而在"方法"的搜寻和执行中往往愿意从各种媒体途径获得各种各样的"神招"，但多数方法都冠以"不饿不节食""躺瘦""不反弹"的光环。殊不知，这些减重误区却会直接导致"屡战屡败"，为了让医务人员了解这些减重误区及应对方法，应从"误区"产生的原因、错误的机制以及改正方法等为肥胖者答疑解惑。

第一节　一周减 10 斤，越快越好的减肥法

一、一周减 10 斤，真的能够做到吗

以瘦为美的审美标准及新媒体时代意见领袖对减肥文化的过度传播，逐渐使减肥成为一种时尚，各大热门网站的搜索引擎中输入"减肥"，点击率最高的，往往是那些标题中含有"快速减肥"或者"×天减×斤"的视频或文章。在这个万事讲求高效的时代，人们当然希望自己的身形在短时间内就产生巨大变化。那么，网络上热传的多种快速减肥法如"一周减 10 斤"，真的能够做到吗？

一周减 10 斤这种在短时间内减去大量体重的方法，我们称之为快速减重。快速减重常被应用于那些按重量级别参加比赛的运动员。为了能够参加比自己体重低一个重量级别的比赛以获得更好成绩，运动员往往会在临近比赛前一周或更短时间内通过各种手段使体重快速降低到比赛要求以下。研究显示，许多运动员都有过一周内自身体重减少超过 10% 的经历。此外，一些演员或明星，

因特定角色需要或为了在观众面前呈现良好的个人形象,也会采取一些措施使体重在短时间内大幅下降。网络上至今还留有关于"某某明星 3 天内减重 17 斤"的报道。因此,对于那些超重或肥胖的人群来说,采取一些措施在一周内减掉 10 斤体重并不是一件难以达到的事情。虽然如此,短期内快速减重,失去的大部分是人体成分中的水分及蛋白质。而多数人想要的减肥,实际上是想减去身体中过度囤积的脂肪。但脂肪的消耗是一个缓慢的过程,减去 1kg 的脂肪需要亏空约 7 200kcal 的能量,快速减脂其实并不现实。

二、了解当前常用的快速减重法

常用的快速减重法主要有以下几种:①极度减少总能量摄入;②决断性地减少碳水化合物或脂肪摄入;③极度限制液体摄入量;④桑拿浴或穿着不透气的衣服大量运动以增加排汗量;⑤催吐;⑥服用食欲抑制剂;⑦服用泻药或利尿剂。不难发现,这些快速减重法,均是通过极度限制能量摄入或增加能量消耗,造成机体快速的能量负平衡,减轻体重,或者直接通过脱水来达到减体重的目的。而网络上一些打着"某某专家传授""多个网友亲历有效"旗号的快速减肥方法,尽管花样繁多,实质也难出其右。

三、快速减重干扰机体代谢危害大

体重的构成不仅仅是蛋白质和脂肪,成年人水分约占体重的 60%~70%,水不仅是构成身体组织的重要成分,还具有多种生理功能。限制液体摄入、增加排汗量、服用泻药或利尿剂等方法造成机体大量脱水,虽然会使体重在短时间内迅速下降,但也会扰乱正常生理功能,对健康造成负面影响,短期脱水可使机体发生口渴、咽下困难、声音嘶哑、皮肤黏膜干燥、皮肤弹性减低等症状;长时间大量脱水会导致血液浓缩,血容量减少,血压下降,严重时甚至引起休克;一旦脑细胞失水严重,会出现躁狂、谵妄、定向力失常、幻觉、晕厥等神经系统症状;持续脱水还引起尿量减少、尿比重增加,有发生尿路结石、尿闭和急性肾衰竭的风险;此外,大量体液的丢失往往伴随钠、钾、钙、镁等电解质丢失,出现电解质紊乱,扰乱机体内环境稳态。

采用节食等方式过度限制能量摄入引起的快速减重,在减少碳水化合物、脂肪和蛋白质这三大产能营养素摄入量的同时,也会降低矿物质和维生素的摄入量,而其中一些微量元素和维生素是参与机体代谢、维持生理功能所必需的。摄入不足会增加各类营养素缺乏相关疾病的发病风险。

大量研究证实,过度节食和运动会损伤减肥者的免疫功能。有一项研究发现,减重速度过快会降低肥胖青少年的 $CD4^+$、$CD3^+$、$CD4^+/CD8^+$、血清 IgA 和 IgG、淋巴细胞及白细胞数量,降低机体免疫功能。免疫功能低下不仅增加机体感染风险,而且还是肿瘤发生的危险因素,对近期和远期健康都有所损害。

快速减重干扰机体内分泌系统和消化系统。极低能量膳食虽可以快速减重,但有研究表明,它与胆石症、酮症和血尿酸浓度升高的发生有关。若采用不良饮食和催吐方法进行快速减重还会引起胃炎、消化性溃疡及胃食管反流等消化系统疾病。身体脂肪含量快速下降会造成瘦素生成减少,进而影响促性腺激素的分泌,致使女性生理周期发生紊乱,出现月经延迟甚至闭经的症状。

快速减重影响心血管系统。除了脱水导致血容量减少、血压降低等因素外,过度节食使心肌细胞减少、心脏脂肪含量增加,大量运动增加心脏负荷,这些均会损害心脏功能,导致心律失常甚至发生心力衰竭。

快速减重影响神经系统及精神健康。一些调查研究表明,进行赛前快速减重的运动员存在注意力、短期记忆力、活力和自尊下降表现,以及困惑、愤怒、疲劳、抑郁和孤立等不良状态。原因可能与氨基酸摄入不足,体内 γ- 氨基丁酸、谷氨酸、甘氨酸等神经递质缺乏,使神经递质平衡发生紊乱有关。此外,极度限制能量摄入还会增加神经性厌食症、暴食症等进食障碍的发病风险。

流行病学研究表明,快速减重与损伤风险的增加有关。Oöpik 等人观察到,体重减少 5% 会影响代谢和肌肉收缩模式,从而增加受伤风险。快速减重时过度节食,钙和蛋白质的摄入不足,则会导致骨质疏松提前发生。

此外,快速减重时体内蛋白质分解,肌肉含量降低,导致基础代谢率下降,能量消耗减少,减重速度会越来越慢,而且一旦恢复减重前的饮食和运动习惯,体重则极易迅速反弹甚至超过减重前的重量。

总之,一周减 10 斤听上去虽然很有诱惑力,但长远来看并不利于健康。

第二节　不用节食,无副作用,
绝对有效的减肥法

一、减肥产品真的神奇吗

很多人相信,世界上一定存在某种神奇的方法,令我们无需体验饥饿之苦,就能轻松健康地解决肥胖问题。因此,那些以"无副作用,不用节食"作为宣传卖点的减肥产品或者减肥店,总能吸引大批拥趸。然而这些方法的减肥机制是什么? 真的如商家所言那么神奇吗? 让我们来逐一进行探究。

当下最流行的不用节食的减肥产品就属酵素了。"酵素"原是日语词汇,是汉语"酶"的同称。不过酵素产品并不完全等同于酶,还有一些商家只是套用"酶"的概念,将一些瓜果蔬菜经微生物发酵而来的混合液称之为酵素。网上有人做了一个酶素水解淀粉的实验,以此宣称从蔬果中提炼出的酶素即"酶"可以分解体内的糖类和脂肪,而且还能促进身体宿便排出,既减肥又养颜,无需节食,轻松减肥,又无副作用。事实上,生物体内的酶的确可以分解肠道内吸收后的糖类、脂肪和蛋白质等产能营养素,但只有直接和这些物质化学接触,并有相应的内环境,才会起到分解效果。而酶素产品中的酶往往是一些多糖类物质,在进入人体的消化道后,生物活性下降,被水解而最终人体吸收,根本没有机会发挥作用。至于酶素产品的排便作用,可能是其中添加了低聚果糖、低聚木糖等促进肠道益生菌生长的物质,食用过量还会引起腹泻发生。

左旋肉碱是脂肪代谢过程中的一种关键物质,可以作为脂肪转运的载体,将长链脂肪酸运送到线粒体内进行氧化分解。左旋肉碱最早是作为一种运动员的营养补充剂,用于提高运动中的能量生成和提高机体耐力水平。然而近年来,一些减肥产品通过添加左旋肉碱,宣称可以借此增加肌肉中的左旋肉碱浓度,从而提高脂肪氧化作用。但已有研究表明,正常成人体内所合成的左旋肉碱已足够机体利用,完全不用担心缺乏;同时,单纯口服左旋肉碱也并不能改变肌肉中的左旋肉碱浓度。此外,脂肪的氧化并不单纯依靠左旋肉碱载体运输,还需要多种酶及其他物质的参与。因此,靠摄入左旋肉碱来达到减肥目的是不可能的。

除了左旋肉碱之外,市面上还有很多添加了各类成分如咖啡因、绿茶酚、螺旋藻、决明子、荷叶等的口服减肥产品。其中大部分宣称减脂的成分都缺乏科学依据。少数如咖啡因和绿茶等确实有一些特性可以促进脂肪代谢,然而,其作用效果甚微。需要注意的是,为了真的表现出疗效,一些减肥产品可能会添加违禁药品。违规添加的成分不会注明,其剂量也是未知的。长期使用此类产品会严重损害消费者的健康,甚至可能威胁生命。

代餐,就其字义为取代部分或全部正餐的食物。一般代餐食品具有高纤维、低能量、易有持续饱腹感的特性,因此被一些商家包装为减肥食品。但是,服用这些代餐食品后无需节食也无副作用就能减肥的说法其实是无稽之谈。若是三餐之外食用代餐食品,不仅起不到减肥作用,反而会因为更多的能量摄入而增重。若是用代餐食品取代正餐,只有在代餐食品热量低于每日能量消耗的情况下才会减重。而且目前大多数代餐食品的营养素种类和含量并不均衡,三餐全部使用代餐食品容易导致营养不良,从而引发一系列疾病。更何况,代餐食品取代正餐,不恰好是限制食物摄入的种类和数量即"节食"的一种表现,又何谈"无需节食"呢? 不过,如果已经被医生判定为超重或肥胖的患者,选用正规的代餐食品代替部分正餐,减少总能量摄入,还是有助于减肥的。前提是合理搭配正餐和代餐食品,以及需要在营养医师的科学指导下食用。

除了可食用的减肥产品,一些外用的物理减肥法目前也开展得"如火如荼"。但号称"瘦腿"的弹力袜其实并无燃脂功效,不过是靠着压缩肌肉与减轻水肿，让你的腿围感觉小了那么一点。而添加了各种减肥成分的瘦身霜，在涂抹按摩后体重减轻，多数是因为脱水的缘故。至于针灸、埋线、拔火罐等利用中医经络学进行减重，目前的临床证据并不充分，多数还是需要配合控制饮食和运动才能起效。此外，抽脂减肥虽可将脂肪吸出体外，但如果不节制饮食，手术过后仍会复胖。且吸脂减肥可能导致皮肤松弛、血肿和感染，甚至出现脂肪栓塞等严重并发症，具有一定风险。

理论上讲，任何可以对机体产生额外影响（即"功效"）的物质都有发生副作用的可能，无论是内服还是外用，都没有绝对的安全。故"无副作用"与"绝对有效"一样，都是夸张的断言。总之，遇到那些"无副作用，不用节食"即可享"瘦"的商业产品，我们还是应该谨慎看待。

二、减肥的实质

肥胖症患者的一般特点为体内脂肪细胞体积和细胞数增加，体脂占体重的百分比（体脂百分比）异常增高，并在某些局部过多沉积脂肪。因此减肥既不是减水分，也不是减肌肉，更不是减骨骼，我们需要减少的是体脂百分比。热力学第一定律告诉我们，能量既不会凭空产生，也不会凭空消失，它只会从一种形式转化为另一种形式，而总能量保持不变。当摄入机体的能量大于消耗时，多余的能量转化成脂肪囤积于体内。若要减肥，就要使能量消耗大于摄入，即通过控制饮食来减少能量摄入及通过运动增加能量消耗。

三、无副作用，不用节食，科学减重才能做到

成功的减肥包括两个不同的阶段：实现减肥和保持体型。因此，减肥是一项需要一生坚持的行为。科学的减肥应是对健康生活习惯的重塑过程：合理膳食，改变膳食结构和食量以降低脂肪和热量；加强体力活动和锻炼，选择自己喜欢的运动并培养运动习惯；咨询也同样重要，因为营养师或咨询师可以约束人们不会轻易放弃减肥计划。这样的减肥虽然进程缓慢，但因其不会损害健康，也无需节食，从而稳定持久。

第三节　桑拿浴减肥法

一、什么是桑拿浴减肥法

"Sauna"一词是芬兰语，原意是"无窗户的木屋"，指在封闭房间内用蒸汽对人体理疗的过程。传统的芬兰桑拿浴是用水泼在封闭室内烧热的石头上来产生蒸汽，这种方式因其能够营造高温度（80~100℃）低湿度（5%~25%）的室内环境，

而称为干蒸浴。另一种从土耳其传来的蒸汽浴,可使室内温度达到 40~70℃,湿度接近饱和,故被命名为湿蒸浴。两种蒸浴构成了我国桑拿浴的主体,因有研究显示其具有多重保健功效,故逐渐被大众接受,成为一项时尚健康的休闲方式。

不知何时起,"桑拿浴减肥"的言论在减肥圈传开,引得减肥爱好者们跃跃欲试。这个说法不是空穴来风。多个研究和实践已经证明了桑拿浴的减重效果。一项以习惯久坐的青年男女为研究对象的试验发现,一次桑拿浴即可使体重减轻;一项针对肥胖男性的研究指出,桑拿浴降低了他们的体重。此外,一些运动员们也选择桑拿浴帮助他们在比赛前减轻体重。

二、桑拿浴减肥的真相

无论是干蒸浴还是湿蒸浴,本质上都是一种高温疗法。随着外界环境温度的升高,人的体温也会随之升高。为了增加散热使体温恢复正常,体温调节中枢会释放信号促进汗腺分泌。有研究显示,桑拿浴的排汗速度大约为 0.6~1.0kg/h,一次 15~30 分钟桑拿浴的平均排汗量为 0.5kg。又有实验发现,连续 6 次 15 分钟的桑拿浴使受试者减去了 2.3% 的体重,而若在每次桑拿浴之间的间隔休息时令受试者喝下与前一次桑拿浴减去体重等量的水,结果却只减去了 0.4% 的体重。因此,桑拿浴能够减重的主要原因是体液的流失。此外,高温促使交感神经兴奋,引起心率加快,血压升高,导致静息能量消耗增加是桑拿浴减肥的另一机制。但这种方式消耗的能量只略微高于静坐不动的能耗,指望每日几十分钟的桑拿浴增加能量消耗来减肥,还是有些不切实际。况且,不规范的桑拿浴可能带来脱水、皮肤烫伤等健康风险;特殊人群如严重主动脉瓣狭窄、不稳定性心绞痛患者体验桑拿浴有可能发生心肌缺血;体位性低血压患者蒸桑拿后血压下降可能会导致晕厥。因此,桑拿浴不但起不到减肥的效果,某些情况下反而有损健康。

三、泡浴按摩等被动运动也能消耗机体能量

桑拿浴减肥之所以能够在减重市场占据一席之地,是利用了人们不爱运动的惰性心理。引起肥胖和超重的一项重要因素是缺乏体力活动,而超重和肥胖又会加剧懒惰使得更加不想运动。不爱运动又想要消耗能量,因此催生了多种号称可以消耗能量的"被动运动减肥法"如泡浴、按摩、甩脂机,等等。那么,仅靠外力来帮助完成运动的"被动运动减肥法"真的如宣传所言那般有效吗?

成年人的能量消耗主要由基础代谢、体力活动和食物热效应三个方面构成。其中,体力活动占人体总能量消耗的 15%~30%,是人体控制总能量消耗的关键部分。人体在主动进行体力活动时,骨骼肌用力收缩,与静息状态相比,其能量消耗明显增加。此时,机体会动员体内的碳水化合物、蛋白质和脂肪分

解来为骨骼肌收缩提供能量。而被动运动是凭借外界力量使身体组织活动,此时机体的骨骼肌并没有用力收缩。因此,被动运动不会让我们消耗更多能量。若想通过增加能耗来减肥,必须选择肌肉主动做功产能的运动方式,最好是一些中低强度的有氧运动,其可持续的时间长,且主要靠燃烧脂肪来为机体提供能量。

第四节　每天 5 个水果减肥法

一、水果的能量究竟有多少

水果,是指可食用的、多汁且主要味觉为甜味和酸味的植物果实。水果种类很多,根据果实的形态和生理特征分为 5 类:仁果类、核果类、浆果类、柑橘类和瓜果类。也有按照地区分类如热带、亚热带水果。很多人认为,水果所含能量少,又富含多种维生素和矿物质,是减肥期间的佳品。但其实,不同种类的水果由于其含水量和产能营养素含量不同,所含能量差异较大(表 11-1)。一般来说,含水量越高,蛋白质、脂肪和碳水化合物含量越低的水果能量越低,例如苹果、梨、葡萄、草莓、西瓜等。而一些含水量少,蛋白质、脂肪和碳水化合物含量较高的水果所含能量相对较高,如鳄梨、冬枣、菠萝蜜、椰子、榴莲等。

表 11-1　几种常见水果的主要成分含量(每 100g)

名称	水分 /g	能量 /kcal	蛋白质 /g	脂肪 /g	碳水化合物 /g
梨	85.9	51	0.3	0.1	13.1
苹果	86.1	53	0.4	0.2	13.7
鳄梨	74.3	171	2.0	15.3	7.4
沙果	81.3	70	0.4	0.1	17.8
冬枣	69.5	113	1.8	0.2	27.8
桃	88.9	42	0.6	0.1	10.1
杏	89.4	38	0.9	0.1	9.1
草莓	91.3	32.2	1.0	0.2	7.1
猕猴桃	83.4	61.2	0.8	0.6	14.5
葡萄	88.5	45	0.4	0.3	10.3
石榴	79.2	72	1.3	0.2	18.5
橙	87.4	48.2	0.8	0.2	11.1

续表

名称	水分 /g	能量 /kcal	蛋白质 /g	脂肪 /g	碳水化合物 /g
菠萝	88.4	43.6	0.5	0.1	10.8
菠萝蜜	73.2	104.6	0.2	0.3	25.7
香蕉	75.8	93.4	1.4	0.2	22
椰子	51.8	241	4	12.1	31.3
火龙果	84.8	55	1.1	0.2	13.3
榴莲	64.5	150	2.6	3.3	28.3
西瓜	93.3	31	0.5	0.3	6.8

资料来源：杨月欣.中国食物成分表标准版.北京：北京大学医学出版社,2018.

此外,水果能量还与其重量有关。虽然每 100g 西瓜能量较低,但由于单个西瓜重量可观,一个中等大小的西瓜能量即可达几百千卡。而冬枣虽然每 100g 能量含量较高,但一颗冬枣的能量仅有十几千卡。

二、每天 5 个水果真的能减肥吗

目前并没有科学的实验研究显示每日 5 个水果能够减肥,也并未有权威的组织和机构发布相关言论。传播这条信息的人只单纯指定水果数量,并不约定水果的大小、种类以及吃法,仔细一想便知其诈。抛开水果大小和种类所致的能量差异不谈,若是每日只吃 5 个低能量的水果,摄入的能量低于日常消耗的确会减重。但多数水果蛋白质和脂肪含量极低,仅靠食用水果无法满足人体正常营养需要,长此以往必会带来健康危害。且一旦恢复正常饮食,体重就会迅速反弹。而若是饱食后再多摄入 5 个水果,反倒是增加了机体能量摄入,不仅起不到减肥作用,还会导致增重。即便将水果和其他食物自由组合不限制吃法,水果也不能多吃。多数水果的含糖量在 6%~28%,主要是果糖、葡萄糖和蔗糖。果糖的甜度较高,甜味会刺激食欲,令人摄入更多的能量。另外,大量摄入果糖可以促进脂肪合成,从而加剧肥胖。

三、合理利用水果减肥

水果对健康的益处已经得到证实。很多研究都表明食用水果可以有效缓解肥胖以及肥胖相关疾病如糖尿病、冠心病等。可能的原因有以下几点：水果中的膳食纤维能为机体带来较强的饱腹感；多数水果能量密度较低,用其代替高能量密度食物可减少日常总能量摄入；水果可以为机体提供必要的微量营养素,通过各种潜在的机制缓解肥胖;水果中的植物化学物如白藜芦醇、咖啡酸、柚皮苷、原花青素等也具有防治肥胖的作用;水果中丰富的膳食纤维和多酚类物质通过调节肠道菌群改善肥胖状态。

但是,利用水果减肥也要讲究方法。首先是控制水果的摄入量。中国居民膳食指南推荐健康成年人的每日水果摄入量为 200~350g,约相当于一个中等大小的苹果至一个中等大小的苹果加一个中等大小的橘子。其次是选择合适的水果种类,首选能量低且饱腹感强的水果。最后是合理选择水果摄入方式,可以将水果作为零食,代替一些高脂肪高能量的食品在两餐间食用。也可在餐前摄入一些水果,提升血糖,增加饱腹感,从而减少正餐摄入量。或者可将水果代替正餐的主食,搭配其他蔬菜及畜禽肉蛋奶类食品食用。

第五节 "过午不食"减肥法

不知何时,"过午不食"这一说法开始重新进入了大众的视野,被认为"中午以后不吃东西对身体有好处",还被很多人当作减肥的"制胜法宝"。但是,"过午不食"真的能减肥吗? 这是不是一种科学健康的减肥方法呢?

一、"过午不食"从何处来

"过午不食"这一说法,现在被很多人认为来源于中医。但其实它最早来源于佛教。多部佛教著作如《舍利弗问经》《破相论》等对其进行了阐释。过午不食作为一条佛家戒律,确切的理解应作"不非时食",即不在许可吃东西的时间以外吃东西。如再进一步考证,过午不食指的则是中午 12 点到次日黎明之间不进食。尽管后续有古代中医名家喻昌在其医案《寓意草》中提及"释教以过午戒食",但也只是为了阐述饮食时间对于调养的重要性。

二、"过午不食"如同海市蜃楼

中国佛教协会会长赵朴初先生曾经对佛教过午不食的意义进行过解释,他在《佛教常识答问》中提道:"比丘的饭食是由居士供养,每天只托一次钵,日中时吃一顿,可以减少居士的负担。除此之外,过午不食,有助于修行"。

尽管如此,佛教对于过午不食的执行也有其灵活变通之处,比如佛教徒允许吃药食。所谓的药食,指的就是晚餐,之所以叫做"药食",是提醒出家人不可贪恋食物,寺院晚餐只能当作治疗饥饿的药来吃。之所以会出现这种情况,也是因为中国的出家人和印度不同,必须参加劳动,因此午后必须摄入一定能量来满足机体的活动消耗。除此之外,寺院中教徒饮用的"茶羹"和"代茶饮"中含有大枣、薏仁、葛根等富含碳水化合物的食材,午后服用也是对机体能量的补充,实际在一定程度上也起到了晚餐的作用,这反而在一定程度上符合了现代营养中"早餐吃好,午餐吃饱,晚餐吃少"的观念。由此可见,绝对意义的"过午不食"如同海市蜃楼,看似存在,实际可能并不适用。

三、"过午不食"减肥法,杀敌一千,自损八百

古代社会生活节奏缓慢,但是在物质满足的情况下,一日三餐制也广泛为人们接受,并逐渐取代了一日两餐制成为主流。这反映了一日三餐制的科学性。与古代人相比,现代社会的夜晚睡眠时间大大延后,下午以及夜晚的体力及脑力活动能量消耗与古代相比大大增加,因此适当的加餐以及晚餐意义更加重要。

以"过午不食"来增加禁食的时间,可能会起到减重的效果。人体在短期饥饿的状态下,机体会利用体内储备的能量物质以保证重要脏器的供能。首先利用的是体内的糖原分解的葡萄糖,随后利用氨基酸、甘油等物质通过"糖异生"转变成的葡萄糖来供能。在人体蛋白质摄入不足时,器官组织的蛋白质如骨骼肌等将会被分解产生氨基酸,肌肉组织的消耗会导致机体出现运动耐力下降等一系列症状。但减重的目的是通过减掉机体多余的脂肪,增加肌肉来让我们的机体达到更好的健康状态。"过午不食"减肥法减掉体重的同时也丢失了肌肉,这与减肥以获得健康的理念背道而驰。

有研究表明,"过午不食"此类减少进餐频率的做法对降低体重以及增加机体能量消耗的效果可能并不显著,反而会对人体产生很多负面影响。每日进食次数减少和进食节律的改变,可导致瘦素释放、葡萄糖和能量代谢以及胰岛素敏感性的紊乱,反而可能导致肥胖和代谢综合征的发生。饮食频率的下降,会影响饱腹感,导致暴饮暴食行为的增多,可能与胃炎等胃部疾病发生有关。

因此,盲目"过午不食"减肥不可取。俗语云:"听话听音,刨树刨根",这告诉我们很多事情不能只听字面意思,一定要刨根问底,三思而后行才能避过误区。尊重人体生物节律,控制能量管住嘴,适量运动迈开腿才是减肥的正道。

第六节 "少吃一餐"减肥法

一、"少吃一餐"无处不在

少吃一餐减肥法,大概是咱们老百姓最容易想到的减肥方法了。每当感觉自己变胖或者对自己体重不满意时,便会脱口而出:"下顿饭我不吃了,饿着减肥"。随后,当成功实现"下顿饭不吃"的目标时,内心就充满了成就感,仿佛自

己真的瘦了几斤……随后的饭,又开始了肆无忌惮的享受。现在的年轻人由于晚睡现象普遍,直到凌晨才休息,早上不起床吃早饭,每天只吃中餐和晚餐,所以"少吃一餐"普遍存在。2019 年发表的我国居民饮食行为研究显示,我国居民不吃早餐、不吃中餐、不吃晚餐者所占的比例分别为 4.4%、1.4%、0.2%。国外也有研究报道人群中选择不吃早餐的比例为 36%,不吃早餐是运用最多的"少吃一餐"减肥法。

二、"少吃一餐"减肥并不靠谱

"少吃一餐",到底有没有减肥的作用呢? "少吃一餐"减肥法,其理论是通过减少进餐频率,以达到控制能量摄入和减肥的效果。但是这种减肥方法的效果可能只存在于理论之中。尽管有研究指出,较短时期不吃早餐可以在一定程度上减少一日总能量的摄入,且总能量摄入下降的幅度可能大于能量消耗的下降幅度(能量负平衡)。但是几项持续较长时间的观察性研究提示不吃早餐对于体重并没有明显影响,甚至还有研究指出不吃早餐可能会导致体重的增加。从现有的研究结果来看,尚无高质量的干预研究支持长时间不吃早餐对于负能量平衡的维持作用,以及长时间不吃早餐会导致显著的体重下降。另有研究指出,每日三餐及以上的进食频次对于食物摄入影响很小,而每日两餐及以下反而会对食欲的控制产生消极影响。

三、"少吃一餐"危害大

"少吃一餐、不吃早餐"可以对健康产生诸多负面影响。早在 20 世纪 60 年代,就有研究指出每日餐次与超重、高血脂以及糖耐量的受损有关。最近的荟萃分析也指出,不吃早餐是 2 型糖尿病发病的危险因素。

少吃一餐导致每日剩余两餐之间的进餐间隔延长,会使人体处于短时间的饥饿状态。短时间饥饿状态下,人体首先利用体内的糖原分解成葡萄糖供能,随后利用氨基酸、甘油等物质通过"糖异生"转变成的葡萄糖来供能。在蛋白质摄入不足时,器官组织的蛋白将会被分解产生氨基酸,造成肌肉的消耗。肌肉的减少不但会减低机体代谢速率,脂肪容易堆积,还会导致皮肤松弛,免疫力下降,肌肉耐力、身体核心力量减弱,更加容易疲劳。国外的研究证实,与禁食的人相比,早上摄入碳水化合物的受试者在运动能力上表现更优秀。

综上所述,"少吃一餐"减肥法,减肥效果未知,但健康危害较为明确。饮食联合运动减重才是更有利于实现长期减重目标的方法,规律进食,维持合理的进食频率,不仅有利于维持机体良好的运动状态,更有利于预防远期糖尿病、心脑血管疾病的发生发展。

第七节　咖啡减肥法

一、何为"咖啡减肥法"

咖啡减肥法,是最近流行的一种减肥方法。据传具有神奇的减肥功效,互联网上"7 天减肥 10 斤""一周瘦 8 斤"的醒目标题随处可见,而点开之后,通常还会有各种五花八门的减肥咖啡链接。咖啡减肥法从字面意思理解,就是通过每天喝黑咖啡,利用黑咖啡低热量、消水肿、促排便的特点,达到降低体重的目的。这一减肥方法,迎合了广大受众简单、快速减重的需求,因而受到了广泛关注。

二、咖啡减肥,真理还是谎言

根据现有的研究结果,咖啡所富含的绿原酸、咖啡因、膳食纤维可能是使咖啡发挥减重作用的物质。绿原酸作为一种多酚类植物化学物,具有抗炎、预防糖尿病、促进胃肠蠕动和胃液分泌等多种功效;膳食纤维具有促进胃肠蠕动以及排空的作用。

咖啡因在一杯咖啡(240ml)中的含量约为 100mg 左右,被认为是咖啡发挥减重功能的重要物质。研究表明,咖啡因可以影响人体的能量平衡,通过增加机体代谢率、加快能量消耗、促进脂质氧化及分解产热来增加机体的能量消耗等机制,进而发挥出一定程度的体重控制功能。但是,这种体重控制的效果是比较有限的:在一项调查中,300mg/d 的咖啡因摄入一天仅能额外带来 79kcal 的能量消耗。而根据减重的原理,减轻 1kg 的体重平均要有 7 200kcal 的能量消耗。据上述的比较不难看出,仅仅依靠每天喝 3 杯左右的咖啡就想实现每天减重 0.5kg 的目标,肯定是不现实的。除此之外,咖啡因对人体体重控制效果是在咖啡因摄入比较少的受试者中得到的,至于长时间服用是否有这种效果,目前尚无数据支持,因此对于长时间喝咖啡人员的减重效果,还需要慎重看待。

三、"咖啡减肥法"其实不简单

咖啡是一种历史悠久的天然饮品,但这并不代表咖啡是无毒无害的,咖啡因的大量摄入会对人体产生一定影响:大剂量摄入咖啡因会引起胃肠道症状,例如恶心、呕吐、肠胃不适等;欧洲的一项研究发现,喝咖啡可能与慢性萎缩性胃炎存在一定的联系;大量的咖啡因摄入还会引起血压的升高,增加高血压病的发病风险,因此高血压病患者在饮用咖啡时要更加谨慎;尽管咖啡具有提神醒脑的作用,但过量饮用后影响睡眠,所带来的神经精神症状同样会给人带来困扰。

从上述分析中可以看出,咖啡减肥绝对不是简单的多喝几杯,稍有不慎就会使咖啡对正常的生活产生影响。如果以对人体不产生副作用(一般毒性、心血管效应、对骨骼状态和钙平衡的影响、成年人行为的改变、癌症发病率的增加以及对男性生育能力的影响)为原则,健康成年人咖啡每日饮用量为不超过 400mg 的咖啡因摄入,孕妇的咖啡摄入量更是不能超过 300mg/d。

在食品安全问题多发的今天,形形色色的减肥咖啡也需要我们在挑选时多加注意。据报道,有些减肥咖啡为达到减肥的效果,向咖啡中非法添加可以抑制食欲的药品西布曲明,此类物质可以诱发心脏病和脑卒中,具有巨大的健康风险。

四、咖啡应该这样喝

尽管咖啡在体重控制过程中的作用得到了证实,但是在减肥过程中仅仅依靠咖啡也不可能起到理想中的效果。我们可以把咖啡作为加快机体能量代谢的补充物质,但减重的核心依然是控制能量摄入以及加大能量消耗。选择咖啡因含量高的黑咖啡,不加入糖等调味剂以避免增加能量摄入,在饮用后进行一定的体力活动增加能量消耗,才是咖啡的正确使用方法。

第八节　辣椒减肥法

一、辣椒真能减肥吗

辣椒减肥法,顾名思义,就是希望通过吃辣椒来实现减肥的目的,这一减肥方法最初起源于日本。辣椒减肥法的核心,在于辣椒中所富含的辣椒碱。

辣椒碱是辣椒中富含的一种化学物质,科学研究发现这种物质可以通过多种机制产生一定的减肥作用。辣椒碱可以通过激活 TRPV1 相关信号通路,抑制脂肪酸合成,促进能量消耗,导致脂质聚积减少,显著减轻饮食诱导的肥胖小鼠体重;辣椒碱可以增强交感神经的活动,进而抑制食欲,增加能量代谢,日本学者在人群实验中验证了早餐食用辣椒对人体碳水化合物、脂肪、蛋白质摄入的抑制作用;除此之外,人群试验还证实了辣椒碱可显著降低餐后血糖、胰岛素、C 肽水平,改善胰岛素抵抗,这也可能在控制肥胖中发挥一定的作用。

尽管基础研究提示了辣椒碱潜在的减肥功效,但在高质量的人群研究中,辣椒碱的减肥作用却并不理想:在一个严格设计的随机对照试验中,实验组人群每日服用 6mg 辣椒碱,经过 12 周的干预,与安慰剂组相比,两组人群平均体重都有所下降,但两组人群的体重下降并没有显著差异。但在国内的对照试验中,10 例超重志愿者经过 4 周的口服辣椒碱干预后,志愿者的 BMI、肥胖程度、内脏脂肪区域、体脂百分比和臀围较干预前明显降低。一个纳入了 9 项原始研究的荟萃分析结果显示,服用辣椒 / 辣椒碱可以使超重及肥胖者的平均每日能量消耗增加 58kcal,这仅相当于普通人一日总能量摄入的 1/30 左右,说明只依靠食用辣椒减肥是远远不够的。

综上所述,辣椒减肥的效果虽然在动物模型中均获得了比较肯定的结论,但是在人群中使用辣椒减肥的效果并不显著,或者说辣椒只可以作为减肥过程中的一种辅助性食物,完全依赖辣椒减肥并不现实。目前还缺乏长时间食用辣椒减重效果的研究,长期食用辣椒后机体是否会因耐受作用而导致减肥作用下降,也是一个未知数。

二、辣椒好食材,多吃也无益

辣椒是一种历史悠久的食材,维生素 C 含量异常丰富,具有丰富的营养价值。尽管食用少量辣椒(低剂量辣椒碱)可能会通过增加机体能量消耗等机制发挥一定的减肥功效,但是辣椒的过量食用,辣椒碱摄入量增加也会对机体产生多方面的危害。动物实验中,大剂量的辣椒碱可以使实验大鼠部分神经元细胞死亡,产生永久性痛觉丧失。大量辣椒素还可引起实验动物胃肠黏膜的充血、水肿、痉挛等症状。

由于我国当今“无辣不欢”饮食文化的流行,火锅等饮食在制作过程中加入了大量的辣椒来刺激食欲,食用火锅等含辣椒比较多的食物后的不适症状也普遍存在。成都的一项调查显示,食用火锅后出现不适症状的人占到了 84.7%,主要的症状包括口干、口腔溃疡、咽喉肿痛、腹泻、腹痛、肛门灼热感、排便频繁、便秘等。火锅进食量、食用频率和辣度是上述症状严重程度的最主要影响因素。在墨西哥的一项调查中,吃辣椒的人患胃肠癌的概率是不吃辣椒人的很多倍。

不论是火锅还是其他形式的辣椒调味品,在加工过程中通常会加入大量油脂。对减肥的人来说,食用加工后的辣椒也同样增加了油脂的摄入,对于减肥非常不利。因此,即使在减肥过程中食用辣椒作为辅助,也要注意辣椒的加工方式,避免油腻,避免食用过量后给人体带来的不适症状。

第九节　多吃脂肪多吃肉不吃粮食减肥法

“管住嘴,迈开腿”是减肥的关键所在。然而对于吃货人士,“管住嘴”无疑是一件极其痛苦的事。于是近几年来,“多吃脂肪多吃肉不吃粮食就可以轻松收获完美身材”的说法一出现,便迅速蹿红网络,得到了广大减肥人群尤其是肉食主义者的拥护。然而,不吃粮食减肥真的有效吗?对我们的健康会不会有什么影响呢?其实这种膳食模式早在二十世纪五六十年代就被提出,其实质是一种典型的低碳水化合物减肥膳食。

一、当下流行的低碳饮食减肥法

低碳水化合物饮食（low carbohydrate diet，LCD），即饮食中限制碳水化合物的摄入，而用富含蛋白质和／或脂类的食物以及其他低碳水化合物食物补充替代，从而限制能量摄入，增加蛋白质和脂肪消耗的一系列饮食方案。目前，国内外对低碳水化合物饮食的量化定义尚不统一，根据大多数临床研究统计，每日低于150g碳水化合物摄入，或碳水提供能量占比低于40%，均可能被认为是低碳水饮食。根据摄入量，又可将广义的低碳水化合物饮食分为低碳水化合物饮食（20%~40%）、限碳水化合物饮食（10%~20%）和极低碳水化合物饮食（5%~10%）。当下流行的低碳水化合物饮食主要有：原始人饮食、阿特金斯饮食、生酮饮食、低碳水地中海饮食、低碳水高蛋白饮食和零碳水饮食。以上几种低碳水饮食中，碳水化合物的供能比均远远低于膳食指南所推荐的碳水化合物供能比50%~65%。

二、碳水化合物是肥胖的元凶吗

碳水化合物是三大产能营养素中提供能量最快的营养素。正常人体摄入大量碳水化合物，可使血糖快速升高、刺激胰岛素分泌增加，从而提供人体可直接利用的葡萄糖，并将多余的葡萄糖转化为糖原和脂肪储存起来。因此，低碳水化合物饮食减肥的人群往往认为只要不吃或少吃主食及富含淀粉和糖类的食品，就可以通过限制碳水化合物摄入，从而减少脂肪合成。然而，研究表明，单纯性肥胖受环境因素和遗传因素共同影响，其中环境因素还包括饮食因素、体育活动、个人性格和家庭因素。而饮食摄入能量过多、体力消耗能量过少是导致脂肪合成增加，引起肥胖的最主要原因。单纯限制碳水化合物，而不限制总能量摄入、增加能量消耗，并不能达到有效减肥的目的。

三、低碳饮食不吃主食的危害

人体的能量代谢均依赖于每天动态合成的糖原来完成，每克糖原代谢都能带走3~4g水分，而肥胖的人能储存多达350~500g肌糖原以及100g肝糖原。小样本研究认为，长期低碳水饮食能够通过动员脂肪供能；减少胰岛素分泌，抑制机体脂肪合成；或通过调控不同的饥饿相关激素抑制食欲、减少摄入量减轻体重。但事实上低碳水饮食的减重效果并没有比限制能量和脂肪的减重效果更好，在对健康的影响上也不具有科学优势。而且，长期以高蛋白质高脂肪饮食替代碳水化合物有着不可忽视的健康危害。

机体长期消耗脂肪供能，产生的大量酮体可以导致酮血症或酮尿症的发生，造成酮症酸中毒,轻者会出现恶心、呕吐等症状,严重者会发生脱水与休克,甚至可能危及生命;长期高蛋白摄入还会导致钙流失增加、嘌呤摄入增高、肝肾负担加重,增加痛风、骨质疏松、非酒精性脂肪肝、肾结石和肾功能紊乱等发生风险。从碳水化合物的角度来看,碳水化合物作为人体组织的重要组成部分,参与细胞的组成和多种功能活动,并且是血糖的主要来源。机体组织长期缺少了碳水化合物时血糖水平会下降,容易出现头晕、眼前发黑、出冷汗、乏力等低血糖、低血压反应;葡萄糖是大脑唯一能利用的能源物质,长期缺乏葡萄糖利用,对大脑也会造成损伤,如记忆力减退等;低血糖情况严重时甚至会使脑细胞受损,造成不可逆的脑损伤。与此同时,由于食物种类单一,脂肪和蛋白质以外的一些营养物质,如某些维生素、膳食纤维、微量元素等的摄入也会大大降低,容易引发便秘、肠道菌群失调、营养不良等问题。

四、选择科学合理的膳食模式

科学管理饮食对健康减重至关重要。合理的选择主食不但能增加饱腹感,减少食物摄入量,还可以激活体内合成代谢的关键酶类,增加膳食纤维,提供多种矿物质、维生素,维持机体营养均衡。建议:

1. 限制总能量摄入,增加体力活动;
2. 主食多样化,以豆类和粗粮为主,适量摄入薯类食物;
3. 避免精致点心、面包、油炸等高油、高糖、高能量密度食物;
4. 饮食清淡,少盐少油,合理选择烹调方法;
5. 多吃蔬菜,适量水果;
6. 改变进餐次序,依次为汤、菜、肉、主食,有助于减少进食量;
7. 细嚼慢咽,专心用餐。

第十节　马拉松减肥法

运动是增加能量消耗,从而减轻体重的主要手段,其中跑步是减肥人群选择最多的一种运动。研究表明,跑步每小时所消耗的热量比游泳、跳绳、打羽毛球都高。然而对于运动减肥的认识,很多人还存在不足或误区。运动与减重效果不成正比,甚至体重不降反升是很多减肥人士的苦恼。其中最典型的便是马拉松式的长时间、高强度、长跑程的跑步减肥方式。

一、跑得越久越减肥吗

马拉松式减肥人群往往认为,跑步时间越久,所消耗的能量越多,对减肥越有效。其实,跑步的减重有效性与跑步时长不一定成正比,而与是否限制能量摄入、运动的方式或形式有着巨大的关系。研究表明,运动的减重效果在不同个体间可以表现出巨大的差异,但总体来看,在不限制能量摄入的条件下每周进行中等强度运动 150 分钟或马拉松式长跑均可能发生体重不变甚至反升的现象。此外,跑步的减重效果还与跑步的速度、强度、规律性有关。以下问题是导致运动减肥效果甚微的常见原因:

1. **跑得太快** 减重的目的在于减少体内脂肪,而脂肪燃烧主要以有氧的方式进行。所以如果跑步速度过快,不仅不能燃烧脂肪,反而会加速体内糖原的消耗,从而导致运动性低血糖以及运动能力降低等症状。45%~65% 最大耗氧量的低中强度有氧运动的脂肪氧化效率最高,而高于 70% 最大耗氧量的运动脂肪氧化效率反而会下降。

2. **运动后乱吃东西** 运动后能量消耗、血糖下降、缺水等会使得食欲大增、极度口渴。很多人会喝运动饮料或吃美食犒赏自己,而这些饮料或食物往往含有大量能量,轻易就能补足甚至超过运动所消耗的能量。

3. **运动之外生活懒散** 体重减轻关键在于使能量消耗大于能量摄入,实现能量负平衡。如果日常生活体力活动很少,仅依靠运动所消耗的能量,往往很难达到理想的效果。

4. **执行困难** 长时间跑步运动负荷大、耗时久,难以长久坚持,久而久之容易产生心理负担,增加自我挫败感和愧疚感,偏离原本减重的积极初衷甚至自暴自弃。

5. **跑步环境单一** 长时间单一跑步路线,肌肉很快适应,心理也易产生厌烦感,容易达到减肥平台期,导致跑步计划难以持久。

二、马拉松式减肥的危害

马拉松式的长跑未必能有效减肥的同时,还会带来很多的身体负担。研究显示,即使受专业训练的马拉松运动员在跑步结束后也会存在严重关节受累、肌肉撕裂伤、大腿内侧皮肤红肿发炎,甚至发生血尿、蛋白尿等急性肾损伤。长时间跑步还会导致体液成分发生巨大变化,一方面血液浓度增加,加重内脏器官负担;另一方面,水分、电解质通过排汗大量丢失,出现口渴、乏力,甚至休克危及生命。如果此时错误的单纯大量补水,极易造成低钠血症、水电解质紊乱发生,轻则恶心、头晕、眼花,严重者可发生脑水肿、头痛、神经系统永久性受损等严重后果。因此运动后补水,应当与补充电解质同时进行,最好喝富含电解质的运动饮料。

此外,长时间、高强度的运动还会导致免疫系统应激性损伤,容易出现感冒、发热症状,甚至增加感染风险。而非专业运动员不规范的跑前准备、跑步方式、跑后修复,更会加重自身关节、软骨的损伤,增加心肺负担,尤其是有呼吸系统和循环系统疾病的人群,马拉松长跑无疑是雪上加霜。因此,普通人不建议选择马拉松长跑来减肥健身,应该根据自身情况量力而行。

不同训练方式对体重减轻的效果不同(表 11-2)。

表 11-2 不同训练方式对体重减轻的可能效果

运动方式	预期减重	临床效果
计步器步行	范围:减重 0~1kg	无效
单纯有氧运动	范围:减重 0~2kg	有效,需极高运动量
单纯抗阻运动	无	无效
有氧结合抗阻运动	范围:减重 0~2kg	有效,需极高有氧运动量
能量限制结合有氧运动	范围:减重 9~13kg	有效

资料来源:Swift DL,et al.The role of exercise and physical activity in weight loss and maintenance［J］. ProgCardiovasc Dis,2014,56(4):441-447.

第十一节 吸脂减肥法

减肥是伴随人类发展恒久存在的一个全球问题,因此医学上也不断探索着新的手段。抽脂术是其中一项颠覆性的开创,以快速实现皮下脂肪减少为优势。抽脂手术最早可追溯至 1890 年,Demars 和 Marx 首次报道了"腹壁皮肤脂肪切除术"。至 20 世纪 20 年代,法国巴黎的外科医生 Charles Dujarier 首次应用小切口局部脂肪刮除术重塑体型和去除体脂,揭开了小切口去脂手术新篇章。逐渐发展至今天,抽脂手术已经成为最常见的外科整形手术,据估计,目前全世界每年约进行 145.3 万例抽脂手术。然而,抽脂手术是否是一个普遍适用的减肥手段,还应更加理智地去看待。专家提示,抽脂手术并不适用于单纯的肥胖治疗。

一、吸脂术的奥秘

抽脂术在医学上又称为吸脂术(liposuction),即脂肪抽吸术,可以快速地去除人体某些皮下部位的脂肪细胞,实现形体重塑或辅助治疗疾病的目的。吸脂的主要方式可分为:①肿胀负压吸脂术;②共振吸脂术;③超声吸脂术;④水动力吸脂术。此外,还有电子脂肪抽吸术、激光辅助脂肪抽吸术、射频辅助脂肪抽吸术、内镜辅助脂肪抽吸术。不同方法的吸脂术原理基本一致,均是先通过某种技术使脂肪细胞溶解破裂,而不对神经血管结构产生影响,同时保持体液平衡,随后利用特定的抽吸设备将脂肪移除体外,可以最大限度地减少病人不适。目前,随着吸脂术的不断发展,适应证在迅速扩大。已经成为一个改善其他美容手术的重要的辅助技术,包括颈成形术、缩小乳房成形术、腹壁成形术、臂成形术、大腿提升和减肥后的身体轮廓调整等。

二、吸脂减肥并非一劳永逸

与饮食控制和运动等减重方式相比,抽脂最大的优点是快速,并且是唯一能真正减少体内脂肪细胞数量的方式。甚至很多人认为可以通过抽脂手术减少脂肪细胞数目,实现"永久"的减重。然而,抽脂减肥并非一劳永逸。研究表明,虽然进行腹部脂肪切除术的女性在1~2个月内可能有显著的体重减轻和BMI改善,但这种影响在手术后几个月(3~20个月)就会消失,手术去除脂肪很可能会触发脂肪再分配和代偿性脂肪生长的反馈作用,尤其是内脏脂肪的代偿性增加。另外,抽脂只是抽除机体冗余的脂肪,并不会增加基础能量消耗,很多术后饮食和生活习惯不加以改变的人群,更容易体重反弹。

三、吸脂手术的危害

随着科学和技术的发展,抽脂手术已经成为一项相对安全的皮下手术,但仍具有一定风险性。据国外统计数据显示,每47 415宗手术中,就有1人丧命,比例为0.002 1%。而抽脂手术可能带来的并发症多达20余种(表11-3)。其中最常见的并发症就是外形不规则,发生率为2.7%,对于高度重视外形或有畸形恐惧的人,盲目冲动地选择抽脂很可能会造成一辈子的遗憾。最严重的5种并发症,血栓栓塞、脂肪栓塞、肺水肿、利多卡因中毒和腹腔内脏器病变均可能造成死亡,如最常见的肺血栓栓塞致死率可高达23%。

表 11-3　吸脂手术常见并发症

局部并发症	全身并发症
水肿,瘀斑	严重失血
血清肿,血肿	低体温症
伤口感染	内脏穿孔
矫正不足或过度矫正	爆发性感染
不规则或不对称	脂肪栓塞
皮肤松弛,皮肤坏死	深静脉血栓形成,血栓栓塞
色素沉着	肺水肿
瘢痕增生	
神经损伤	
脐偏差	不满意的病人

虽然有研究报道抽脂手术通过减少大量脂肪细胞,可以一定程度地改善机体、糖脂代谢,提高胰岛素敏感性,但体力活动要远比抽脂手术有效安全得多,而一旦出现并发症,往往得不偿失。

四、如吸脂应注意什么

对于某些重度肥胖(BMI>30kg/m²)已造成下肢骨关节炎及其他脂肪相关疾病,如脂肪水肿、淋巴营养不良综合征、多发性对称性脂肪瘤病、胰岛素诱导的脂肪营养不良等严重影响生活质量的患者,通过控制饮食和体力活动难以改善,抽脂手术可能是一个较好的治疗手段。此时,一定要找有经验的专业整形外科医生进行严格的术前评分和检查,详细交流、讨论并制定全面细致的脂肪抽吸计划。同时,还应注意以下一些事项:

1. 少量多次抽吸,一般一次抽吸不宜超过 4 个部位,在不住院的情况下,一次最多不能抽吸超过 800ml 脂肪,而抽吸 1 000ml 以上则需要住院观察。

2. 选择安全的抽吸部位,经典区域是下巴、上臂、腹部带、臀部和大腿。

3. 重视术后护理和康复,使用弹力绷带及红外线等理疗。

4. 控制膳食总能量摄入,补充蛋白质,均衡搭配。

5. 术后规律运动,预防腹部内脏脂肪的堆积。

6. 生长发育期、月经期以及糖尿病、高血压病患者最好不要选择吸脂手术。

总之,吸脂术并不是一项适宜的减重方法,正确减重应该询问医师及营养专家,靠均衡的饮食与适当的运动,来达到既减肥又不危害身体健康的目的。

第十二节　排便减肥法

近年来,随着人们对外形和养生逐渐重视,各大美容、养生、保健行业等紧抓商机,形形色色的新产品、新概念不断涌出,"宿便危害论"便是其中之一。伴随而来的是各种清肠减肥药品、保健品和清肠术,"排便清毒""排便减重"成了随处可见的减重广告标语。那么,人体中真的有"宿便"这一"危害"产物吗?

一、杜撰的"宿便"名词

事实上,在医学上根本不存在"宿便"这一概念。那么"宿便"到底是什么? 从字面上理解,应该是指一天前肠道内所积存的粪便,即当日未排出的粪便。食物转化为粪便的过程,首先是食物经过口腔的咀嚼和初步消化到达胃部,随后在胃部机械运动和胃酸的作用下进一步变性、成为食糜,接下来进入小肠,在小肠中经胆汁、胰酶等分解成小分子被吸收,最后无法消化分解的纤维素等食物残渣进入结肠,在结肠内经过水分重吸收和肠道菌群发酵后集聚成形,才算开始形成粪便。也就是说,小肠是吸收营养的主要场所,而大肠是吸收水分、菌群发酵、形成粪便的场所。而"宿便"通常是已经到达乙状结肠储存并等待被排出的部分,由食物残渣、脱落的黏膜细胞和大量的肠道细菌所构成,其中细菌约占粪便固体总量的30%。正常人一般从吃入食物到形成粪便排出体外需要12~50小时,如果按照"宿便"的说法,那我们每天排出的粪便就都是宿便了。

二、排便、排毒和肥胖

了解了粪便的形成过程及成分,便很容易揭开"清宿便,排肠毒,快速减重"的真面目。"宿便危害"理论宣称:①宿便会压迫小肠绒毛的弹性或活力。事实上,食物在到达结肠之前,都是粥状的食糜,而成年人的小肠黏膜可以达到约30m²,小肠绒毛和微绒毛更是可以使肠道吸收表面积分别增加约30倍和600倍,足以轻松吸收每天摄入的食物。②宿便发酵、产气,生成毒性物质。"宿便危害论"宣称肠道菌群会发酵粪便中的食物残渣产生酸性物质并进入血液导致酸中毒,甚至产生某种致癌毒素。然而,人体内的肠道定植菌在正常情况下并不会致病,相反肠道菌群及其产物对肠道免疫功能发挥作用必不可少,也是维持包括肝脏和胰腺在内的周围组织代谢功能的关键介质。③腹型肥胖是宿便堆积所致,排宿便能够快速减重。首先,腹型肥胖绝对不可能是宿便堆积,而是腹部脂肪堆积所致,与粪便毫无关系。如果真的能够在腹部看见异常隆起,那也是胃肠型或其他腹部包块的疾病表现。其次,排便尤其是使用致泻药物可能确实会立竿见影看到体重下降,但其实只是粪便的重量和丢失的大量水分。④人类近20年排便量下降20%,消化速度变慢。虽然食物加工精细化、膳食纤维摄入减少会导致粪便量减少,但并没有明确的证据表明这种减少会产生任何不良影响。而食物在胃肠道中的停留时间主要受食物类型和胃肠道蠕动功能影响,前者受食物成分、软硬度影响,后者受机体消化功能影响,体力活动也起很大作用,与宿便和排毒毫无关联。

至于粪便和肥胖的相关研究,除了一项儿童排便功能障碍(包括便秘和非滞留性大便失禁)与超重肥胖的关系研究中,表明两者具有相关性,但并不能说明两者的因果关系,且可能与两者的共同影响因素(饮食、运动、激素调节、肠道菌群、遗传史)有关。此外,并没有其他证据显示粪便会导致肥胖或者排便能够减重。

三、减肥不成反成"肚拉拉"

其实,"宿便"一词本身并没有什么不妥,关键是消除"宿便"背后暗藏的消费陷阱。如美容机构的"洗肠",商家的各种致泻类减肥保健产品。其中,"洗肠"类似于医学上的"灌肠",后者是一种肠道疾病治疗方法,但是要严格限制频次、灌肠剂等,而一些美容机构尤其是不规范的机构所宣传的"洗肠""排毒",不但不能减肥,还很有可能导致肠道过度清洁,肠道菌群紊乱,破坏肠道免疫系统,引起继发性的腹泻、便秘、感染等一系列后果。而"清宿便、排肠毒"的减肥保健产品,往往添加了很多泻药成分,如番泻叶、芦荟、大黄这些刺激性致泻物质,可以通过刺激胃肠道蠕动,快速将肠内容物排出体外。这种人为的腹泻不但会导致机体水分大量丢失,还会带走各种电解质,发生电解质紊乱、低血压,甚至休克危及生命;长期腹泻,食物中的营养成分吸收不足、排泄增多,还会导致严重的营养不良,肠道功能下降。另外,泻药的刺激性早期会导致肠黏膜变得敏感,发展成应激性肠炎,变成"肚拉拉";长期可损害肠道自主的节律性运动,减弱直肠的排便反射敏感性,最终导致"无药不动"的后果。

(顾 萍)

参考文献

［1］杨月欣.中国食物成分表标准版 [M].北京:北京大学医学出版社,2018.

［2］姚业成,冯甘雨,丁彩翠,等.2010-2012 年中国成年居民三餐就餐情况分析 [J].中国公共卫生,2019,35 (3):317-320.

［3］王婧,郎和东,余利,等.辣椒素对超重及肥胖成人体成分的影响 [J].第三军医大学学报,2016,(14):1701-1704.

［4］FRANCHINI E, BRITO CJ, ARTIOLI GG. Weight loss in combat sports: physiological, psychological and performance effects [J]. J Int Soc Sports Nutr, 2012, 9 (1): 52.

［5］JEUKENDRUP AE, RANDELL R. Fat burners: nutrition supplements that increase fat metabolism [J]. Obes Rev, 2011, 12 (10): 841-851.

［6］PODSTAWSKI R, BORACZYŃSKI T, BORACZYŃSKI M, et al. Sauna-induced body mass loss in young sedentary women and men [J]. ScientificWorldJournal, 2014 (2014): 307-421.

［7］REEVES S, HALSEY LG, MCMEEL Y, et al. Breakfast habits, beliefs and measures of health and wellbeing in a nationally representative UK sample [J]. Appetite, 2013, 60 (1): 51-57.

［8］CLAYTON DJ, JAMES LJ. The effect of breakfast on appetite regulation, energy balance and exercise performance [J]. Proceedings of the Nutrition Society, 2016, 75 (03): 319-327.

［9］BI H, GAN Y, YANG C, et al. Breakfast skipping and the risk of type 2 diabetes: a meta-analysis of observational studies [J]. Public Health Nutr, 2015, 18 (16): 3013-3019.

［10］BROUNS F. Overweight and diabetes prevention: is a low-carbohydrate-high-fat diet recommendable?[J]. Eur J Nutr, 2018, 57 (4): 1301-1312.

［11］HU T, YAO L, REYNOLDS K, et al. The effects of a low-carbohydrate diet on appetite: A randomized controlled trial [J]. NutrMetabCardiovasc Dis, 2016, 26 (6): 476-488.

［12］MÜNDERMANN A, GEURTS J, HÜGLE T, et al. Marathon performance but not BMI affects post-marathon pro-inflammatory and cartilage biomarkers [J]. J Sports

Sci, 2017, 35 (7): 711-718.

[13] VIEIRA AF, COSTA RR, MACEDO RC, et al. Effects of aerobic exercise performed in fasted v. fed state on fat and carbohydrate metabolism in adults: a systematic review and meta-analysis [J]. Br J Nutr, 2016, 116 (7): 1153-1164.

[14] SERETIS K, GOULIS DG, KOLIAKOS G, et al. Short-and Long-Term Effects of Abdominal Lipectomy on Weight and Fat Mass in Females: a Systematic Review [J]. Obes Surg, 2015, 25 (10): 1950-1958.

[15] ATIYEH B, COSTAGLIOLA M, ILLOUZ YG, et al. Functional and Therapeutic Indications of Liposuction: Personal Experience and Review of the Literature [J]. Ann Plast Surg, 2015, 75 (2): 231-245.

[16] LIN L, ZHANG J. Role of intestinal microbiota and metabolites on gut homeostasis and human diseases [J]. BMC Immunol, 2017, 18 (1): 2.

[17] KOPPEN IJ, KUIZENGA-WESSEL S, SAPS M, et al. Functional Defecation Disorders and Excessive Body Weight: A Systematic Review [J]. Pediatrics, 2016, 138 (3): e20161417.

[18] SHARMA A, RAO S. Constipation: Pathophysiology and Current Therapeutic Approaches [J]. HandbExpPharmacol, 2017, 239: 59-74.

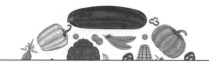

附　录

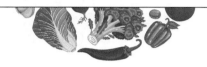

附录1　医学减重相关名词

1. **标准体重**(standard weight)　一般用来衡量成人实测体重是否在适宜范围内,我国多采用 Broca 改良公式来计算。Broca 改良公式:标准体重(kg)=身高(cm)−105。身高(body height):站立位足底到头部最高点的垂直距离。体重(body weight):人体总重量(裸重)。

2. **体质指数**(body mass index,BMI)　是目前评价人体营养及肥胖状况最常用的指标之一。BMI= 体重(kg)/ [身高(m)]²。我国成人 BMI 标准:BMI<18.5kg/m² 为消瘦,18.5~23.9kg/m² 为正常,24.0~27.9kg/m² 为超重, ≥ 28.0kg/m² 为肥胖。

超重和肥胖(overweight and obesity):由于体内脂肪的体积和(或)脂肪细胞数量的增加导致的体重增加,或体脂占体重的百分比异常增高,并在某些局部过多沉积脂肪,通常用 BMI 进行判定。脂肪在腹部蓄积过多称为中心型肥胖(central obesity),通常用腰围进行判定。

3. **体脂肪率**(body fat rate)　一般可直接反映脂肪水平,被认为可以更加准确地评价脂肪成分。国内外众多研究者习惯将男性体脂率 ≥ 25%,女性体脂率 ≥ 33% 作为肥胖诊断标准,并称之为 WHO 体脂率标准。目前尚无针对中国人群的权威体脂率标准。

4. **腰围、臀围、腰围身高比及腰臀比**　腰围(waist circumstance,WC)、臀围(hip circumstance)、腰围身高比(waist-to-height ratio)及腰臀比(waist-to-hip ratio,WHR)也是评价人体营养及肥胖状况的重要指标。腰围测量时受试者应空腹直立、双臂自然下垂,平稳呼吸,双脚分开 25~30cm,在肚脐以上 1cm、以腋中线肋弓下缘和髂嵴连线中点的水平位置为测量点。臀围是趾骨联合和背后臀大肌最凸处的水平周径。腰围身高比是腰围和身高的比值,一般用来作为中心型肥胖的评价指标。腰臀比是腰围和臀围的比值。

5. **高蛋白质膳食**(high protein diet,HPD)　是一类每日蛋白质摄入量超过每日总能量的20%或每日1.5g/kg体重以上,但一般不超过每日总能量的30%(或每日2.0g/kg体重)的膳食模式。

6. **轻断食模式**(intermittent fasting)　也称间歇式断食,一类采用5+2模式,即1周中5天相对正常进食,其他2天(非连续)则摄取平常的1/4能量(约女性500kcal/d,男性600kcal/d)的膳食模式。

7. **限能量平衡膳食**(calorie-restricted diet,CRD)　一类在限制能量摄入的同时保证基本营养需求的膳食模式,其宏量营养素的供能比例应符合平衡膳食的要求。

8. **地中海膳食**(mediterranean diet)**模式**　取上述两种膳食模式之长,合理搭配碳水化合物及脂肪类食物。含大量复合碳水化合物,蔬菜、水果摄入量高,特点是不饱和脂肪酸摄入量高,该膳食模式对心脑血管疾病有一定保护作用。

9. **DASH膳食**(dietary approaches to stop hypertension,DASH)　是由1997年美国的一项大型高血压防治计划发展出来的饮食模式,在这项计划中发现,饮食中如果能摄食足够的蔬菜、水果、低脂(或脱脂)奶,以维持足够的钾、镁、钙等离子的摄取,并尽量减少饮食中油脂量(特别是富含饱和脂肪酸的动物性油脂),可以有效地降低血压。因此,现在常以DASH饮食作为预防及控制高血压的饮食模式。

10. **合理营养**(rational nutrition)　是指人体每天从食物中摄入的能量和各种营养素的数量及相互间的比例,能满足在不同生理阶段、不同劳动环境及不同劳动强度下的需要,并使机体处于良好的健康状态。

11. **营养不良**(malnutrition)　由于摄入不足或利用障碍引起能量或营养素缺乏的状态。进而导致人体组成改变,生理和精神功能下降,有可能导致不良临床结局。经由营养不良评定可以确定,目前缺乏国际统一的诊断标准。根据发生原因可分为4种类型:第一类是由饥饿引起的原发性营养不良,可以作为独立的疾病诊断;第二类是由各种疾病或治疗引起的继发性营养不良,作为疾病的并发症诊断及处理;第三类是年龄相关营养不良,包括肌肉减少症;第四类是以上原因的不同组合引起的混合型。

12. **营养质量指数**(index of nutrition quality,INQ)　是指食物中营养素能满足人体营养需要的程度(营养素密度)与该食物能满足人体能量需要的程度(能量密度)的比值。INQ是常用的评价食物营养价值的指标。

13. **血糖生成指数**(glycemicIndex,GI)　进食含50g碳水化合物的食物后,2~3 小时内的血糖曲线下面积相比空腹时的增幅除以进食 50g 葡萄糖后的相应增幅。通常定义 GI<55% 为低 GI 食物,GI 为 55%~70% 为中 GI 食物,GI>70% 为高 GI 食物。

14. **血糖负荷**(glycemic load,GL)　是 100g 重量的食物中可利用碳水化合物(g)与 GI 的乘积。GL>20 为高 GL 食物,GI 为 10~20 为中 GL 食物,GL<10 为低 GL 食物。

15. **营养素参考摄入量**(dietary reference intake,DRI)　是指为满足人群健康个体基本营养所需的能量和特定膳食营养素的摄入量,它是在推荐的膳食营养素供给量(recommended dietary allowance,RDA)的基础上发展起来的一组每日平均膳食营养摄入量的参考值。

16. **推荐每日营养素供给量**(recommended daily allowance,RDA)　为预防发生营养缺乏病建议平均每日膳食必须供给的营养素量。相当于"推荐摄入量"。

17. **推荐摄入量**(recommended nutrient intake,RNI)　可以满足某一特定性别、年龄及生理状况群体中绝大多数个体需要的营养素摄入水平。

18. **适宜摄入量**(adequate intake,AI)　是营养素的一个安全摄入水平,通过观察或实验获得的健康人群某种营养素的摄入量。

19. **可耐受最高摄入量**(tolerable upper intake level,UL)　是平均每日可以摄入营养素的最高量。此量对一般人群中的几乎所有个体都不至于造成损害。

20. **建议摄入量**(proposed intakes for preventing non-communicable chronic diseases,PI-NCD)　为预防非传染性慢性病而建议的必需营养素的每日摄入量。

21. **特定建议量**(specific proposed levels,SPL)　为维持人体健康而对必需营养素以外的食物成分建议的每日摄入量。

22. **每日允许摄入量**(acceptable daily intake,ADI)　人类终生每日摄入某物质而不产生可检测到任何已知不良效应的估计量,一般以 mg/kg 体重表示。

23. **基础代谢**(basal metabolism)　人体在安静和恒温条件下(一般 18~25℃),禁食 12 小时后,静卧、放松而又清醒时的能量代谢,是维持生命的最低能量代谢。基础代谢率(basal metabolic rate,BMR)单位时间内的基础代谢。人体处于基础代谢状态下,每小时每平方米体表面积或每千克体重的能量消耗。年龄、性别、体型、人体构成、内分泌等主要因素会影响其变化,以 kJ(kcal)/(m²·h)表示。

24. **基础能量消耗**(basal energy expenditure,BEE)　是 24 小时基础代谢消耗的能量,以 kJ(kcal)/d 表示。

25. **静息代谢率**(resting metabolicrate,RMR)　是机体进食后 3~4 小

时,没有骨骼肌活动的静息状态下,单位时间、单位体表面积的能量代谢,以 kJ(kcal) (m²·h)表示。

26. **静息能量消耗**(resting energy expenditure,REE) 是机体在没有骨骼肌活动的静息状态下 24 小时的能量消耗,以 kJ(kcal)/d 表示。

27. **能量代谢**(energy metabolism) 是机体物质代谢过程中能量的释放、转移、利用及消耗过程。

28. **能量平衡**(energy balance) 是能量摄入与能量消耗之间的动态平衡。能量摄入与能量消耗基本相等(不超过 ±5%)为平衡。能量摄入大于消耗为正平衡;能量摄入小于消耗则为负平衡。

29. **产能营养素**(energy source nutrient) 是在体内代谢过程中能够产生能量的营养素。包括碳水化合物、脂肪和蛋白质。

30. **能量系数**(energy coefficient) 是每克产能营养素在体内氧化时所产生的能量。碳水化合物、脂肪、蛋白质的能量系数分别为 17kJ(4kcal)、37kJ(9kcal)和 17kJ(4kcal)。

31. **代谢当量**(metabolic equivalent,MET) 为运动时的代谢率与安静时的代谢率的比值,表示相对能量代谢水平和活动强度的指标。机体坐位休息时,每分钟、每千克体重摄氧 3.5ml,定为 1MET。

32. **身体活动水平**(physical activity level,PAL) 是总能量消耗(TEE)与基础能量消耗(BEE)的比值,用以表示身体活动强度。计算公式:身体活动水平(PAL)= 总能量消耗(TEE)/ 基础能量消耗(BEE)。

33. **总能量消耗**(total energy expenditure,TEE) 即 24 小时消耗的总能量,包括基础代谢、身体活动、食物热效应、生长发育、妊娠营养储备、孕妇泌乳等所消耗的能量。

34. **食物特殊动力作用**(specific dynamic action,SDA) 是人在摄食,对营养素进行消化、吸收、代谢过程中所引起的能量额外消耗现象。碳水化合物、脂肪、蛋白质的食物热效应分别为其产能量的 5%~10%、0%~5%、20%~30%。

35. **氧的热当量**(thermal equivalentof oxygen) 氧热价,食物在氧化时,每消耗 1L 氧所产生的能量。

36. **非蛋白呼吸商**(nonprotein respiratory quotient,NPRQ) 是碳水化合物、脂肪氧化时产生 CO_2 量和耗 O_2 量的容积比。

37. **估计能量需要量**(estimate edenergy requirement,EER) 是满足机体总能量消耗所需的能量。即满足基础代谢、身体活动、食物热效应等所消耗的能量,以及儿童期的生长发育、妊娠期的营养储备、哺乳期泌乳等所需要的能量。

38. **代谢综合征**(metabolic syndrome,MS) 多种代谢成分异常聚集的病理状态导致的一组复杂的代谢紊乱综合征。导致糖尿病和心脑血管疾病的危险因素,其集簇发生可能与胰岛素抵抗有关。

39. **糖尿病**(diabetes melitus,DM)　是由遗传因素、内分泌功能紊乱或膳食不平衡等各种致病因子作用,导致胰岛功能减退、胰岛素抵抗等而引发的糖、蛋白质、脂肪、水和电解质等一系列代谢紊乱综合征。临床上以高血糖为主要特点,分为 1 型糖尿病、2 型糖尿病、妊娠糖尿病以及其他特殊类型糖尿病四种类型。

40. **高血压病**(hypertension)　是由遗传因素、生活方式或膳食不平衡等致病因子作用,导致的一种以血压升高为主要特征,伴有血管、心、脑、肾等器官生理性或病理性改变的全身性疾病。

41. **身体活动**　是指由于骨骼肌收缩产生的相对于机体安静休息状态下能量消耗增加的所有活动。也就是说,身体活动包括除睡眠和绝对安静休息以外的所有活动。

42. **身体活动频率**(frequency)　指单位时间里进行运动的次数,一般以"周"为单位。通常表达为每周活动的天数(天 / 周)。频率反映的是规律性运动水平,是运动促进的重要内容。强调一定的规律性是活动健康效益的重要前提。

43. **身体活动强度**(intensity)　指单位时间内身体活动能耗水平或对人体生理刺激的程度。通常用代谢当量(MET 或梅脱)、自觉运动强度量表(即 RPE 量表、伯格量表、Borgs 量表)级别、最大耗氧量百分比($\%VO_{2max}$)、最大心率百分比($\%HR_{max}$)表示(当人体剧烈运动时,人体消耗的氧量和心率可达极限水平,此时的耗氧量称为最大耗氧量 VO_{2max},相应的心率即最大心率 HR_{max})。可以分为轻、中、重三个水平。

44. **身体活动时间**(timing)　是指进行一次某种活动所持续的时间,通常以分钟或小时表示。运动的累积时间指为达到某种运动目标,将一定时间内的每一次某些特定的运动时间合计。例如:每周 5 天、每天 3 次、每次 10 分钟的活动可以表示为每周 150 分钟。

45. **有氧运动**(aerobic physical activity)　是指躯干、四肢等大肌肉群参与为主的、有节律、较长时间、能够维持在一个稳定状态、需要氧气参与能量供应、以有氧代谢为主要供能途径的运动形式,也叫耐力运动。有氧活动如以每小时 4 公里的中等速度步行、每小时 12 公里的速度骑自行车。

46. **无氧运动**(anaerobic physical activity)　是指以无氧代谢为主要供能途径的运动形式,一般为肌肉的强力收缩活动,无氧活动仅能维持 2~3 分钟,运动中用力肌群的能量主要靠无氧酵解供应。例如,100m 短跑等几乎全部为无氧代谢供能。并且,无氧运动也可发生在例如 5 000m 长距离跑步等有氧运动末期,也是抬重物、俯卧撑、抗阻力肌肉力量训练的主要形式。

47. **柔韧性训练**(flexibility training)　也叫伸展性练习,即指通过躯体或四肢的伸展、屈曲和旋转活动,锻炼关节的柔韧性和灵活性,如太极、气功和瑜伽的动态拉伸,以及静态拉伸等。

48. **肌肉力量锻炼**(muscle-strengthening activities)　是指肌肉对抗阻力的重复运动,可以保持或提高肌肉力量(能克服多少阻力)、耐力(能克服多少次或多长时间的阻力)或力量(能以多快的速度克服阻力)。包括日常搬运重物、铲雪、抱小孩或爬楼梯,以及使用健身器材,如举重机、自由举重或橡皮筋。对抗阻力用力时主要依赖无氧供能(运动的全过程也含有氧供能的成分)。

49. **平衡和协调性练习**(balance training)　是指改善人体平衡、协调性的组合活动。如果经常练习,无论是走路、站着还是坐着,都能提高抵抗导致摔倒的内在或环境力量的能力。具体运动形式如单脚站立,从脚跟到脚趾走路,平衡行走,使用摇摆板等。

50. **骨骼强化活动**(bone-strengthening activities)　是一种对骨骼产生冲击和肌肉负荷力的运动。这些力作用于骨骼,通过改变其结构(形状)或质量(矿物质含量)来适应,从而增加其对骨折的抵抗力。跳跃、单足跳、跳绳和舞蹈都是有益于骨骼强化的活动,同样也有益于肌肉强化活动。

51. **职业性身体活动**(occupational physical activity)　是指以工作为目的的、有偿的或义务的身体活动。例如,在商店的货架上放东西,在办公室里送包裹,在餐馆里准备或上菜,或在车间里搬运工具等。

52. **交通性身体活动**(transportation physical activity)　指以交通为目的的,从一个地方移动至另一个地方的身体活动。如步行或骑自行车、乘车、驾驶等往返工作场所、学校或菜市场、购物中心等。

53. **家务性身体活动**(household physical activity)　是在家里或者庭院进行的,包括家务性劳动,如做饭、打扫、修理房屋、整理庭院或园艺。

54. **休闲时间身体活动**(leisure-time physical activity)　是指在不工作、不出行、也不做家务的情况下主动所做的活动,包括运动或锻炼、散步、玩游戏("跳房子"游戏,篮球)等。

(张秀敏　赖建强)

附录 2　医学减重管理案例

医学减重是在医生的医疗指导和监督下为肥胖者设立安全有效的减重方案并进行随诊,以达到控制体重、体脂及代谢指标异常的目标。建议有条件的医疗机构设立多学科综合减重小组(医师、营养医师、心理医师、药师、护师和社会工作者),通过提供综合医学减重治疗,包括营养筛查及评估,肥胖诊断以及医学减重干预(包含方案制定及随诊、教育,咨询服务),对肥胖者的临床结局起着积极的影响,对达到及维持理想体重,提高生活质量等具有重要作用。

通过设立目标、合理饮食、适量运动、行为管理达到健康减重的目标。推荐首次门诊的时间为 30~45 分钟,第二次到第六次的随访时间为 15~20 分钟,建议每次都有临床营养专科人员参与。

医学减重治疗计划需要 3~6 个月的时间,但维持体重阶段则建议随访 2~6 年,减少体重复重的机会。第一阶段一般采用强化体重管理,主要是降低超出理想体重部分的体重或降低体重 5%~15%。通常需要 3~4 个月时间,强化生活方式管理,对于符合适应证且无禁忌证的肥胖者,可以短期借助高蛋白减重方案;减少膳食钠和饱和脂肪及添加糖的摄入量。在首诊并制定减重方案后的第二次随访时,需要对体重及体脂的变化进行评估,如有必要,可加强治疗。第二次随访时可指导患者学习有关辅助减重的医学知识,需对患者的饮食依从性进行监测。在第三次随访时,如果减重目标没有达到,则开始追寻患者依从性并考虑转诊进行医药治疗。

增加体育锻炼,减少能量摄入和减轻体重,都是校正多种健康危险因素的关键。患者应学会按膳食营养处方计划合理饮食,阅读食品标签,修改日常食谱,准备或采购合适的食物,以及外出就餐时选择健康的饮食。

对于积极性高,又存在高蛋白摄入禁忌的患者,轻断食模式及限能量膳食模式有助于达到减重目标。这类饮食还可以作为首个减重计划完成后的维持体重的膳食方法。

（一）医学减重的筛查与评估

1. **筛查**　测量身高、体重并计算 BMI,测腰围、体成分;空腹血糖、血脂、血压、肝肾功能、血常规等安全指标;家族史、药物、吸烟、疾病史、饮食、运动习惯等建立档案。

2. **评估**　对患者进行减重意愿和动机评估;人体测量、生化数据、临床检查、膳食调查、生活方式、心理及生活质量评估。

（二）指导病人改变生活习惯的四 A 原则

1. **评价**（assesssment）　对患者日常膳食方式和食物摄入频率进行评价。

2. **询问**（ask）　通过询问进一步了解患者的信念,对改变不良生活方式的障碍。

3. **劝告**（advice）　对患者进行指导,鼓励从小量开始,从成功中树立信心。

4. **随访**（arrangement）　为了加强依从性,要定期随访,巩固已获得的成果,并设定下一目标。

（三）营养及运动处方制定

1. **诊断**　包括营养问题和诊断,即通过膳食回顾法或食物频率问卷,了解、评估每日摄入的总能量、膳食所含的脂肪、饱和脂肪、钠盐和其他营养素摄入水平；饮食习惯和行为方式；身体活动水平和运动功能状态；以及适当的生化指标。

2. **制定个体化膳食营养处方**　根据评估结果，针对膳食和习惯存在的问题，制定个体化膳食营养处方（包括高蛋白膳食模式、轻断食膳食模式、限能量膳食模式等）。

3. **膳食指导**　制定食谱；健康膳食选择；指导行为改变，纠正不良饮食行为。

4. **运动指导**　制定运动方式及强度、持续时间。

5. **宣教**　对患者及其家庭成员，使其关注自己的膳食目标，并知道如何完成它；了解常见食物中盐、脂类和水分的含量，各类食物营养价值，中国居民膳食指南等。

6. **减重注意事项**　将行为改变模式与贯彻既定膳食方案结合起来。膳食指导和生活方式调整应根据个体的实际情况考虑可行性，针对不同危险因素进行排序，循序渐进，逐步改善。

（四）案例分析

1. 肥胖者的医学减重处方制定

【案例】　邓先生，50 岁，身高 178cm，体重 98kg，某公司总经理，高血压病史 10 年，服用降压药物 5 年。外出进餐较多，饮酒平均每日白酒 5 两，吸烟 30 支 / 日。生活不规律，睡眠较差。尚未发现明显的心脑血管疾病及肾脏并发症，希望医学减重获得健康改善。

（1）医学减重筛查及评估

询问现病史，测量血压、腰围、体成分；与肥胖相关的其他代谢并发症，如血糖、血脂、心功能、肾功能等；了解与营养相关的肥胖危险因素（如熬夜、精神压力、外出进餐、饮酒、久坐等）。

（2）临床评估检验及检查（选做）

1）心功能、肾功能（包含 24 小时尿蛋白、尿白蛋白排泄率等）、肝功能、甲状腺功能。

2）人体能量代谢分析（间接能量测试法）。

3）维生素、微量元素检测、内分泌功能评估。

（3）了解患者饮食和行为，评估目前膳食营养和运动状况。内容包括但不限于：

1）询问荤素食习惯。

2）每日吃几餐（包括加餐）。

3）主食摄入量。

4）蔬菜、水果摄入情况。

5）肉蛋、奶制品（全脂或脱脂）摄入情况。

6）烹调油脂、坚果类摄入情况。

7）家庭调味品（食盐、酱油、鸡精、味精、腌制品等的摄入情况）。

8）外出进餐的频率。

9）饮酒的习惯，计算每日酒精摄入量（不可忽略的能量摄入）。

10）身体活动情况，目前身体活动水平在什么阶段。

11）吸烟的时间、年限，是否准备戒烟（对于控制血压的益处）。

（4）制定膳食营养及运动处方

1）计算标准体重

178−105=73kg，实际体重为 98kg，BMI 为 30.9kg/m^2，超出标准体重 30%，属肥胖，总经理的工作属轻体力劳动。

2）计算每天能量摄入量

按每天 20~25kcal/kg 体重计算每日总能量：73kg×（20~25）kcal/kg=1 460~1 825kcal。

3）膳食处方

- 高蛋白膳食模式 3 个月，计划减重 15kg。

  膳食举例：5~6 餐／日

  早餐：乳清蛋白粉＋纤维粉＋多种维生素制剂

  加餐：可用脱脂／低脂酸奶 100g 或低 GI 主食 25g（90~100kcal）

  午餐：主食 25g＋优质蛋白食物 100g＋蔬菜 250~300g

  加餐：乳清蛋白粉＋纤维粉＋多种维生素制剂

  晚餐：主食 50g＋优质蛋白食物 100g＋蔬菜 250~300g

  加餐：水果 150~200g

- 烹调用植物油每天 20g。

- 食盐：< 5g/d。

4）运动处方：增加日常身体活动，坚持运动锻炼，每天步行或快走 30~40 分钟，辅助抗阻训练 20 分钟，每周 7 天。超重或者肥胖的高血压病患者应该力求每天 300~500kcal，或者每周 1 000~2 000kcal 的运动能量消耗，以促进减轻或者控制体重。在减重后还想进一步维持更低体重者，可进行每天持续 60~90 分钟中等强度运动活动。

（5）生活方式指导

1）饮食尽量清淡少盐，脂肪和油、色拉酱只吃标准量的一半；猪牛羊肉和火腿等畜肉限制在通常摄入量的三分之一。

2）严格限制高钠食品的摄入，每天的食盐摄入量不超过 5g 的极限数值；除了注意食盐和酱油的限量外，应特别注意鸡精、味精、饮料、罐头等含钠高的食品；尽量少吃或不吃加工食品。

3）增加两倍日常蔬菜、水果和奶制品摄入，尤其是绿叶菜，各种水果以及根茎蔬菜（如橘子、甜菜、菠菜、马铃薯和香蕉），低脂乳制品，豆类和坚果类，以增加钾、钙、镁摄入。

4）严格控制饮酒量，男性白酒每天不超过 50ml，红酒 300ml，啤酒 750ml，女性减半。

5）调整工作压力，生活放松。这有利于睡眠的改善，并协助控制血压。

6）逐渐减少吸烟量，先用 2~3 个月的时间将吸烟量减少至每天 20 支以内。

（6）营养教育：对患者进行食物营养教育，健康膳食选择；会看食物营养标签；认识高盐食物，知道如何避免过高的盐摄入量；认识运动的好处，减肥的重要性等。注意监测血压，并跟踪反馈。

2. 设立随诊时间及随访目标，按时复诊评估减重效果。

（陈　伟）